MANUEL D'ANATOMIE.

TOME II.

DE L'IMPRIMERIE DE CRAPELET.

MANUEL D'ANATOMIE,

CONTENANT

L'exposition des Méthodes les plus avantageuses à suivre pour disséquer, injecter, conserver les parties qui composent le corps de l'homme; pour procéder à l'ouverture et à l'examen des cadavres, et à leur embaumement; ouvrage spécialement destiné à servir de guide aux Elèves qui désirent faire une étude approfondie de l'Anatomie.

PAR J. N. MARJOLIN,

Docteur et ancien Prosecteur de la Faculté de Médecine de Paris, Chirurgien ordinaire du cinquième dispensaire de la Société Philanthropique, ex-Elève interne des Hôpitaux civils de Paris, Professeur particulier d'Anatomie et de Chirurgie, Membre de plusieurs Sociétés Médicales.

Caleat mechanicam secandi peritiam, sine quâ anatomicus quicquam præstare nequit.

G. FALLOP. *Obs. anat.*

TOME SECOND.

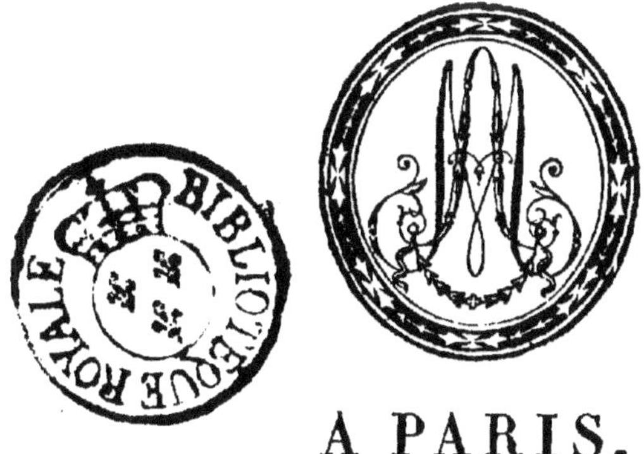

A PARIS,

Chez MÉQUIGNON-MARVIS, Libraire pour la partie de Médecine, rue de l'Ecole de Médecine, n° 9.

1815.

MANUEL D'ANATOMIE.

Des Nerfs Rachidiens, ou de la Moelle de l'Epine.

CES nerfs naissent des parties latérales de la moelle de l'épine, et sortent par les trous de conjugaison de la colonne vertébrale. Ils sont distingués, d'après la région à laquelle correspondent les trous inter-vertébraux qui leur donnent passage, en *cervicaux* ou *trachéliens*, *dorsaux*, *lombaires* et *sacrés*. Le nombre des paires rachidiennes est de trente et une : huit cervicales, douze dorsales, cinq lombaires, six sacrées.

Les nerfs rachidiens ou vertébraux naissent de la moelle par deux faisceaux de filets séparés l'un de l'autre, dans la région du cou, par le nerf spinal et le ligament dentelé, et plus bas par ce ligament seul. Le faisceau postérieur est plus gros que l'antérieur. Chacun d'eux traverse un conduit particulier que lui fournit la dure-mère.

Les filets du faisceau postérieur forment, dans ce conduit, un ganglion ovoïde, grisâtre, assez dense. Les rameaux qui en naissent se réunissent aux cordons nerveux du faisceau antérieur, pour ne plus former qu'un seul tronc, qui se divise bientôt en deux branches, l'une antérieure plus volumineuse, l'autre postérieure beaucoup plus petite.

La direction et l'étendue du trajet que les nerfs rachidiens parcourent dans le canal vertébral sont différentes pour chacun d'eux : les deux ou trois premiers seulement se séparent de la moelle, et sortent du canal à la même hauteur ; tous les autres deviennent d'autant plus obliques, et s'éloignent d'autant plus du lieu de leur origine, pour gagner le trou de conjugaison qui doit les transmettre au dehors, qu'ils naissent plus près de la partie inférieure de la moelle.

Pour mettre à découvert l'origine des nerfs vertébraux, il faut ouvrir largement le canal vertébral en arrière, dans toute sa longueur, et fendre ensuite, de haut en bas, la gaîne membraneuse formée par la dure-mère et par l'arachnoïde (1).

---

(1) Cette préparation sera faite sur le sujet destiné à l'étude de la splanchnologie, afin de ne pas détruire sur celui qui sert pour la névrologie les branches postérieures des nerfs rachidiens.

Des Nerfs Cervicaux. (*Trachéliens :* Chaussier.)

Le nombre de ces nerfs n'est pas le même pour les divers anatomistes : les uns, tels que *Willis*, *Vieussens*, *Winslow*, *Sabatier*, *Bichat*, en comptent sept ; *Santorini*, *Heister*, *Haller*, *Asch* (1), *Sœmmerring*, *Boyer*, *Portal*, *Chaussier*, *Gall*, etc., en admettent huit. J'adopterai cette dernière division fondée sur le point d'origine des nerfs sous-occipitaux, sur le lieu de leur sortie, et sur leur distribution.

De la première Paire Cervicale.

(*Santorini*, *Heister*, *Haller*, *Asch*, *Boyer*, *Portal.*)

Synonymes. Nervus decimi paris : *Willis.* = Decima conjugatio nervorum qui è cerebro prodeunt : *Vieussens.* = Nerfs sous-occipitaux : *Winslow*, *Sabatier*, *Bichat.* = Première paire trachélienne : *Chaussier.*

Distribution de ce nerf. Le nerf sous-occipital naît de la partie supérieure de la moelle de l'épine. Les filets qui doivent le former, au nombre de huit ou de neuf, réunis en deux ou

(1) *Dissertatio de primo pare nervorum medullæ spinalis.* Gœtting. 1750. Cette dissertation se trouve aussi dans le premier volume de la collection de Ludwig.

en trois faisceaux, se séparent, chez le plus grand nombre des sujets, de la partie antérieure de la moelle seulement ; chez quelques autres, on trouve aussi un faisceau postérieur de filets d'origine très-petit, et situé un peu plus bas que l'antérieur. Ces faisceaux sont ordinairement séparés par le nerf spinal; quelquefois ce dernier nerf passe derrière le faisceau postérieur, et envoie un filet de communication à l'antérieur. Les nerfs sous-occipitaux ainsi formés se portent en dehors et en arrière, traversent la dure-mère, se placent entre l'artère vertébrale et l'échancrure de l'arc postérieur de la première vertèbre, forment en cet endroit un ganglion assez allongé, et se divisent en deux branches, l'une antérieure, l'autre postérieure.

La branche antérieure, longue et grêle, se contourne sur le côté externe de l'artère vertébrale, passe au-dessus de l'apophyse transverse de l'atlas, sort entre les muscles droit latéral et petit droit antérieur de la tête, se porte ensuite de haut en bas, et se termine en formant une anse anastomotique avec un rameau ascendant de la seconde paire cervicale.

Cette branche donne dans son trajet, 1°. un ou deux filets au muscle droit latéral; 2°. un filet qui accompagne l'artère vertébrale, et qui manque quelquefois; 3°. un rameau au petit droit antérieur, et, chez quelques sujets, un petit nerf à la partie supérieure du grand droit.

La portion du sous-occipital, qui contribue à former l'anse qui embrasse l'apophyse transverse de la première vertèbre, communique avec le pneumo-gastrique, le tri-splanchnique, et le grand hypoglosse.

La branche postérieure, plus grosse et plus courte, se porte obliquement en arrière et en haut dans le tissu cellulaire graisseux qui occupe l'espace triangulaire situé entre les muscles droits et obliques de la tête; et, après avoir parcouru un trajet de quatre à cinq lignes, elle se divise quelquefois en sept ou huit ramuscules, et, chez d'autres sujets, en trois rameaux principaux : le premier se porte en dedans, et se distribue aux muscles droits et au grand complexus; le deuxième au muscle oblique supérieur; le troisième au grand oblique; celui-ci donne un ou deux filets qui communiquent avec la branche postérieure de la seconde paire cervicale.

Dissection. Le nerf sous-occipital, situé très-profondément, ne doit être disséqué qu'après tous les autres nerfs cervicaux. Pour le mettre à découvert, enlevez la branche de la mâchoire, tous les muscles qui s'insèrent de bas en haut à l'apophyse mastoïde, ainsi que le trapèze, en conservant la branche postérieure de la seconde paire cervicale; coupez le grand complexus, en travers, au-dessus de la première vertèbre cervicale, et renversez l'extrémité supérieure de ce muscle de haut en bas, en ménageant les filets nerveux qu'il reçoit du rameau interne et supérieur du sous-occipital. Cela fait, disséquez le muscle droit latéral, et suivez, entre ce muscle et le côté externe de la masse latérale de l'atlas, la branche antérieure du nerf droit latéral. On peut opérer avec plus de facilité en coupant le muscle près de son insertion à l'apophyse transverse, afin de le renverser ensuite de bas en haut.

Après avoir suivi les ramifications de la branche antérieure, cherchez la branche postérieure du premier nerf cervical derrière l'échancrure de la première vertèbre, et disséquez de dehors en dedans, d'avant en arrière, les différens rameaux musculaires et anastomotiques qu'elle fournit.

De la seconde Paire Cervicale ou Trachélienne.

Synonymes. Première paire cervicale *de Willis, Vieussens, Winslow, Sabatier, Bichat.*

Distribution. Sa branche antérieure passe entre les apophyses transverses des deux premières vertèbres; et, parvenue vers leur partie antérieure, elle fournit, 1°. un rameau qui remonte au devant de l'apophyse transverse de l'atlas, et s'anastomose avec la branche antérieure du sous-occipital; 2°. un second rameau qui s'anastomose avec le ganglion supérieur du grand sympathique; 3°. un cordon plus considérable, qui, après avoir donné des filets au muscle grand droit de la tête, et communiqué avec la troisième paire cervicale, se divise en deux branches : l'une d'elles descend en devant, s'unit à un rameau analogue de la troisième paire, pour former un nerf qui s'anastomose par arcade avec une branche du grand hypoglosse; l'autre se porte en bas et en arrière, s'unit aussi à la troisième paire, et concourt à la formation du plexus cervical superficiel.

La branche postérieure de la seconde paire est très-volumineuse; elle se réfléchit de bas en haut derrière l'oblique inférieur, traverse obliquement le grand complexus près de son bord interne, devient ensuite sous-cutanée, et remonte sur la face postérieure de l'occipital, après s'être divisée en plusieurs rameaux. Elle donne dans son trajet, 1°. un ou deux filets qui s'anastomosent avec le sous-occipital; 2°. des rameaux nombreux au grand oblique, au grand complexus, au splénius; 3°. des rameaux occipitaux musculaires, cutanés, anastomotiques.

De la troisième Paire Cervicale ou Trachélienne.

Synonymes. Deuxième paire cervicale *de Willis, Vieussens, Winslow, Sabat., Bich.*

Distribution. Son tronc est situé entre la deuxième et la troisième vertèbres cervicales.

Sa branche antérieure communique avec le ganglion supérieur du grand sympathique, fournit un filet concourant à la formation du nerf qui s'anastomose avec le grand hypoglosse; elle se divise en deux rameaux qui communiquent avec la seconde et la quatrième paires cervicales, et se jettent tous deux dans le plexus cervical.

Sa branche postérieure communique avec la seconde paire, fournit des rameaux au transversaire épineux, au grand et au petit complexus, au splénius, au trapèze, aux tégumens de la partie supérieure et postérieure du cou, de la partie postérieure et inférieure de la tête.

Quatrième Paire Cervicale ou Trachélienne.

Synonymes. Troisième paire *de Willis, Vieussens, Winsl., Sabat., Bichat.*

Distribution. Sa branche antérieure communique avec la troisième et la cinquième paires, avec le grand sympathique, fournit un rameau d'origine au nerf diaphragmatique, et se termine en bas et en arrière dans le plexus cervical.

Sa branche postérieure, peu volumineuse, placée d'abord entre le transversaire épineux et le grand complexus, traverse ensuite le splénius et le trapèze, et se perd dans les tégumens.

Cinquième Paire Cervicale ou Trachélienne.

Synonymes. Quatrième paire *de Willis, Vieussens, Winsl., Sabat., Bich.*

Distribution. Sa branche antérieure reçoit un filet de communication de la quatrième paire, en envoie un au grand sympathique, donne un second rameau d'origine au nerf diaphragmatique, plusieurs filets musculaires, et concourt à la formation du plexus brachial.

Sa branche postérieure fournit des filets aux muscles transversaire épineux, complexus, splénius, trapèze, et aux tégumens de la partie moyenne du cou.

Sixième Paire Cervicale ou Trachélienne.

Synonymes. Cinquième paire *de Willis, Vieussens, Winsl., Sabat., Bich.*

Distribution. Sa branche antérieure communique avec le grand sympathique, donne quelques rameaux musculaires, et se rend dans le plexus brachial.

Sa branche postérieure se distribue aux muscles et aux tégumens de la région postérieure du cou.

Septième Paire Cervicale ou Trachélienne.

Synonymes. Sixième paire *de Willis, Vieussens, Winsl., Sabat., Bich.*

Distribution. Sa branche antérieure communique avec le grand sympathique, donne quelques rameaux musculaires, et se jette dans le plexus brachial.

Sa branche postérieure, très-déliée, donne des filets aux muscles et aux tégumens de la partie inférieure du cou et de la partie supérieure du dos.

Huitième Paire Cervicale ou Trachélienne.

Synonymes. Septième paire *de Willis, Vieussens, Winsl., Sabat., Bich.*

Distribution. Sa branche antérieure envoie un filet de communication au tri-splanchnique, puis elle s'unit à la branche antérieure de la paire précédente, et à celle de la première paire dorsale, pour concourir à la formation du plexus brachial.

Sa branche postérieure se distribue aux muscles et aux tégumens de la partie inférieure du cou et de la région supérieure du dos.

Préparation des sept dernières Paires Cervicales.

Je conseille, afin de pouvoir mettre à découvert sur le même côté les rameaux nombreux fournis par ces sept paires, de disséquer successivement, 1°. les branches superficielles du plexus cervical (*nerfs trachélo-sous-cutanés :* Chaussier); 2°. les branches de ce plexus situées sous le muscle sterno-mastoïdien; 3°. le nerf diaphragmatique; 4°. les branches postérieures des sept paires; 5°. le plexus brachial et ses divisions.

Dissection des Branches superficielles du Plexus Cervical.

Incisez avec précaution la peau, depuis l'occipital jusqu'à la clavicule, en suivant le bord postérieur du muscle sterno-mastoïdien; vous rencontrerez à la hauteur de la troisième et de la quatrième vertèbres cervicales, sous le muscle peaucier qu'il vous faudra enlever, les troncs d'où proviennent les branches dont il s'agit. On les distingue en supérieures et en inférieures. Le nombre des supérieures est de trois ou de quatre; les deux plus antérieures (1) (*branches cervicales moyennes :* Bichat. = *Nervus superficialis colli :* Sœmmerring. = *Branche sous-mentonnière :*

(1) Assez souvent on n'en rencontre qu'une seule.

Chaussier), se réfléchissent sur le sterno-mastoïdien, se distribuent aux tégumens de la partie antérieure du cou, au peaucier et communiquent avec le facial.

La troisième branche supérieure est l'auriculaire. (*Nervus auricularis cervicalis magnus* : Sœmmerring. = *Zygomato-oriculaire* : Chaussier); elle se réfléchit de bas en haut, d'arrière en avant sur le sterno-mastoïdien, distribue ses rameaux à la parotide, aux tégumens qui la recouvrent, aux deux faces de l'oreille, sur l'apophyse mastoïde, et communique avec le facial.

La quatrième branche supérieure est la mastoïdienne (1) (*occipito-oriculaire* : Chaussier); elle remonte sur le splénius, derrière le bord postérieur du sterno-mastoïdien, et gagne la région mastoïdienne où elle se divise en plusieurs rameaux.

Disséquez ces branches dans tout leur trajet, de leurs troncs vers leurs rameaux, en enlevant les tégumens, le peaucier et le tissu cellulaire graisseux qui les recouvrent. Celle dont la dissection offre le plus de difficultés est la mastoïdienne, parce qu'elle est environnée par un tissu cellulaire très dense.

Les branches inférieures du plexus cervical

---

(1) Soemmerring me paraît l'avoir désignée sous le nom de *surculus posterior nervi auricularis.*

sont très-nombreuses, et viennent pour la plupart de la quatrième paire. Boyer les distingue en *superficielles* et en *profondes* (*nervi superclaviculares interiores*, — *superclaviculares medii*, — *subclaviculares posteriores* : Sœmmerr. = *nerfs sus-claviculaires*, — *sous-claviculaires*, — *sus-acromien*, *cervicaux profonds* : Bich. = *Branches sternales*, *acromiennes*, *scapulaires* : Chaussier).

Disséquez aussi ces branches de leurs troncs vers leurs rameaux, en enlevant les tégumens et la portion du thoraco-facial qui recouvrent la partie inférieure du cou, la partie supérieure de la poitrine, le moignon de l'épaule. Pour suivre les divisions profondes, coupez en travers le trapèze le long de son insertion à la clavicule et à l'acromion; renversez ce muscle en arrière et en dedans, en enlevant le tissu cellulaire graisseux qui est placé au-dessous de lui.

Dissection de la portion du Plexus cervical située sous le Muscle Sterno-mastoïdien.

Coupez en travers ce muscle vers le milieu de sa longueur, renversez sa moitié supérieure vers la tête, l'inférieure sur la poitrine, vous trouverez sur la veine jugulaire interne un nerf composé, provenant de la réunion de deux filets fournis par la deuxième et la troisième paire; il s'anastomose vers le milieu du cou avec un rameau de l'hypoglosse, en formant une arcade de la convexité de laquelle naissent les nerfs hyoïdiens, destinés essentiellement pour les muscles abaisseurs de l'os hyoïde. Plus en arrière et plus profondément, vous mettrez successivement à découvert l'anse nerveuse qui embrasse l'apophyse transverse de la première vertèbre, les filets de communication que s'envoient réciproquement les nerfs cervicaux, leurs filets de communication avec le grand sympathique, quelques ramifications musculaires, et enfin les branches d'origine du nerf diaphragmatique (*nervus phrenicus, sive nervus septi transversi*).

Distribution et Dissection du Nerf Diaphragmatique.

Ce nerf, dont le rameau principal d'origine provient de la quatrième paire, reçoit aussi des filets de la troisième, de la cinquième, de la sixième, et du grand hypoglosse. Il descend le long du scalène antérieur, s'engage entre la veine et l'artère sous-clavières, communique avec le grand sympathique, pénètre dans le médiastin, passe devant la racine du poumon, cotoie le péricarde, et se termine dans le diaphragme par un grand nombre de rameaux musculaires et anastomotiques.

Après avoir suivi les filets d'origine du diaphragmatique jusqu'à la partie inférieure du cou, ouvrez le thorax comme je l'ai indiqué précédemment (1), et poursuivez le nerf jusqu'à sa terminaison (2).

Dissection des Branches postérieures des sept dernières Paires Cervicales.

Mettez à découvert toute la portion cervicale du trapèze, en disséquant la peau, du bord antérieur de ce muscle vers son bord spinal, afin de poursuivre, dans le tissu cellulaire dense qui les environne, et jusqu'à leur terminaison, les rameaux occipitaux de la deuxième et de la troisième paires, ainsi que toutes les ramifications destinées aux tégumens du cou.

Coupez en travers le trapèze près de son extrémité supérieure, et renversez-le de haut en bas.

Le splénius et le grand complexus seront aussi coupés près de leur insertion à l'occipital, et renversés, le premier vers l'épine, le second sur les apophyses transverses. En disséquant ces muscles, il faut éviter de couper les nerfs qui les traversent, aussi bien que ceux qui sont situés dans leurs interstices.

---

(1) Tome I, page 573.

(2) On peut facilement préparer sur la même pièce le pneumo-gastrique, le grand sympathique, et le nerf diaphragmatique.

Du Plexus Brachial (Plexus Brachialis, sive Plexus Nervorum Brachii.)

Formé par la réunion des branches antérieures des quatre dernières paires cervicales et de la première paire dorsale, ce plexus est situé à la partie latérale inférieure du cou, sous la clavicule et dans l'aisselle; il donne les nerfs suivans :

1°. Quelques filets antérieurs, dont les uns communiquent avec le grand sympathique, et les autres se réunissent au nerf diaphragmatique.

2°. Le sus-scapulaire (*nervus scapularis :* Sœmmer.) Il paraît provenir spécialement de la cinquième paire cervicale, accompagne l'artère sus-scapulaire dans tout son trajet, et donne des rameaux au trapèze, au sous-scapulaire, au sus-épineux, au sous-épineux, au petit rond.

3°. *Les nerfs thorachiques* (*nervi thoracici :* Sœmmer. = *Branches thorachiques antérieure et postérieure :* Bich. = *Les sterno-thoraciques :* Chauss.) sont au nombre de deux ou de trois, distingués en antérieur et en postérieur. Le thorachique antérieur naît de la septième paire cervicale, fournit sous la clavicule un rameau qui embrasse l'artère axillaire, et qui s'unit à la huitième paire cervicale et à la première dorsale. Le thorachique se divise ensuite en plusieurs filets qui se distribuent au grand et au petit pectoral.

Un second nerf thorachique antérieur est

assez souvent fourni par la huitième paire cervicale, et se rend aussi dans les deux muscles dont je viens de parler.

Le thorachique postérieur (*thorachique moyen* de Boyer) provient de la cinquième et de la sixième paires cervicales ; la septième lui fournit quelquefois un rameau d'origine ; il descend derrière les vaisseaux axillaires ; et, parvenu vers le tiers inférieur du grand dentelé, il se divise en plusieurs filets qui se distribuent dans ce muscle.

4°. *Les sous-scapulaires* de *Chaussier* et *Bichat*, auxquels il faut rapporter le thorachique postérieur de *Boyer* et de *Sœmmerring*, sont au nombre de trois, et se distribuent au sous-scapulaire, au grand rond, au grand dorsal ; le petit rond en reçoit quelquefois un filet.

5°. *Le cutané interne* (*nervus cutaneus medius*, *internus alioquin vocatus:* Sœmmer. = *N. brachial cutané interne :* Bich. = *Cubito-cutané:* Chauss.) naît de la huitième paire cervicale, ainsi que de la première dorsale. Ce nerf, vers la partie supérieure du bras, se divise en deux branches : l'une, placée d'abord le long du bord interne du biceps, gagne la partie moyenne de la face antérieure de l'avant-bras, et fournit de nombreux filets tégumenteux, que l'on peut suivre quelquefois jusque dans la paume de la main ; l'autre, plus volumineuse, accompagne la veine basilique ; et, près de la partie inférieure du bras, elle se divise en deux rameaux qui passent devant et derrière la tubérosité interne de l'humérus; leurs ramifications se distribuent aux tégumens de la région cubitale de l'avant-bras et de la partie interne et supérieure de la main.

6°. *Le musculo-cutané* (*N. musculo-cutaneus, sive n. cutaneus externus :* Sœmmer. = *N. brachial cutané externe :* Bich. = *Radio-cutané :* Chauss.) Ce nerf provient de la cinquième et de la sixième paires cervicales, envoie une branche de communication au médian, traverse obliquement le coraco-brachial, lui donne un rameau assez volumineux; descendant ensuite entre le biceps et le brachial antérieur, il leur fournit aussi plusieurs filets. Parvenu vers la partie inférieure du bras, le musculo-cutané se dégage de dessous le tendon du biceps, passe sous la veine médiane-céphalique, et près de la partie inférieure de l'avant-bras, se divise en deux ordres de rameaux qui se terminent dans les tégumens de l'éminence thénar, et de la partie externe du dos de la main.

7°. *Le nerf médian* (*N. medianus :* Sœmmer. = *Médian digital :* Chauss.) naît principalement des deux dernières paires cervicales, et de la première dorsale. La cinquième et la sixième paires cervicales lui fournissent aussi un rameau d'origine qui se sépare du musculo-cutané.

Distribution. Ce nerf côtoie, le long du bras, le bord interne du biceps; vis-à-vis l'articulation huméro-cubitale, il s'enfonce derrière l'aponévrose de ce muscle, et s'engage entre les deux têtes du rond pronateur; plus bas il se trouve situé entre les muscles fléchisseurs sublime et profond, passe avec leurs tendons sous le ligament annulaire antérieur du carpe, et se divise ensuite en cinq branches qui se distribuent aux muscles de l'éminence thénar, aux lombricaux, aux tégumens du pouce, de l'index, du médius, et du côté externe de l'annulaire.

Le médian, dans son trajet le long du bras, ne donne aucun rameau; depuis la partie supérieure de l'avant-bras jusqu'à sa partie inférieure, il fournit des filets à tous les muscles pronateurs et fléchisseurs de ce membre; parmi eux il en est un plus considérable qui accompagne dans son trajet l'artère inter-osseuse antérieure. Près du bord supérieur du ligament annulaire du carpe, le médian donne encore un rameau qui se termine dans les tégumens de la paume de la main.

8°. *Le nerf cubital* (*N. ulnaris, sive cubitalis :* Sœmmer. = *Cubito-digital :* Chauss.)

Distribution. Le N. cubital, né des deux dernières branches du plexus brachial, descend le long de la partie interne et antérieure du triceps brachial, passe entre la tubérosité interne de l'humérus et l'olécrâne, s'engage entre les deux têtes du cubital antérieur, et, placé ensuite entre ce muscle et le fléchisseur profond, gagne la partie inférieure de l'avant-bras, en donnant dans son trajet des rameaux au triceps brachial, aux tégumens de l'avant-bras, aux fléchisseurs sublime et profond, au cubital antérieur, et, chez quelques sujets, une petite branche qui s'anastomose avec le médian.

Le nerf cubital, parvenu à deux pouces environ de l'articulation radio-carpienne, se divise en deux branches, l'une postérieure, l'autre antérieure.

La branche postérieure ou dorsale, plus petite, passe entre le cubitus et le tendon du cubital antérieur; elle fournit deux rameaux d'où naissent plusieurs filets qui se distribuent aux tégumens de la partie interne du dos de la main, et de la face postérieure des trois derniers doigts; un d'eux s'anastomose avec un rameau cutané du nerf radial.

La branche antérieure ou *palmaire* descend au côté externe du tendon du cubital antérieur, et de l'os pisiforme; donne au-dessous de cet os un rameau profond, volumineux qui passe derrière les tendons des fléchisseurs, et se distribue aux muscles de l'éminence hypothénar, aux inter-osseux, à l'adducteur, et au court fléchisseur du pouce. Le nerf cubital fournit ensuite un filet tégumenteux, les nerfs collatéraux du petit doigt, et le nerf collatéral interne de l'annulaire qui s'anastomose avec un rameau du médian.

9°. *Le nerf radial* (*N. radialis :* Sœmmer. = *Radio-digital :* Chauss.) naît principalement des quatre branches inférieures du plexus brachial.

Distribution. Le nerf radial, situé d'abord derrière les autres nerfs qui naissent du plexus, s'engage entre les trois portions du triceps brachial, passe derrière l'humérus, et ensuite sur son bord externe, au-dessous de l'insertion du deltoïde; plus bas, ce nerf descend entre le long supinateur et le brachial antérieur, jusqu'au niveau de l'extrémité supérieure du radius.

Dans ce trajet, le radial donne des rameaux nombreux au triceps brachial, une branche assez considérable qui se distribue aux tégumens de l'avant-bras, des rameaux moins volumineux au long supinateur et au premier radial externe.

Au niveau de l'extrémité supérieure du radius, le tronc du nerf se divise en deux branches, l'une postérieure, l'autre antérieure.

La branche postérieure se contourne, de devant en arrière, dans l'épaisseur du court supinateur; et, parvenue entre les deux couches de muscles qui occupent la face postérieure de l'avant-bras, elle se divise en un grand nombre de filets qui se distribuent à ces muscles; l'un d'eux descend le long du ligament inter-osseux, passe sous le ligament annulaire dorsal du carpe, et se ramifie dans les tégumens de la main.

La branche antérieure descend au-devant du court supinateur et du radius jusque vers le tiers inférieur de cet os, s'engage entre les tendons du long supinateur et du premier radial externe, et, devenant ensuite sous-cutanée, se divise en deux rameaux, dont les filets se distribuent aux tégumens du pouce, de l'index, du médius, du côté externe de l'annulaire, et aux premiers muscles inter-osseux-dorsaux.

10°. *Le nerf axillaire* ou *circonflexe* (*N. axillaris :* Sœmmer. = *Scapulo-huméral :* Chauss.) paraît provenir, chez quelques sujets, du radial, et, chez d'autres, des deux dernières paires cervicales et de la première dorsale. Ce tronc nerveux, passe devant le sous-scapulaire, s'engage entre les muscles ronds, et se contourne, de devant en arrière, autour de l'humérus pour gagner la surface interne du deltoïde dans lequel il se termine.

Le sous-scapulaire, dans son trajet, fournit des rameaux au sous-scapulaire, au grand rond, au petit rond, au sous-épineux, aux tégumens de la partie postérieure de l'épaule et de la partie externe du bras.

Dissection du Plexus Brachial, et des Nerfs qui en proviennent.

Enlevez les tégumens qui couvrent la face antérieure du grand pectoral, en observant la disposition des filets nerveux qui viennent s'y terminer. Détachez le grand pectoral du sternum, de la clavicule et des cartilages des côtes, et renversez ce muscle en dehors, en isolant du tissu cellulaire graisseux abondant qui les environne, les nerfs qui se rendent dans son épaisseur. Séparez des côtes le petit pectoral, et renversez-le en haut et en dehors, en conservant aussi ses nerfs, et en évitant de couper les rameaux récurrens des branches antérieures de la deuxième et de la troisième paires dorsales, qui se dirigent vers l'aisselle et la partie interne du bras. Coupez les ligamens sterno-claviculaires, soulevez la clavicule, disséquez le muscle sous-clavier, et enlevez avec précaution le tissu cellulaire qui environne les vaisseaux et le plexus brachial, depuis son origine jusqu'à la partie inférieure de l'aisselle.

On peut aussi mettre à découvert le plexus brachial, en coupant le grand pectoral perpendiculairement à la longueur de ses fibres, en dedans de l'apophyse coracoïde, et le petit pectoral près de son insertion à cette éminence. Il faut ensuite renverser, en sens opposé, les portions supérieure et inférieure de chacun de ces muscles, sans couper les nerfs qui s'y distribuent.

Après avoir étudié la disposition du plexus brachial et les nerfs qui se rendent dans le grand et dans le petit pectoral, placez le sujet sur le côté du corps opposé à celui sur lequel vous exécutez la préparation; coupez le trapèze le long de la clavicule, de l'acromion et de l'épine de l'omoplate, afin de pouvoir le renverser en arrière; disséquez ensuite, et soulevez les muscles sus-épineux et sous-épineux, pour mettre à découvert le nerf *sus-scapulaire* jusqu'à sa terminaison.

Les nerfs sous-scapulaires ou *thoraciques postérieurs*, dont il faut ensuite s'occuper, sont environnés de glandes et de tissu cellulaire dont on peut les isoler avec facilité de leurs troncs vers leurs rameaux, lorsqu'on a porté fortement l'épaule en dehors et en arrière. Il est d'ailleurs nécessaire, pour découvrir ces nerfs, de disséquer complètement le grand dentelé et la moitié supérieure du grand dorsal, en conservant les rameaux cutanés des nerfs intercostaux (1).

Les nerfs cutané interne et *musculo-cutané*

---

(1) Lorsque vous aurez étudié ces nerfs, séparez l'épaule du tronc, après avoir coupé le plexus près de son origine, afin de disséquer plus commodément les nerfs du bras.

viennent ensuite ; procédez à leur dissection de la manière suivante :

Faites à la peau une incision depuis la partie inférieure de l'aisselle jusqu'au milieu du pli du bras ; prolongez cette incision jusqu'à la partie supérieure de l'intervalle qui sépare les éminences thénar et hypothénar, et dirigez-la ensuite obliquement jusqu'à l'extrémité du bord cubital du petit doigt. Disséquez de dehors en dedans la peau qui couvre la partie interne du bras, de l'avant-bras, et de la main, jusqu'à ce que vous ayez découvert tous les rameaux et filets du *cutané interne*, que vous laisserez appliqués sur les tégumens, ainsi que ceux qui proviennent de la deuxième et de la troisième paires dorsales.

La préparation du *musculo-cutané* diffère peu de la précédente : renversez en dehors les tégumens qui couvrent le biceps, le long supinateur, les radiaux externes, les extenseurs des doigts, l'éminence thénar, et le côté radial du pouce ; disséquez aussi la peau qui couvre la face dorsale du métacarpe. Maintenez cette membrane étendue, soit avec des érignes, soit avec des épingles, à mesure que vous la séparez des parties subjacentes, afin d'isoler avec plus de facilité les ramifications du nerf, et les rameaux cutanés qui proviennent du radial : observez exactement les rapports du musculo-cutané avec les veines du pli du bras; soulevez le biceps, et disséquez le coraco-brachial pour mettre à découvert le tronc du nerf dans la partie supérieure de son trajet, ainsi que son rameau anastomotique, et ceux qu'il donne aux muscles entre lesquels il est situé.

Le nerf médian se voit depuis sa naissance jusqu'au pli du bras, dès qu'on a disséqué le biceps. Il est important de conserver les rapports de ce tronc nerveux avec l'artère humérale. Pour le suivre dans son trajet le long de l'avant-bras, incisez de haut en bas le prolongement aponévrotique qui se détache du bord interne du tendon du muscle biceps; enlevez l'aponévrose qui recouvre les muscles de la partie antérieure de l'avant-bras, et renversez de dehors en dedans la portion externe de l'extrémité supérieure du bord pronateur, afin de pouvoir disséquer avec facilité l'origine des filets nombreux que le médian fournit en traversant la partie supérieure de ce muscle; isolez ensuite les uns des autres le rond pronateur, le radial antérieur, le palmaire grêle, le fléchisseur sublime; coupez ce dernier le long du bord antérieur du radius; renversez-le en dedans, et poursuivez les rameaux du nerf dans les muscles déjà disséqués, dans l'intervalle qui sépare le fléchisseur profond et le long fléchisseur du pouce, derrière le carré pronateur, sur la face dorsale du carpe, dans les tégumens de la partie supérieure de la paume de la main.

Pour achever la préparation du médian, coupez en travers le ligament annulaire antérieur du carpe; renversez de haut en bas l'aponévrose palmaire; soulevez les tendons des fléchisseurs; isolez-les complètement, ainsi que les branches du nerf du tissu cellulaire qui les environne, et terminez en enlevant les tégumens qui couvrent la face antérieure et les parties latérales des quatre premiers doigts.

Le nerf cubital est placé sous l'aponévrose du bras qu'il faut disséquer de dehors en dedans, jusque derrière le bord interne du triceps, pour le mettre à découvert dans la première partie de son trajet. Enlevez ensuite la bande aponévrotique qui couvre le nerf entre l'olécrâne et la partie postérieure de la tubérosité interne de l'humérus; renversez de dehors en dedans le muscle cubital antérieur, et poursuivez jusqu'à leur terminaison les rameaux cutanés et musculaires à mesure qu'ils se séparent du tronc du nerf.

La branche destinée pour le quatrième lombrical, le petit doigt, le côté interne de l'annulaire, et qui s'anastomose avec le médian, se dissèque comme les branches correspondantes de ce nerf.

Le rameau palmaire profond est plus difficile à suivre; il faut d'abord disséquer soigneusement les muscles de l'éminence hypothénar, soulever ensuite ou couper en travers le muscle opposant du petit doigt, et ramener vers le pouce les tendons des muscles fléchisseurs profond et sublime. On peut aussi couper ces tendons en travers, vers la partie supérieure de la main, et les renverser de haut en bas, pour opérer avec plus de facilité.

Le nerf radial est placé, près de son origine, entre la portion interne et la longue portion du triceps brachial qu'il faut séparer l'une de l'autre, jusque vers la partie moyenne du bras. On disséquera ensuite la portion externe, et on l'isolera de la longue portion, en disséquant les rameaux qui se séparent du tronc du nerf au niveau du bord interne de l'humérus, derrière cet os et près de son bord externe. Parmi les rameaux externes, l'un d'eux, dont il a déjà été fait mention en indiquant la préparation du musculo-cutané, doit être suivi dans les tégumens du bras et de l'avant-bras. Chez quelques sujets ce rameau se sépare du radial vers la partie supérieure et interne de l'humérus.

On mettra à découvert le nerf radial et les rameaux qui en naissent dans son trajet le long de la partie inférieure du bras et de la partie supérieure de l'avant-bras, en renversant en dehors le long supinateur.

La branche postérieure, destinée pour les muscles de la face dorsale de l'avant-bras et pour les tégumens de la main, peut être facilement disséquée, lorsqu'on a soulevé ceux de ces muscles qui forment la couche superficielle, après les avoir isolés les uns des autres, et incisé de haut en bas les gaînes fibreuses dans lesquelles leurs tendons sont engagés derrière l'articulation radio-carpienne.

La branche antérieure du nerf radial, ou plutôt la partie inférieure du tronc de ce nerf, se trouve découverte lorsqu'on a complètement disséqué le long supinateur, les radiaux externes, et enlevé les tégumens qui recouvrent la partie externe de la face dorsale de la main, et la face postérieure des quatre premiers doigts.

Le nerf circonflexe ou *axillaire* sera d'abord disséqué au-devant du muscle sous-scapulaire. Pour le suivre, dans le reste de son trajet, on coupera le deltoïde en travers, près de son insertion à la clavicule et à l'omoplate; on renversera ce muscle de haut en bas, et on achèvera la préparation en enlevant le tissu cellulaire qui occupe l'espace compris entre les muscles grand rond, petit rond, et la longue portion du triceps brachial.

Des Nerfs Dorsaux ou Inter-costaux (Nervi Dorsales, sive Inter-costales).

Origine et distribution. Les nerfs dorsaux, au nombre de douze de chaque côté, sont distingués par les noms de premier, deuxième, etc., en comptant de haut en bas. Ils sont plus obliques dans le canal vertébral que les nerfs cervicaux, sont d'un volume moindre, et sortent par les trous de conjugaison placés entre les vertèbres dorsales. La branche d'origine postérieure forme un ganglion comme ceux des nerfs cervicaux; les filets qui en naissent après s'être réunis à ceux du second faisceau d'origine, forment deux branches, l'une antérieure, l'autre postérieure.

Les branches postérieures passent entre les apophyses transverses, donnent des rameaux au transversaire épineux, passent sous le long dorsal, s'engagent entre ce muscle et le sacro-lombaire, traversent le trapèze, le très-large du dos, et se terminent dans les tégumens du dos, des lombes, de la partie externe de la fesse, après avoir donné des rameaux aux muscles des gouttières vertébrales, et aux muscles larges situés plus superficiellement.

Les branches antérieures communiquent toutes avec le grand sympathique, quelquefois aussi elles communiquent entre elles. Leurs ramifications nombreuses se distribuent, 1°. aux muscles des parois latérales et antérieures du thorax et de l'abdomen; 2°. dans les tégumens des mêmes régions, à ceux de l'aisselle et de la partie interne du bras; 3°. à la mamelle; 4°. aux muscles des lombes, au diaphragme.

La branche antérieure de la première paire concourt aussi, comme je l'ai indiqué précédemment, à la formation du plexus brachial.

Dissection. Les branches postérieures des nerfs dorsaux se trouveront à découvert lorsque vous aurez renversé successivement de dedans en dehors, depuis l'épine jusque vers l'angle des côtes, les tégumens, le trapèze, le rhomboïde, le grand dorsal, et séparé ensuite les uns des autres les muscles qui occupent les gouttières vertébrales.

Les branches antérieures seront disséquées à l'intérieur et à l'extérieur du thorax. Pour les suivre avec facilité dans la poitrine, on enlèvera le poumon et la plèvre, et on incisera les muscles intercostaux internes en suivant le trajet de chaque cordon nerveux.

A l'extérieur, il faudra détacher les tégumens en renversant ceux qui recouvrent la moitié antérieure des côtes vers le sternum, et ceux qui correspondent à la partie postérieure de ces os vers la colonne vertébrale et le bord postérieur de l'aisselle. Il faudra ensuite disséquer la mamelle, les muscles pectoraux et abdominaux, ouvrir l'abdomen, renverser les viscères du côté opposé à la préparation, et suivre au-dessous du diaphragme la branche antérieure de la douzième paire dorsale.

Des Nerfs Lombaires (*Nervi Lumbales, sive N. Lumborum.*)

Origine et Distribution. Le mode d'origine de ces nerfs, la disposition de leur ganglion, leur division en deux branches, présentent les mêmes particularités que dans les paires précédentes; les lombaires parcourent seulement un trajet bien plus oblique dans le canal vertébral.

Premier nerf lombaire. Sa branche antérieure reçoit un filet de la dernière paire dorsale, en fournit un à la deuxième lombaire, communique avec le grand sympathique, et fournit ensuite trois rameaux, distingués en *externe* ou *ilio-scrotal* (Chauss.), en *moyen* ou *inguino-cutané*, et en *interne* ou *sus-pubien.*

Le rameau ilio-scrotal traverse obliquement le psoas, gagne la crête de l'os des îles en passant devant le carré des lombes, traverse obliquement le bord inférieur du transverse, et se divise en deux rameaux secondaires, dont l'un se distribue aux trois muscles larges de l'abdomen, tandis que l'autre, continuant de suivre la crête iliaque, parvient à l'arcade crurale, passe sous l'aponévrose du petit oblique, traverse celle du grand oblique, et vient se terminer dans les tégumens de l'aine, du pubis, du scrotum.

Le rameau moyen, ou inguino-cutané, moins oblique que le précédent, donne des filets au psoas, au carré des lombes, à l'iliaque, aux trois muscles larges de l'abdomen, aux tégumens de l'aine, à ceux de la partie supérieure externe de la cuisse, au scrotum.

Le rameau interne ou *sus-pubien* (1) est presque vertical. Il reçoit un filet de communication de la deuxième paire lombaire, se place devant le psoas, et près de l'arcade fémorale, se divise en deux rameaux : l'un d'eux accompagne le cordon testiculaire, et se distribue au crémaster, au scrotum, et aux tégumens de la partie interne de la cuisse; l'autre sort du bassin avec les vaisseaux fémoraux, traverse l'aponévrose de la cuisse, et se distribue aux tégumens de la partie supérieure et antérieure de ce membre. Quelques-unes de ses ramifications se réunissent aux branches du nerf crural.

La branche postérieure de la première paire lombaire est volumineuse, et donne des rameaux aux trois muscles des gouttières vertébrales et aux tégumens de la fesse.

Deuxième nerf lombaire. Sa branche antérieure communique avec le grand sympathique, reçoit le rameau de communication de la première paire, en donne un à la troisième, et en fournit un autre en dehors (*N. cutané externe de la cuisse:* Chauss.), qui traverse le psoas,

(1) Branche genito-crurale de *Bichat.*

passe devant le muscle iliaque, et sort du bassin au-dessous de l'épine antérieure et supérieure de l'os des îles. Ses ramifications passent à travers l'aponévrose fascia-lata, et se distribuent aux tégumens de la partie externe de la cuisse, jusque vers le genou.

La branche postérieure du deuxième nerf lombaire se distribue aux muscles transversaire épineux, long dorsal, sacro-lombaire, et aux tégumens de la partie supérieure et postérieure de la cuisse.

Troisième nerf lombaire. Sa branche antérieure communique avec le grand sympathique, et contribue à la formation du plexus lombaire. Sa branche postérieure se distribue aux muscles et aux tégumens des lombes.

Quatrième nerf lombaire. Sa branche antérieure communique avec le grand sympathique, contribue, par un gros cordon, à la formation du plexus lombaire, et en fournit un second moins volumineux qui va s'unir à la branche antérieure de la cinquième paire.

Sa branche postérieure se ramifie dans les muscles vertébraux.

Cinquième nerf lombaire. Sa branche antérieure, réunie au cordon qui provient de la quatrième paire, descend dans le bassin, donne en arrière *le nerf fessier*, et se réunit à la première paire sacrée, pour contribuer à la formation du plexus sacré ou sciatique.

Sa branche postérieure très-petite se distribue dans les muscles des lombes.

Le plexus lombaire (1) (*portion lombaire du plexus crural* : Chauss. = *Plexus lombo-abdominal* : Bich.), formé par la réunion des rameaux de communication des branches antérieures des quatre premières paires des lombes, est situé derrière le psoas, au devant de la base des apophyses tranverses. Il donne, en outre des quatre rameaux qui naissent de la première et de la deuxième paires, plusieurs filets qui se distribuent au psoas, à l'iliaque, aux tégumens, aux glandes de l'aine, et deux branches principales connues sous le nom de *nerf crural* et de *nerf obturateur*.

Le nerf crural (*nervus femoralis prior, sive n. cruralis* : Sœmmer. = *Fémoro-prétibial* : Chauss.), placé d'abord sous le psoas, gagne bientôt son bord externe, passe sous l'arcade fémorale, et se divise ensuite en rameaux cutanés et musculaires. Dans l'abdomen le N. crural fournit des filets plus ou moins nombreux au muscle iliaque.

Les rameaux cutanés du crural, dont le nom-

(1) *Joh. Leonh. Fischer Descriptio anatomica nervorum lumbalium et sacralium et extremitatum inferiorum, cum tabulis.* Lips. 1791, fol.

bre varie de deux à six, traversent l'aponévrose fémorale, et se distribuent aux tégumens de la partie antérieure et interne de la cuisse.

Les rameaux musculaires ou *profonds* sont distingués en externes et en internes.

Les rameaux externes sont destinés pour l'iliaque, le couturier, le droit antérieur, les portions moyenne et externe du triceps fémoral, et le fascia-lata.

Les rameaux internes se distribuent au vaste interne, au pectinée, au grêle interne, au demi-tendineux. L'un de ces rameaux, plus considérable que les autres, est nommé *nerf saphène* (tibio-cutané : *Chauss.*); il communique avec le nerf obturateur, et donne des filets aux tégumens du genou, de la partie interne de la jambe, de la face dorsale du pied.

Le nerf obturateur (*N. obturatorius:* Sœmmer. = *N. sous-pubio-fémoral :* Chauss.), placé près de son origine entre le psoas et la dernière vertèbre lombaire, descend ensuite dans le bassin, gagne le trou sous-pubien, donne des rameaux aux muscles obturateurs, et, parvenu derrière le premier adducteur et le muscle pectinée, se divise en deux branches, l'une antérieure, l'autre postérieure. Les rameaux de la branche antérieure se distribuent aux deux premiers adducteurs, au grêle interne, aux tégumens; l'un de ces rameaux s'unit ordinairement au nerf saphène.

Les rameaux de la branche postérieure se terminent dans l'obturateur externe et le troisième adducteur.

Nerf fessier (*les fessiers* : Chauss. = *N. glutæus superior* : Sœmmer.), provient des deux dernières paires lombaires, sort du bassin par la partie supérieure de l'échancrure ischiatique, et se distribue au petit fessier, au moyen fessier, au muscle du fascia-lata.

Dissection des Nerfs Lombaires.

Ouvrez l'abdomen par une incision cruciale; renversez les intestins vers le côté opposé à celui qui doit servir à la préparation; enlevez la portion de péritoine et le tissu cellulaire qui couvrent la surface interne du transverse et les surfaces libres du carré des lombes, de l'iliaque, des psoas; disséquez ensuite les différens cordons nerveux qui traversent le grand psoas en isolant les uns des autres ses faisceaux charnus, après quoi vous séparerez complètement ce muscle de la colonne vertébrale pour voir le plexus lombaire ainsi que ses rameaux qui communiquent avec le grand sympathique.

Après avoir mis à découvert, par le procédé que je viens d'indiquer, la partie supérieure des branches antérieures des paires lombaires et du dernier nerf dorsal, il faut poursuivre les rameaux qu'elles envoient dans l'épaisseur des parois abdominales, dans les tégumens de l'aine, des parties génitales et de la cuisse, et terminer par la dissection des nerfs *crural*, *saphène*, et *obturateur*.

La préparation *du crural* n'offre aucune difficulté; ses rameaux se présentent à mesure que l'on met le tronc du nerf à découvert; et, pour les suivre jusqu'à leur terminaison, il ne faut qu'isoler avec soin les uns des autres les muscles des régions externe, antérieure et interne de la cuisse.

Le saphène, pris à son origine, sera mis à découvert dans tout son trajet en enlevant les tégumens qui couvrent la partie interne du genou, de la jambe et du pied.

L'obturateur situé profondément à sa sortie du bassin, ne peut être vu que lorsqu'on a renversé de haut en bas le muscle pectinée, et disséqué les trois muscles adducteurs.

Le nerf fessier sera disséqué en même temps que les nerfs sciatiques.

Des Nerfs Sacrés.

Ces nerfs, au nombre de six, chez la plupart des sujets, parcourent un trajet très-oblique dans le canal vertebro-sacré; offrent des ganglions comme les autres nerfs vertébraux; leur volume décroît à mesure qu'ils deviennent plus inférieurs.

Leurs branches postérieures communiquent

toutes entre elles ; leur volume augmente jusqu'à la quatrième inclusivement ; la cinquième et surtout la sixième sont extrêmement petites. Ces branches se distribuent dans la partie inférieure des trois grands muscles de l'épine, dans la partie interne du grand fessier, dans les tégumens de la fesse, des environs de la marge de l'anus, et de la partie interne de la cuisse.

Les branches antérieures des nerfs sacrés sont plus volumineuses que les branches postérieures ; elles offrent la disposition suivante :

Les quatre premières communiquent constamment avec les ganglions sacrés du tri-splanchnique.

La première, réunie au gros cordon qui descend de la partie inférieure et interne du plexus lombaire, concourt, avec les trois suivantes, à la formation du *plexus sciatique* ou *sacré*.

La troisième et la quatrième forment, avec des rameaux du grand sympathique, le plexus hypogastrique.

La cinquième et la sixième (l'existence de cette dernière n'est pas constante) se distribuent au muscle ischio-coccygien, aux sphincters et au releveur de l'anus.

Le plexus sciatique (*plexus sacré* : Bich. = *Portion sacrée du plexus crural* : Chauss. = *Plexus ischiadicus* : Sœmmer.) est situé au-devant du muscle pyramidal ; il donne de sa partie postérieure deux branches principales désignées par la plupart des anatomistes sous les noms de *nerf honteux* et de *petit nerf sciatique*, et se termine en se continuant avec le nerf *grand sciatique*.

Le plexus hypogastrique placé sur les parties latérales inférieures du rectum et de la vessie, fournit un grand nombre de rameaux à ces deux parties, aux vésicules séminales, à la prostate; et, chez la femme, à l'utérus et au vagin.

Dissection des Nerfs Sacrés, et des deux Plexus qu'ils concourent à former.

Ouvrez largement le bassin en sciant l'os pubis du côté opposé à la préparation, au-devant du trou obturateur; séparez du même côté l'os innominé du sacrum; renversez la vessie et l'intestin vers le côté où la section de l'os aura été pratiquée, et enlevez avec précaution le tissu cellulaire graisseux contenu dans l'excavation du bassin, en disséquant les cordons nerveux de leurs troncs vers leurs ramifications.

La préparation des branches postérieures n'offre pas plus de difficultés, et consiste à disséquer de dedans en dehors les tégumens qui couvrent le sacrum, le coccyx, la partie interne du grand fessier, le sphincter cutané de l'anus, et à séparer ensuite les uns des autres les muscles qui occupent la partie inférieure des gouttières vertébrales, pour parvenir, en poursuivant les nerfs, jusqu'aux trous sacrés postérieurs.

Du petit Nerf Sciatique.

Synonymes. Branche fessière inférieure du plexus sacré : Bich. = *Petit femoro-poplité :* Chauss.

Distribution. Ce nerf, qui paraît fourni principalement par la deuxième et par la troisième paire sacrée, se dégage de la partie postérieure et inférieure du plexus ischiatique, et sort du bassin au-dessous du muscle pyramidal. Il donne,

1°. Des rameaux au grand fessier. (*N. glutæi, medius et inferior :* Sœmmer.)

2°. *Un rameau sciatique* ou *cutané sous-pelvien* (*nervus pudendalis longus inferior :* Sœmmer.), qui passe sous la tubérosité sciatique, et donne des filets au grand fessier, aux muscles du périnée, à l'urètre, aux tégumens du pénis, au scrotum. Chez la femme, les derniers filets de ce rameau se distribuent dans l'épaisseur des grandes lèvres de la vulve.

3°. *Un rameau fémoral cutané postérieur* placé entre l'aponévrose de la cuisse et les muscles longs insérés à la tubérosité sciatique, duquel naissent successivement plusieurs filets qui percent l'aponévrose, et vont se distribuer aux tégumens. Le rameau principal, parvenu près du jarret, se divise en deux ou trois rameaux secondaires, qui deviennent sous-cutanés et descendent jusque vers la partie inférieure de la jambe.

Dissection. Mettez à découvert toute la surface postérieure du grand fessier; fendez ce muscle perpendiculairement à la longueur de ses fibres, entre le grand trochanter et la tubérosité sciatique; renversez les deux lambeaux en sens opposé, en conservant les nerfs qui s'y rendent; et, après avoir trouvé le tronc du petit sciatique au-dessous du pyramidal et derrière le grand sciatique, poursuivez jusqu'à leur terminaison les différens rameaux indiqués dans la description du nerf. Le petit sciatique étant disséqué, préparez le *nerf fessier supérieur*, dont vous trouverez le tronc au-dessus du bord supérieur du muscle pyramidal.

Du Nerf Honteux.

Synonymes. *Branche génitale du plexus sacré* : Bich. = *N. pudendalis superior* : Sœmmer. = *N. ischio-pénien* ou *ischio-clitoridien* : Chauss.

Distribution. Ce nerf naît de la troisième et de la quatrième paires sacrées, fournit souvent un rameau d'origine au petit sciatique, s'engage entre les ligamens sacro-sciatiques, donne quelques rameaux à l'obturateur interne, et se divise ensuite en deux branches, l'une inférieure, l'autre supérieure.

La branche inférieure accompagne l'artère superficielle du périnée, et donne des rameaux aux tégumens de cette région, aux muscles de l'anus, au transverse du périnée, à l'ischio et au bulbo-caverneux, à l'urètre, au scrotum, au dartos.

La branche supérieure suit le trajet de la branche profonde de l'artère honteuse, et donne des filets à l'obturateur interne, au bulbo-caverneux, à l'urèthre, aux tégumens du pénis, au prépuce, au gland.

Chez la femme, le *rameau inférieur* donne des rameaux nombreux à la grande lèvre, et se termine dans le mont de Vénus. Le rameau supérieur est principalement destiné pour le clitoris.

Dissection. Ces nerfs doivent être disséqués de la même manière que les branches de l'artère honteuse (1).

Du Nerf Sciatique.

Synonymes. Nervus ischiadicus : Sœmmer. = *N. grand fémoro-poplité :* Chauss.

Distribution. Ce nerf, considéré par la plupart des anatomistes comme la continuation du plexus du même nom, sort du bassin entre le pyramidal et le jumeau supérieur, descend le long de la

(1) Tome I, page 406.

partie postérieure de la cuisse, et se divise ordinairement, vers le tiers inférieur de ce membre, en deux branches, l'une externe et l'autre interne.

Le nerf sciatique donne dans son trajet des rameaux aux muscles jumeaux, au carré, à l'obturateur externe, au grand fessier, aux trois muscles longs insérés à la tubérosité de l'ischion, au troisième adducteur, aux tégumens de la face postérieure de la cuisse.

Préparation. Le grand fessier ayant été divisé comme je l'ai indiqué précédemment, disséquez tous les muscles de la face postérieure de la cuisse; vous trouverez le grand sciatique derrière le carré, et au-devant des muscles longs insérés à la tubérosité de l'ischion.

Nerf Sciatique Poplité Externe.

Synonymes. Tronc sciatique externe : Bich. = *N. peroneus :* Sœmmer. = *Branche péronière du grand femoro-poplité :* Chauss.

Distribution. Le tronc de ce nerf s'étend depuis la division du nerf sciatique jusqu'au dessous de l'extrémité supérieure du péronée, où il se divise en deux branches, l'une *musculo-cutanée*, l'autre *tibiale antérieure*.

Avant cette division le nerf fournit :

1°. *Un rameau articulaire* destiné pour la partie externe de l'articulation du genou.

2°. *Deux filets péronéo-cutanés.* L'interne descend derrière le jumeau externe, et s'unit inférieurement avec le nerf saphène externe fourni par le tronc sciatique poplité interne. Le filet externe descend le long du péronée, et se distribue aussi aux tégumens.

Dissection. Faites aux tégumens une incision prolongée de la partie inférieure de la cuisse jusqu'à la malléole externe; enlevez le tissu cellulaire contenu dans le creux du jarret; et, après avoir trouvé le tronc du nerf à la partie interne du biceps fémoral, suivez jusqu'à leur terminaison les rameaux que je viens d'indiquer.

Du Nerf Musculo-cutané de la Jambe.

Synonymes. N. pretibio-digital : Chauss. = *peroneus externus :* Sœmmer.

Distribution. Le *N. musculo-cutané* descend d'arrière en avant entre le long péronier latéral et l'extenseur commun des orteils, puis entre ce dernier muscle et le court péronier latéral, et leur donne plusieurs rameaux. Vers le tiers inférieur de la jambe, le nerf traverse l'aponévrose, fournit quelques rameaux tégumenteux, et se divise en deux branches sous-cutanées, dont les rameaux se distribuent aux tégumens de la partie inférieure de la jambe, de la face dorsale du pied, et des cinq orteils.

Préparation. Disséquez d'arrière en avant et

de haut en bas, depuis le péronée jusque vers la crête du tibia, les tégumens qui couvrent la partie antérieure externe de la jambe; isolez ensuite les uns des autres les muscles péroniers latéraux et les extenseurs des orteils; et, lorsque vous aurez mis à découvert la portion supérieure du nerf, suivez ses ramifications inférieures en disséquant de dehors en dedans et d'arrière en avant les tégumens du pied.

Du Nerf Tibial Antérieur.

Synonymes. N. Pretibio-sus-plantaire: Chauss. = *Nervus tibialis anterior, sive N. interosseus.*

Distribution. Le *nerf tibial antérieur* passe obliquement entre le péronée, le grand péronier latéral et l'extenseur commun des orteils, gagne la partie antérieure du ligament interosseux, accompagne l'artère tibiale antérieure, passe sous le ligament annulaire antérieur du tarse, et se divise en deux branches, dont les ramifications se distribuent au pédieux, aux muscles interosseux dorsaux, aux tégumens des deux premiers orteils.

Dans la partie supérieure de son trajet, le nerf tibial donne d'abord un gros rameau transversal qui se distribue au jambier antérieur et aux parties molles placées près de la partie externe de l'articulation du genou, et plus bas plusieurs rameaux destinés pour les muscles jambier antérieur, extenseurs des orteils, et péroniers latéraux.

Dissection. Isolez soigneusement les uns des autres les muscles de la partie antérieure de la jambe, fendez le ligament annulaire du tarse; disséquez le pédieux, et soulevez ce muscle pour mettre à découvert ceux des filets nerveux qui passent au-dessous de lui.

Du Nerf Sciatique Poplité Interne.

Synonymes. Tronc tibial : Bich. = *Branche tibiale du nerf femoro-poplité* : Chauss. = *Nervus tibialis* : Sœmmer.

Distribution. Ce nerf s'étend de la partie supérieure du jarret jusque sous la voûte du calcanéum, et donne dans son trajet les rameaux suivans :

1°. Au-dessus du condyle du fémur, *le nerf saphène externe*, qui descend derrière la réunion des jumeaux, se détourne en dehors, s'anastomose avec un filet du sciatique poplité externe, passe derrière la malléole, suit le bord externe du pied, et se termine sur les deux derniers orteils, après avoir fourni dans tout son trajet un grand nombre de rameaux cutanés.

2°. Plusieurs rameaux qui se rendent dans la partie supérieure des jumeaux, du plantaire grêle, du soléaire, du poplité.

3°. Des rameaux aux trois muscles profonds de la face postérieure de la jambe.

4°. Un rameau qui traverse la partie supérieure du ligament interosseux, et se rend dans le jambier antérieur.

5°. Vers la partie inférieure de la jambe, plusieurs filets cutanés, parmi lesquels il en est un qui gagne la plante du pied. Lorsque le nerf tibial a fourni ces rameaux, il se divise en deux branches, nommées *plantaire interne*, et *plantaire externe*.

Dissection du Nerf Sciatique Poplité Interne.

Mettez à découvert le tronc du nerf dans le jarret, en l'isolant du tissu cellulaire qui l'environne; disséquez le nerf saphène externe, en enlevant les tégumens qui couvrent la face postérieure de la jambe. Séparez ensuite les jumeaux l'un de l'autre jusque vers leur partie moyenne; coupez l'interne en travers vers le milieu de sa longueur; renversez ses deux bouts en sens opposé; séparez le soléaire du tibia, soulevez son bord interne; incisez de haut en bas la portion de l'aponévrose tibiale qui couvre les muscles profonds de la jambe, et vous trouverez au-devant de cette membrane le nerf tibial postérieur.

Du Nerf Plantaire interne. (N. Plantaris internus.)

Distribution. Ce nerf s'étend de la partie inférieure du tronc tibial aux deux côtés des trois premiers orteils et au côté interne du quatrième. Il fournit aussi des rameaux à l'adducteur du gros orteil, au court fléchisseur commun des orteils, à son accessoire, au court fléchisseur du gros orteil, aux lombricaux.

Dissection. Enlevez les tégumens de laplante du pied et l'aponévrose plantaire; isolez et écartez les uns des autres les muscles superficiels de cette région ; vous disséquerez ensuite dans leurs interstices le tronc et les branches du nerf plantaire; vous pourrez aussi le mettre à découvert dans la partie postérieure de son trajet, en renversant d'arrière en avant les muscles superficiels de la plante du pied.

Du Nerf Plantaire externe. (N. Plantaris externus.)

Distribution. Le tronc de ce nerf s'étend de la terminaison du tibial postérieur à l'extrémité postérieure du cinquième os du métatarse, et donne des rameaux au court fléchisseur commun des orteils, à son accessoire, à l'abducteur du petit orteil. Ce tronc se divise ensuite en deux branches : l'une, profonde, se distribue aux muscles court fléchisseur du petit orteil, interosseux et abducteurs du pouce; l'autre, superficielle, envoie des filets au court fléchisseur du petit orteil, aux deux côtés de ce doigt, au côté externe du quatrième, et au dernier lombrical.

Dissection. Découvrez de dedans en dehors l'abducteur du petit orteil; coupez près du calcanéum le court fléchisseur commun, son accessoire, les tendons des longs fléchisseurs, et renversez-les vers les orteils, après quoi vous suivrez d'arrière en avant les divers rameaux du nerf plantaire externe jusqu'à leur terminaison.

Du Nerf grand Sympathique. (Winsl., Sabat., Boy., Portal, etc.) (1).

Synonymes. N. intercostalis : Eust., Will., Vieuss., etc. = *Nerf vertébral :* Lieutaud. = *N.*

(1) On consultera utilement, relativement à ce nerf ou à ce système de nerfs, les auteurs suivans :

Mechel : Dissertatio de quinto pare. Gœtting. 1748.

Walter : Tabulæ nervorum thoracis et abdominis. Berolin. 1783.

Scarpa : Tabulæ nevrologicæ ad illustrandam historiam anatomicam cardiacorum nervorum, etc. Ticini, 1794.

Sœmmerring : Corporis humani fabrica. Tom. IV.

Bichat : Anatomie générale, tom. I; Anatomie descriptive, tom. III.

Portal : Anatomie médicale, tom. IV.

Chaussier : Table synoptique du nerf tri-splanchnique.

sympathicus, sive sympathicus major : Sœmmer. = *Nerfs des ganglions ou de la vie organique* : Bich. = *N. tri-splanchnique* : Chauss.

Ce nerf doit être disséqué et étudié successivement, 1°. dans le canal carotidien et la région trachélienne du cou ; 2°. dans le thorax ; 3°. dans l'abdomen.

PORTION SUPÉRIEURE.

Cette portion s'étend de la base du crâne à la partie supérieure du thorax. Elle est située profondément au-devant des muscles grand droit antérieur de la tête et long du col ; derrière les artères carotides interne et primitive ; au côté interne et postérieur du nerf pneumo-gastrique, et de la veine jugulaire. Elle présente trois ganglions :

A *Le ganglion cervical supérieur*. (*Ganglion cervicale primum, sive magnum.*) Ce ganglion commence à quelque distance de la base du crâne, et se termine ordinairement au niveau de l'apophyse transverse de la troisième vertèbre cervicale. Il est fusiforme, ovoïde ou cylindroïde, rougeâtre, d'une consistance peu considérable.

Les rameaux qu'il donne sont distingués en *supérieurs*, *externes*, *internes*, *antérieurs*, *inférieurs*.

Les rameaux supérieurs sont ordinairement au nombre de deux ; ils pénètrent dans le canal carotidien, forment autour de l'artère une espèce de plexus dans lequel on trouve quelquefois de petits ganglions. De ce plexus naissent 1°. des filets qui s'anastomosent avec le nerf oculo-moteur externe; 2°. un rameau qui communique avec la branche inférieure du nerf vidien; 3°. quelques filets qui pénètrent dans l'appendice sus-sphénoïdale du cerveau (glande pituitaire); 4°. suivant le professeur *Chaussier* un filet qui s'associe au nerf orbito-frontal, et paraît spécialement concourir à former le ganglion ophthalmique.

Les rameaux externes sont au nombre de trois ou de quatre; ils s'anastomosent avec les trois premières paires cervicales, et donnent des filamens aux muscles voisins.

Les rameaux internes présentent beaucoup de variétés sous le rapport de leur origine, de leur nombre, de leur volume; ils se distribuent au pharynx, au larynx, au corps thyroïde, et aux muscles dans le voisinage desquels ils sont situés.

Les rameaux antérieurs sont très-nombreux; les uns s'anastomosent avec les nerfs facial, pneumo-gastrique, grand-hypoglosse, glosso-pharyngien. D'autres forment autour des carotides et de leurs divisions des plexus plus ou moins apparens; enfin quelques-uns se réunissent pour former le nerf cardiaque supérieur.

Le rameau inférieur s'étend du ganglion cervical supérieur au ganglion cervical moyen, ou bien il se prolonge jusqu'au ganglion cervical inférieur, quand le moyen n'existe pas. Ce rameau offre beaucoup de variétés sous le rapport de son volume, de sa forme, de sa consistance.

Dissection. Enlevez la voûte du crâne; sciez l'arcade zygomatique à ses deux extrémités, et l'os maxillaire inférieur à la réunion de sa branche et de son corps. Séparez de la tête l'arcade zygomatique, la parotide, le masseter, la partie inférieure du muscle temporal, la branche de la mâchoire, les deux ptérygoïdiens, en conservant le tronc du nerf facial. Découvrez le sterno-mastoïdien dans toute son étendue, coupez-le près du sternum après quoi vous le renverserez en dehors; procédez ensuite à la dissection du digastrique et des trois muscles qui s'insèrent à l'apophyse styloïde; coupez cette apophyse près de sa base, et renversez-la vers la partie antérieure du cou, ainsi que ses muscles et le ventre postérieur du digastrique. Cette première partie de la préparation met à découvert le ganglion supérieur du grand sympathique, la veine jugulaire interne, les carotides, le tronc des nerfs facial, pneumo-gastrique, glosso-pharyngien, grand hypoglosse, accessoire de Willis, et les branches antérieures des nerfs cervicaux. Toutes ces parties doivent être conservées.

On suivra les filets supérieurs du ganglion en ouvrant le canal carotidien, ainsi que le sinus caverneux, et en disséquant le nerf vidien. Pour cela, il faudra détacher la dure-mère de dehors en dedans jusque sur les côtés du corps du sphénoïde; scier les os du crâne, ou couper ces os avec un ciseau depuis la partie antérieure du conduit auditif externe, jusques à l'extrémité interne du rocher; faire une seconde section oblique à la base du crâne, depuis l'apophyse orbitaire externe du frontal jusqu'au trou maxillaire supérieur, et couper ensuite la grande aile du sphénoïde d'avant en arrière, entre ce trou et le sommet du rocher. Lorsqu'on aura enlevé la portion d'os comprise entre ces coupes, on achèvera d'ouvrir le canal carotidien en dehors, avec un fort scalpel ou avec un ciseau; on suivra la carotide dans le sinus caverneux, où se trouve l'anastomose de la sixième paire avec le grand sympathique, et on terminera par la dissection du nerf vidien, en ouvrant par leur partie supérieure externe le canal osseux et la gaîne membraneuse, dans lesquels il s'engage après s'être séparé du ganglion sphéno-palatin.

Les filets supérieurs du ganglion étant disséqués, on suivra successivement les filets externes, internes, antérieurs, et l'inférieur, en consultant la table de leur distribution.

B. *Le ganglion cervical moyen*, (*Ganglion cervicale medium, sive thyreoïdeum*,) manque quelquefois; chez quelques sujets il est double. Il est ordinairement situé entre la cinquième et la sixième vertèbres cervicales, et quelquefois un peu plus bas. Son volume et sa forme présentent beaucoup de variétés.

Ce ganglion reçoit supérieurement le rameau inférieur du ganglion supérieur, fournit en dehors des rameaux anastomotiques qui traversent le scalène, et s'unissent à la cinquième, à la sixième paires cervicales, et au nerf diaphragmatique; il donne en dedans des rameaux nombreux qui passent sous la carotide, et vont former le plexus thyroïdien inférieur; plusieurs s'anastomosent avec le nerf récurrent. De sa portion antérieure naît le nerf cardiaque moyen ou profond, et de sa partie inférieure sortent cinq ou six rameaux qui embrassent, à droite, l'artère sous-clavière, à gauche, l'aorte, et vont se rendre au ganglion cervical inférieur, qui quelquefois est immédiatement continu au ganglion moyen.

C. *Le ganglion cervical inférieur*, (*Ganglion cervicale inferius*,) est quelquefois double. Il est situé le plus souvent derrière l'artère vertébrale, entre l'apophyse transverse de la septième vertèbre cervicale et le col de la première côte. Chez quelques sujets, il est placé entre cette côte et le corps de la première vertèbre dorsale. Il est assez fréquemment continu avec le ganglion cervical moyen, ou avec le premier ganglion thoracique.

La plupart des rameaux supérieurs de ce ganglion établissent une communication entre lui et le ganglion cervical moyen. L'un de ces rameaux supérieurs pénètre constamment dans le canal de l'artère vertébrale, et forme un plexus autour de cette artère et de ses divisions.

Les rameaux externes s'anastomosent avec les trois ou quatre dernières paires cervicales, avec la première dorsale; plusieurs forment un plexus autour de l'artère sous-clavière; quelques-uns se terminent dans les scalènes.

Les rameaux internes peu nombreux, très-ténus, se distribuent au muscle long du col, s'anastomosent avec le nerf récurrent, et contribuent à la formation des plexus pulmonaires.

Les rameaux antérieurs forment le nerf ou les nerfs cardiaques inférieurs.

La partie inférieure du ganglion ne fournit ordinairement qu'un rameau volumineux et court qui se rend au premier ganglion thoracique.

Des Nerfs cardiaques.

Ces nerfs ne présentent pas la même disposition à droite et à gauche. Du côté droit, *le nerf cardiaque supérieur* (*N. cardiacus superficialis sive superior*), formé par la réunion de cinq à six filets provenant du ganglion cervical supérieur et de son rameau inférieur, côtoie la partie externe de la carotide, fournit un rameau qui se jette dans le plexus thyroïdien inférieur, et s'anastomose par un filet avec le pneumo-gastrique; puis le nerf cardiaque supérieur passe sous le moyen, et se divise en plusieurs filets qui s'anastomosent avec le récurrent. Chez quelques sujets, le nerf cardiaque supérieur du côté droit descend sur la carotide et sur l'aorte, donne un filet qui remonte vers la glande thyroïde, et se termine en se réunissant au nerf cardiaque moyen.

Du côté gauche, le nerf cardiaque supérieur, parvenu à la partie inférieure du cou, s'engage entre la carotide et la sous-clavière, et se divise ensuite en un grand nombre de filets; les uns passent devant l'aorte, et s'anastomosent avec le nerf cardiaque inférieur, et avec des filets que le pneumo-gastrique envoie au cœur; les autres passent derrière l'artère, et se terminent dans le plexus cardiaque commun.

Le nerf cardiaque moyen (*N. cardiacus magnus, sive profundus*), naît, du côté droit, de la partie antérieure interne du ganglion moyen par plusieurs filets bientôt réunis en un seul tronc; il descend au côté externe de la carotide, passe devant la sous-clavière, s'engage entre l'aorte et la division des bronches, et se termine dans le ganglion ou plexus cardiaque commun.

Dans son trajet, ce nerf reçoit plusieurs filets

du récurrent et du tronc du pneumo-gastrique.

Du côté gauche, le nerf cardiaque moyen manque ordinairement.

Le nerf cardiaque inférieur (*N. cardiacus minor, sive N. cardiacus aortæ superficialis* : Scarpa), naît, du côté droit, par plusieurs filets du ganglion inférieur, descend derrière la sous-clavière, se contourne sur la partie antérieure du tronc brachio-céphalique, gagne la partie antérieure de l'aorte, et va se terminer entre elle et l'artère pulmonaire dans le plexus coronaire antérieur. Le récurrent et le nerf vague envoyent plusieurs rameaux à ce nerf, qui donne lui-même un grand nombre de filets à l'aorte.

A gauche, ce nerf est le grand cardiaque; il est formé par plusieurs filets ténus provenant du ganglion moyen, et par un rameau plus considérable fourni par le ganglion inférieur. Celui-ci se réunit aux petits filets du ganglion moyen, près de l'origine de l'artère thyroïdienne inférieure, descend jusqu'à la crosse de l'aorte, et se jette dans le grand plexus cardiaque. Ce nerf est fortifié dans son trajet par plusieurs filets du pneumo-gastrique.

Du Plexus cardiaque.

Synonymes. Plexus cardiacus magnus : Haller. = *Ganglion cardiacum :* Wrisberg, Scarpa.

= *Plexus cardiaque moyen :* Boyer. = *Plexus cardiaque inférieur :* Sabatier, Portal.

Ce plexus est situé entre la crosse de l'aorte et la division des bronches, et s'étend de haut en bas depuis l'origine du tronc brachio-céphalique jusqu'à la partie supérieure du tronc de l'artère pulmonaire. Ce plexus ou ce ganglion se présente chez la plupart des sujets sous la forme d'un cordon nerveux très-mou, pellucide, gélatineux. Il est principalement formé par le nerf cardiaque moyen droit, et par le cardiaque inférieur gauche. Plusieurs filets du cardiaque supérieur gauche, et du cardiaque inférieur droit, viennent aussi s'y terminer.

De ce plexus naissent,

1°. Des rameaux antérieurs qui se répandent sur la partie antérieure de l'aorte ;

2°. Des rameaux postérieurs qui se réunissent au plexus pulmonaire antérieur du pneumo-gastrique ;

3°. Des rameaux inférieurs dont la distribution est très-complexe.

A. Plusieurs d'entre eux accompagnent l'artère pulmonaire gauche jusqu'à son entrée dans le poumon, et s'anastomosent avec le pneumo-gastrique ; d'autres suivent le tronc de l'artère pulmonaire jusqu'au cœur ; d'autres plus considérables encore croisent la direction de l'artère pulmonaire gauche, et parvenus à l'origine de l'artère coronaire postérieure ou gauche, forment le plexus *coronaire postérieur*, d'où naissent des rameaux qui accompagnent toutes les divisions de ce vaisseau.

B. Un peu au-dessous des rameaux inférieurs que je viens d'indiquer, le plexus cardiaque en fournit encore un assez grand nombre; parmi eux plusieurs passent devant ou derrière l'artère pulmonaire droite, et se rendent dans le plexus coronaire postérieur; les autres s'engagent entre l'artère pulmonaire et l'aorte, gagnent la partie antérieure de la base du cœur, et, réunis au filet du nerf cardiaque inférieur droit, forment le plexus coronaire antérieur.

Dissection. Suivez de haut en bas, et jusqu'à la partie inférieure du cou, les différens filets qui proviennent des ganglions moyen et inférieur, ainsi que le nerf cardiaque supérieur, fourni par le premier ganglion cervical. Ouvrez ensuite largement la poitrine, et pour cela vous enleverez le sternum et la moitié antérieure des sept ou huit premières côtes gauches et droites; la poitrine étant ouverte, vous fendrez le péricarde du haut en bas, vous reséquerez les lambeaux de cette membrane, en ménageant les filets nerveux qui passent sur l'aorte; et après avoir fait à la veine cave supérieure deux ligatures près de son embouchure dans l'oreillette droite, vous couperez ce vaisseau en travers entre elles, et vous le renverserez de bas en haut.

Ces préparations préliminaires étant achevées, vous poursuivrez sur le tronc brachio-céphalique, sur la partie antérieure de l'aorte, et sur la surface antérieure du cœur les nerfs qui se distribuent à ces parties.

Leur dissection étant achevée, vous renverserez l'aorte de gauche à droite, afin de mettre à découvert la partie inférieure de la trachée artère, l'origine des bronches, les vaisseaux pulmonaires droits, l'extrémité inférieure du grand nerf cardiaque du même côté, et le ganglion ou plexus cardiaque dans lequel il se termine.

Du côté gauche, vous disséquerez comme du côté droit les nerfs cardiaques depuis leur origine jusqu'à leur entrée dans le péricarde; et vous renverserez ensuite le cœur de gauche à droite, afin de pouvoir les suivre jusqu'à leur terminaison dans le grand plexus du cœur.

Après avoir mis à découvert le grand plexus cardiaque, vous disséquerez les rameaux qu'il fournit, en consultant la table de leur distribution.

Portion thoracique du grand sympathique.

Cette portion du grand sympathique présente ordinairement douze ganglions, situés derriere la plèvre, au-devant de la tête des côtes, et quelquefois placée dans les espaces intercostaux.

Ces ganglions communiquent tous entre eux par un rameau gros et court, d'où naissent des filets ténus qui se rendent dans les muscles intercostaux ou sur la surface des côtes.

Chacun de ces ganglions communique en dehors avec la branche antérieure du nerf dorsal correspondant par un filet unique et assez volumineux, ou par plusieurs filets déliés qui montent obliquement en dehors pour gagner l'intervalle intercostal où leur anastomose s'effectue.

On voit naître de la partie interne des ganglions plusieurs filamens déliés, dont le nombre et la distribution offrent beaucoup de variétés chez les différens sujets : les uns se jettent dans les plexus pulmonaires ; d'autres gagnent l'œsophage ou se perdent dans le tissu cellulaire contenu dans la cavité postérieure du médiastin ; plusieurs se portent sur la partie antérieure de l'aorte, et forment au-devant d'elle une espèce de plexus. Parmi ces derniers, il en est un plus constant, indiqué par Bichat et Chaussier, qui naît du dixième ganglion, se porte en bas et en dedans sur l'aorte, accompagne cette artère, et se termine dans le plexus cœliaque, après avoir fourni de nombreux filets qui s'anastomosent avec ceux du même nerf du côté opposé.

C'est aussi de la partie interne des ganglions thoraciques que proviennent les rameaux qui doivent former les nerfs grand et petit splanchniques.

Nerf grand splanchnique.

Synonymes. Tronc collatéral : Winsl. = *N. splanchnicus :* Walt., Sœmmer.=*Le grand surrénal :* Chauss.

Les rameaux d'origine de ce nerf sont au nombre de quatre ou de cinq, et proviennent du sixième, du septième, du huitième, du neuvième, et quelquefois du dixième ganglion. Ce n'est ordinairement que vers la onzième vertèbre qu'ils sont réunis en un seul tronc, lequel descend entre les fibres du pilier du diaphragme pour pénétrer dans l'abdomen, où il se termine dans le ganglion semi-lunaire.

Nerf petit splanchnique.

Synonymes. N. splanchnicus minor, sive accessorius : Walter, Sœmmer. = *Le petit surrénal :* Chauss.

Ce nerf est formé par deux rameaux fournis par le dixième et par le onzième ganglion. Ces rameaux se réunissent en un seul cordon au niveau de la douzième côte. Après avoir traversé le diaphragme plus en dehors que le grand splanchnique, le petit lui envoie un rameau de communication assez considérable, fournit quelques filets au plexus solaire, et se termine dans le plexus rénal.

On trouve assez souvent deux autres petits splanchniques (*nervus renum posterior:* Walt. Sœmmer.); l'un provenant du dixième et du onzième ganglion, l'autre du rameau de communication du dernier ganglion thoracique avec le premier ganglion abdominal, lesquels, après avoir traversé le diaphragme, se rendent dans le plexus rénal.

Le grand sympathique, après avoir fourni les différens rameaux que je viens d'indiquer, passe sous le bord externe du pilier du diaphragme, et pénètre dans l'abdomen.

Dissection. Renversez le poumon; enlevez de dehors en dedans la plèvre costale et la portion de cette membrane qui contribue à former la cavité postérieure du mediastin. Tous les ganglions thoraciques se trouveront alors à découvert; il ne restera plus qu'à les isoler, ainsi que les filets qui en proviennent, du tissu cellulaire plus ou moins abondant qui les environne.

Portion abdominale du grand sympathique.

Je rapporte à cette portion : 1°. les ganglions sémi-lunaires, le plexus solaire, les plexus de second ordre qui accompagnent les artères diaphragmatiques, cœliaque, coronaire stomachique, hépatique, splénique, mésentérique supérieure, mésentérique inférieure, rénales, spermatiques. 2°. La continuation du tronc du nerf au-devant des vertèbres lombaires et du sacrum, ainsi que les ganglions qu'il offre dans ce trajet.

A. *Des Ganglions sémi-lunaires.*

Synonymes. Ganglion semi-lunare, abdominale, splanchnicum, transversum, solare. = *Ganglion surrénal :* Chauss.

Ces ganglions, qui présentent beaucoup de variétés, sont situés au-dessus et en arrière de la capsule surrénale, et correspondent en arrière au pilier du diaphragme et à l'aorte. Du côté droit, on rencontre fréquemment, au lieu d'un seul ganglion en forme de croissant, plusieurs ganglions irréguliers plus ou moins rapprochés les uns des autres. Du côté gauche, il existe plus souvent un ganglion principal de forme semilunaire, et au-dessous de lui plusieurs autres ganglions d'un volume moindre.

C'est de la périphérie de ces différens ganglions

que sortent la plupart des nerfs qui doivent former le plexus solaire.

Pour mettre à découvert les ganglions sémilunaires, ouvrez l'abdomen, sciez les dernières côtes, renversez le foie en haut et à droite, et coupez en travers l'épiploon gastro-hépatique à quelque distance des vaisseaux contenus dans son épaisseur : vous pourrez dès-lors apercevoir les ganglions, et notamment ceux du côté droit. Pour les mettre tous plus complètement à découvert, ainsi que les nerfs qui en proviennent, coupez en travers le grand épiploon au-dessous des artères gastro-épiploïques ; renversez l'estomac en haut et à gauche, et soulevez d'arrière en avant l'extrémité inférieure de la rate.

B. *Du Plexus solaire.*

Synonymes. Plexus solaris, communis, cœliacus; centrum commune; cerebrum abdominale; = *Plexus median ou opisto-gastrique :* Chauss.

Ce plexus est principalement formé par les nombreux filets qui proviennent des ganglions sémi-lunaires ; il est fortifié par un rameau principal et par plusieurs rameaux secondaires provenant du pneumo-gastrique droit, et par quelques filets fournis par le pneumo-gastrique gauche.

Ce plexus très-complexe et parsemé de petits

ganglions est situé au-devant de l'aorte et de la colonne vertébrale, autour du tronc cœliaque, derrière l'estomac, au-dessus du pancréas.

On le mettra à découvert en suivant les procédés que j'ai indiqués pour la préparation des ganglions semi-lunaires.

Les plexus secondaires fournis par le solaire, et qui accompagnent les artères diaphragmatiques, le tronc cœliaque, la coronaire stomachique, l'hépatique, la splénique, les deux mésentériques, sont fortifiés les uns par des filets des pneumo-gastriques, d'autres, notamment le mésentérique inférieur, par des nerfs venant des ganglions lombaires. Ces différens plexus offrent dans leur trajet des petits ganglions dont le nombre et la situation n'ont rien de constant.

On suivra pour disséquer ces plexus les procédés que j'ai indiqués pour la préparation des artères auxquelles ils correspondent.

C. *Du Plexus rénal.*

Le plexus rénal est double. Il est formé de chaque côté, 1°. par le rameau principal du petit splanchnique; 2°. par le nerf rénal postérieur de Walter; 3°. par des filets plus ou moins nombreux qui se séparent du plexus solaire, et qui forment assez souvent sur les parties latérales de l'aorte deux ou trois petits ganglions.

Chacun des plexus rénaux fournit de sa partie supérieure le plexus des artères capsulaires, et de sa partie inférieure le plexus spermatique.

Pour mettre à découvert le plexus rénal et les deux plexus qui en naissent, on éloignera du rein le foie ou la rate, ainsi que l'intestin colon et le péritoine. Cette membrane sera enlevée de dehors en dedans jusqu'au devant de la colonne vertébrale. On procédera ensuite à la dissection de ceux des filets d'origine du plexus rénal qui proviennent du plexus solaire; et après l'avoir terminée, on suivra de haut en bas le petit splanchnique et le rénal postérieur jusqu'à leur terminaison. Pour rendre plus facile la dissection de ces deux derniers nerfs, on renversera le rein d'arrière en avant.

Les plexus surrénaux et spermatiques accompagnent les vaisseaux artériels du même nom : il est difficile de les suivre très-loin, à cause de la ténuité et de la mollesse des nerfs qui les forment.

D. *Portion abdominale et sacrée du tronc du grand sympathique.*

Cette portion du grand sympathique est située au devant de la partie latérale antérieure de la colonne vertébrale et du sacrum. Elle présente ordinairement, dans la région lombaire, cinq ganglions; quelquefois on n'en trouve que trois. Dans le bassin, les ganglions sont en nombre variable; cependant chez la plupart des sujets il en existe trois assez volumineux.

Les ganglions lombaires communiquent entre eux par des rameaux supérieurs et inférieurs très-ténus. Chez quelques sujets ces rameaux de communication manquent entre deux ganglions, tandis que chez d'autres deux ganglions se trouvent immédiatement continus.

Les ganglions lombaires donnent en dehors des rameaux qui passent entre la colonne vertébrale et le psoas, et s'anastomosent avec les branches antérieures des nerfs lombaires; quelques-unes de leurs ramifications se distribuent aux muscles psoas et carré des lombes.

De la partie interne des mêmes ganglions et des rameaux qui les unissent, naissent des filets très-nombreux, très-déliés, qui forment un véritable plexus au devant de la partie inférieure de l'aorte. Beaucoup d'entre eux se jettent dans le plexus mésentérique inférieur.

Les ganglions sacrés donnent : 1°. *Des rameaux supérieurs et inférieurs* peu volumineux, par le moyen desquels ils se trouvent en communication. Les rameaux inférieurs du dernier ganglion s'anastomosent quelquefois par arcade avec ceux du côté opposé, au niveau de la partie supérieure du coccyx; d'autres fois ils se terminent isolément dans l'épaisseur des os, dans le périoste et dans le tissu cellulaire;

2°. *Des rameaux externes*, courts et gros, qui s'anastomosent avec les nerfs sacrés;

3°. *Des rameaux internes*, qui communiquent avec des rameaux analogues des ganglions opposés;

4°. *Des rameaux antérieurs*, très-nombreux et très-ténus, qui se dirigent vers les parties latérales du rectum, et se terminent dans le plexus hypogastrique.

Dissection. La portion lombaire du grand sympathique est située à la partie interne du bord antérieur du psoas, et pénètre dans le bassin, en passant sous les vaisseaux iliaques primitifs. Pour la mettre à découvert, on enlevera de dehors en dedans la portion de péritoine qui couvre le psoas, ainsi que celle qui se réfléchit sur les parties latérales de l'aorte et de la veine cave abdominale. Après avoir disséqué les ganglions, leurs rameaux de communication supérieurs et inférieurs et leurs filets internes, on séparera le psoas de la colonne vertébrale pour suivre jusqu'à leur terminaison les branches anastomotiques qu'ils envoyent aux nerfs lombaires.

Pour préparer facilement les ganglions sacrés et leurs différens rameaux, il faudra scier le pubis près du trou sous-pubien, luxer du même côté l'articulation du sacrum avec l'os des îles, et renverser la vessie ainsi que le rectum vers l'ouverture que l'on aura faite au bassin. Le péritoine étant enlevé, on trouvera les ganglions près de la partie interne des trous sacrés antérieurs.

DE LA SPLANCHNOLOGIE.

Du Cerveau (1) *et de ses membranes.*

On comprend sous le nom de cerveau, *en général*, les diverses parties du viscère renfermé dans la cavité du crâne; mais la même expression est aussi employée pour en désigner spécialement la portion supérieure et antérieure.

Le cerveau en général, ou l'encéphale, est enveloppée de trois membranes, nommées *dure-mère*, *arachnoïde*, *pie-mère*. Il faut étudier leur disposition avant de s'occuper du cerveau.

De la Dure-mère.

Synonymes. Meninx crassa, dura : Galien. = *Dura-mater des Arabistes* (2). = *Dura membrana cerebrum ambiens :* Vesal. = *Dura cerebri*

(1) Encéphalon, encéphale, organe encéphalique : *Chaussier.* = Exposition sommaire de la structure et des différentes parties de l'encéphale, etc. avec six planches. *Paris*, 1807.

(2) Les Arabes et les Arabistes ont donné aux méninges le nom de *mère*, parce qu'il les considéroient comme l'origine des autres membranes du corps.

et medullæ spinæ membrana, sive meninx exterior : Sœmmer. = *La méninge :* Chauss.

La dure-mère la plus extérieure des membranes du cerveau est fibreuse, épaisse, élastique, demi-transparente, et d'une texture serrée. Elle est peu vasculaire, et peu sensible dans l'état naturel ; elle n'est pas susceptible de se contracter, mais elle jouit à un assez haut degré de l'extensibilité et de la contractilité de tissu.

Cette membrane revêt l'intérieur du crâne, et fournit en outre un prolongement qui pénètre dans le canal vertébral.

La portion de la dure-mère qui enveloppe l'organe encéphalique adhère aux os du crâne ; cette adhérence plus intime à la base de cette cavité qu'à sa voûte, plus forte vis-à-vis les sutures que vers la partie moyenne des os, est produite par des vaisseaux sanguins et par des prolongemens fibreux : les premiers sont d'autant plus nombreux que les sujets sont plus jeunes, et réciproquement.

La dure-mère fournit un grand nombre de prolongemens en forme de canaux, qui sortent par les différens trous de la voûte et de la base du crâne, en accompagnant les nerfs et les vaisseaux sanguins. Ces canaux fibreux se continuent avec le périoste ; quelques-unes de leurs fibres se terminent dans le tissu cellulaire. Celui d'entre eux qui appartient au nerf optique se divise en deux lames près de la partie postérieure de l'orbite : l'une, très-mince, s'unit au périoste ; l'autre, enveloppe le nerf jusqu'à son entrée dans l'œil.

La surface interne ou cérébrale de la dure-mère paroît lisse et polie ; elle est revêtue par l'arachnoïde qui y adhère intimément, si ce n'est au niveau de la fosse sphénoïdale où ces deux membranes sont séparées l'une de l'autre par la glande pituitaire.

La dure-mère forme dans le crâne plusieurs replis.

A. *La faux du cerveau* (1), (*repli longitudinal de la méninge*, ou *le septum median du cerveau*: Chauss.) Elle est étendue, d'arrière en avant, de la tente du cervelet et de la protubérance occipitale interne à la crête de l'ethmoïde, et présente à considérer deux faces latérales, un bord convexe ou supérieur, un bord concave ou inférieur, une base et un sommet. Ce repli de la dure-mère est formé de deux lames adossées l'une à l'autre, et contient deux sinus, le longitudinal supérieur et le longitudinal inférieur.

B. *La tente du cervelet* (2), (*septum tranverse*:

---

(1) Synonymes. *Falx major*, *falx cerebri*, *processus falciformis major*, *la cloison verticale*, *le médiastin du cerveau*.

(2) *Tentorium*, diaphragme ou plancher du cerveau.

Chauss.) Ce repli est placé entre le cerveau et le cervelet ; il est fixé en arrière aux bords des gouttières latérales, et sur les côtés au bord supérieur du rocher ; supérieurement, il est continu avec la faux du cerveau, et inférieurement avec la faux du cervelet. Le septum transverse présente à sa partie antérieure une ouverture ovale tronquée en devant, et contient dans son épaisseur une partie des sinus latéraux, le sinus droit, les sinus pétreux supérieurs.

C. *La faux du cervelet*, (*septum médian ou longitudinal du cervelet :* Chauss. = *Falx cerebelli*, des auteurs latins.) Ce repli, plus petit que les précédens, s'étend de la partie moyenne inférieure du septum transverse jusqu'aux parties latérales et postérieures du trou occipital. Il est formé, comme les précédens, de deux lames adossées l'une à l'autre, et contient dans l'épaisseur de son bord adhérent les sinus occipitaux postérieurs.

D. *Les replis sphénoïdaux :* ceux-ci, très-petits, sont continus avec la portion de la dure-mère qui forme les extrémités de la tente du cervelet ; ils se croisent, et vont s'insérer aux apophyses clinoïdes, en augmentant la profondeur de la fosse sphénoïdale.

La portion de la dure-mère qui pénètre dans le rachis offre la disposition suivante : elle adhère intimément à la circonférence du trou occipital et à l'atlas ; dans le reste du canal vertébral elle n'est fixée que par les gaînes membraneuses qu'elle fournit aux nerfs, et se trouve séparée des vertèbres par un tissu cellulaire lâche, rougeâtre, contenant, vers la partie inférieure de la colonne rachidienne, plus ou moins de graisse et de sérosité. Inférieurement, elle se termine par cinq prolongemens fibreux (1), qui se fixent au sacrum et au coccyx.

La surface interne de la gaîne méningienne du rachis est tapissée par l'arachnoïde ; on y voit les trous où s'implantent le ligament dentelé et les orifices internes des canaux dans lesquels s'engagent les nerfs rachidiens.

La dure-mère reçoit des nerfs qui proviennent tous du tri-splanchnique, et qui suivent le trajet de ses artères.

Cette membrane offre des différences assez remarquables aux diverses époques de la vie (2).

Préparation. Séparez la voûte du crâne de la base, en conservant sur la ligne médiane un arc osseux, large de huit à dix lignes, destiné à soutenir dans un état de tension le grand repli falciforme, et la tente du cervelet, après que le

---

(1) *Chaussier*, *loc. cit.*

(2) Une des meilleures descriptions de cette membrane et des deux autres méninges est celle qu'a donnée Bichat. *Anat. descript.* t. III.

cerveau aura été enlevé (1). Incisez la dure-mère, d'un côté seulement, le long du sinus longitudinal supérieur; faites une seconde incision perpendiculaire à la première, à la partie moyenne du lambeau, et renversez-le en dehors. Un des hémisphères du cerveau se trouvera à découvert (2); il faudra l'écarter de la grande faux, et observer les rapports de ce repli avec le corps calleux. On soulèvera ensuite le lobe postérieur du cerveau pour juger de la disposition de la tente du cervelet, et des rapports de son ouverture avec la protubérance annulaire, puis avec

(1) En exécutant la préparation de la dure-mère suivant le procédé que je décris, il est impossible de conserver le cerveau; c'est pourquoi, si l'on n'a qu'un sujet à sa disposition pour étudier la splanchnologie, il faudra enlever totalement la voûte du crâne, inciser la dure-mère, de chaque côté, le long du sinus longitudinal supérieur, et écarter l'un de l'autre avec précaution les hémisphères du cerveau pour étudier sa grande faux. On soulevera ensuite les lobes postérieurs de ce viscère pour mettre à découvert la tente du cervelet. Après quoi il faudra couper le grand repli falciforme près de la crête ethmoïdale, fendre la tente du cervelet d'avant en arrière, et enfin extraire le cerveau, afin de pouvoir continuer la dissection de la membrane sur la base du crâne.

(2) Si l'on n'avoit pas encore étudié les veines du cerveau et les sinus, il faudroit le faire en disséquant la dure-mère. La disposition de ces vaisseaux et la manière de les préparer ont été indiqués dans le Tome I, pag. 455 et suiv.

un scalpel à lame longue et étroite, on coupera la queue de la moëlle alongée, et on enlèvera toute la masse encéphalique. Cette opération étant terminée, les replis de la dure-mère se trouveront isolés de toutes parts, et conservés dans leur situation naturelle.

Les différens prolongemens que cette membrane fournit, et qui sortent du crâne par les trous de sa base, ne peuvent être le sujet d'une préparation spéciale; chacun d'eux doit être disséqué avec le nerf ou avec le vaisseau qu'il accompagne; mais il faut en étudiant les méninges observer avec soin la disposition de l'arachnoïde qui pénètre dans ces prolongemens, et se réfléchit ensuite sur la surface interne de la dure-mère.

La gaîne méningienne, ou le prolongement que la dure-mère envoie dans le canal vertical, ne sera disséquée que lorsqu'on aura terminé l'étude de l'organe encéphalique. Sa préparation consiste à ouvrir en arrière, dans toute son étendue, le canal vertebro-sacré, et à enlever, soit avec la scie soit avec le ciseau, la portion inférieure et postérieure de l'occipital. C'est aussi en arrière qu'il faut fendre la gaîne méningienne pour mettre à découvert sa surface interne.

De l'Arachnoïde.

Synonymes. Membrana arachnoïdea : Haller. = *Arachnoïdes, meninx media* : Sœmmer. = *La lame externe de la méningine* : Chauss.

L'arachnoïde, située entre la dure-mère et la pie-mère, est une membrane séreuse très-mince, diaphane, qui enveloppe le cerveau et la moëlle épinière sans les contenir; elle pénètre dans les cavités intérieures de l'encéphale, et les tapisse ainsi que la surface interne de la dure-mère cérébrale et rachidienne.

La disposition de cette membrane est très-complexe; je vais l'indiquer sommairement (1) :

L'arachnoïde se déploie sur toutes les circonvolutions du cerveau et du cervelet, sur la protubérance annulaire, ainsi que sur ses prolongemens. Elle est contiguë et assez intimément unie à la pie-mère, au niveau de la partie la plus saillante des circonvolutions cérébrales et cérébelleuses, mais elle s'en sépare vis-à-vis les

(1) On trouve dans *Haller*, *Element. physiol.*, tom. IV, pag. 17 et suiv., beaucoup de détails historiques relativement à cette membrane. Les anciens ne paraissent pas l'avoir distinguée de la pie-mère. *Bichat*, qui en a donné une excellente description, à laquelle je renvoie, est le premier qui ait démontré complétement comment elle se réfléchit sur la dure-mère, et comment elle pénètre et se comporte dans les cavités cérébrales intérieures.

anfractuosités et les sillons dans lesquels elle ne pénètre pas.

Cette membrane fournit une gaîne à toutes les veines qui se rendent dans les sinus, sans les contenir dans sa cavité. En abandonnant ces vaisseaux, les gaînes arachnoïdiennes se prolongent sur la surface interne de la dure-mère. Tous les nerfs encéphaliques sont accompagnés, jusque dans les trous par lesquels ils sortent du crâne, par des prolongemens analogues de l'arachnoïde, lesquels se réfléchissent aussi sur la surface interne de la méninge extérieure. Ces prolongemens forment par leur réunion une membrane séreuse continue à celle qui enveloppe l'organe encéphalique. La dure-mère s'en trouve tapissée dans toute son étendue, si ce n'est dans la fosse sphénoïdale où elle est séparée de l'arachnoïde par la glande pituitaire.

L'arachnoïde envoie dans les cavités intérieures du cerveau un prolongement qui pénètre par une ouverture ovalaire, située entre la partie postérieure du corps calleux et le cervelet. « Cette ouverture embrasse d'abord de tous » côtés les veines de Galien et leurs nombreux » prolongemens, qui, en recevant chacun une » enveloppe, ne s'y trouvent point contenus, » quoiqu'ils la traversent en tout sens. Elle se » prolonge ensuite sous ces veines entre la » glande pinéale et les tubercules quadri-ju-

» meaux, et se termine enfin dans le ventricule
» moyen du cerveau en formant un canal dis-
» tinct. Ce canal, ainsi que les veines de Galien,
» traversent le prolongement de la pie-mère,
» qui s'enfonce sous le corps calleux pour aller
» donner naissance à la toile choroïdienne (1). »
Dans l'état naturel on ne peut distinguer l'arachnoïde intérieure que dans le canal dont je viens de parler, et au-dessus des fentes par lesquelles la pie-mère pénètre dans les ventricules latéraux; mais elle est si ténue et si diaphane dans le reste des cavités cérébrales, qu'il est absolument impossible de la soulever ou de la voir. Elle ne devient apparente que lorsqu'elle s'est épaissie à la suite d'inflammation.

L'arachnoïde, dans le canal vertébral, présente la disposition suivante : continue en haut avec l'arachnoïde cérébrale, elle descend sur la moelle de l'épine, et n'adhère que très-foiblement à la pie-mère; elle recouvre le ligament dentelé sans le contenir, et fournit à chaque nerf une gaîne qui l'accompagne jusqu'au canal fibreux de la dure-mère, et qui se réfléchit sur cette membrane; inférieurement elle se termine par plusieurs replis qui enveloppent les nerfs sacrés jusqu'à leur sortie, et forment en se réfléchissant un véritable cul-de-sac.

(1) *Bichat*, Anat. descript. tom. III, pag. 53.

Préparation. On peut démontrer la portion de l'arachnoïde qui revêt la surface extérieure du cerveau, en insufflant de l'air entre elle et la pie-mère au niveau d'une anfractuosité, et la disséquer très-facilement autour des grandes veines cérébrales, dans le voisinage des sinus.

Sans avoir recours à l'insufilation, ni à la dissection, on trouve l'arachnoïde complètement isolée de la pie-mère sur le trajet de toutes les scissures de la base de l'encéphale.

Il suffit de soulever seulement ce viscère d'avant en arrière, lorsqu'on le tire hors du crâne, pour voir successivement les gaînes arachnoïdiennes des nerfs. Si l'on glisse un stylet mousse le long de ces gaînes, il est arrêté au bout d'un trajet assez court dans le canal fibreux de la dure-mère, où elles se terminent en cul-de-sac en se réfléchissant.

On s'assure que l'arachnoïde revêt la surface interne de la dure-mère par plusieurs procédés : 1°. Si l'on dissèque cette dernière membrane de dehors en dedans, les premières couches que l'on enlève ont l'aspect fibreux, la dernière seule paraît entièrement celluleuse. 2°. Si l'on fait sur la surface lisse de la dure-mère une incision très-peu profonde, on détachera sur ses bords des lambeaux plus ou moins larges de l'arachnoïde. 3°. Sur un fœtus ou sur un enfant on suivra, avec assez de facilité, chacune des gaînes arachnoïdiennes jusque sur la dure-mère, et on pourra isoler les deux membranes dans une étendue assez considérable.

Le poli de la surface interne de la dure-mère, la nature de ses fonctions, les altérations qu'elle éprouve à la suite des inflammations chroniques, les ossifications qui soulèvent le feuillet membraneux très mince qui appartient à sa face cérébrale, sont autant d'autres preuves irrécusables qui démontrent que la méninge est revêtue intérieurement par une membrane séreuse.

Je vais indiquer, d'après Bichat, dont j'ai déjà extrait les paragraphes précédens, le procédé à suivre pour démontrer le trajet que parcourt l'arachnoïde, en pénétrant dans les cavités cérébrales intérieures.

Après avoir scié le crâne avec précaution, il faut « enlever très-légèrement la faux, de peur » que les secousses qu'on lui imprime ne se » communiquent à la tente du cervelet, aux » veines de Galien, et surtout à la portion d'a- » rachnoïde qui vient du corps calleux, ne dé- » truisent cette portion, et en même temps ne » détruisent l'ouverture; ce qui arrive dans le » plus grand nombre des cas où l'on n'a point ces » attentions. Le cerveau étant à découvert, on » soulève doucement chaque hémisphère en ar- » rière, en l'écartant un peu en dehors : les » veines de Galien paroissent alors sortant du

» canal qui les embrasse, et dont l'orifice ovalaire » est très-apparent. Quelquefois cependant les » bords de cet orifice embrassent tellement les » veines, qu'on ne peut le distinguer que par » une petite fente située d'un côté ou d'autre, » et qu'on croiroit au premier coup-d'œil qu'il » y a continuité. Glissez alors un stylet le long » de ces vaisseaux d'arrière en avant; quand il » aura pénétré un peu, faites le tourner tout » autour; il dégagera les adhérences, et l'ou- » verture deviendra très-sensible.

» Pour s'assurer que cette ouverture mène » dans le ventricule moyen du cerveau, il faut » y introduire un stylet crénelé, l'engager sous » les veines de Galien, le pousser doucement; il » pénètre sans peine dans le ventricule. On en- » lève ensuite le corps calleux et la voûte à trois » piliers, de manière à laisser en place la toile » choroïdienne; on incise sur le stylet, et on » voit que la membrane, lisse et polie dans tout » son trajet, n'a point été déchirée pour le laisser » pénétrer. Quelquefois on éprouve de la résis- » tance, on ne peut même le faire parvenir; cela » tient à ce que les veines qui viennent se dégor- » ger dans celles de Galien, s'entrecroisant en » tous sens dans le canal, le rendent pour ainsi » dire aréolaire et arrêtent l'instrument. Il faut » alors le retirer, et, pour démontrer la com- » munication, verser du mercure dans le trou

» extérieur, qui, par la position inclinée de la » tête, parvient tout de suite dans le ventricule » moyen. En soufflant aussi de l'air, il parvient » dans ce ventricule, et de là dans les latéraux, » par les ouvertures situées derrière l'origine de » la tente à trois piliers. Si l'on enlève celle-ci, et » qu'on mette par-là à nu la toile choroïdienne, » elle se soulève chaque fois qu'on pousse de l'air.

» L'orifice interne de ce conduit de commu- » nication se trouve à la partie inférieure de la » toile choroïdienne. Pour le voir, il faut ren- » verser celle-ci en arrière, ou avec la voûte à » trois piliers qu'elle tapisse, ou après l'en avoir » isolée. La glande pinéale, qui tient à cette toile, » se renverse aussi. Alors, au-dessus et au devant » de cette glande, on voit une rangée de granu- » lations cérébrales représentant un triangle dont » la pointe est en avant; c'est à la base de ce » triangle qu'est l'orifice interne du conduit de » l'arachnoïde. »

Pour voir la disposition de la portion de cette membrane qui pénètre dans le canal vertébral, il faut, après avoir ouvert ce canal en arrière dans toute sa longueur, inciser longitudinalement la dure-mère, la replier sur les côtés, et pousser en haut de l'air entre la membrane propre de la moelle et l'arachnoïde, afin de les séparer complètement l'une de l'autre. On pourroit aussi, comme le conseille Bichat, enlever les parois antérieure et postérieure du canal vertébral, et inciser ensuite la dure-mère en avant et en arrière, pour voir plus distinctement le tube formé par l'arachnoïde séparée de la pie-mère.

De la Pie-mère.

Synonymes. Λεπτὴ μήνιγξ, *tenuis membrana :* Galien. = Μήνιγξ χοριοειδὴς, Hérophile, Rufus. = *Pia seu mollis mater :* les Arabistes. = *Membrana tenuis cerebrum involvens :* Vesal. = *Membrana cerebri et medullæ spinalis vasculosa, sive meninx interior :* Sœmmer. = *La lame interne de la méningine :* Chauss.

La pie-mère est une membrane vasculaire et celluleuse. Elle revêt immédiatement toutes les parties extérieures de l'organe encéphalique, pénètre dans toutes ses anfractuosités, ainsi que dans ses cavités intérieures où elle produit la toile choroïdienne et les plexus choroïdes, et se prolonge dans le canal vertébral pour former la membrane capsulaire de la moelle épinière.

La pie-mère pénètre dans les cavités cérébrales par une fente transversale située au-dessous de la partie postérieure du corps calleux et de la voûte à trois piliers; elle y pénètre aussi par deux grandes fentes longitudinales, continues avec la précédente, et situées entre les corps frangés et les couches optiques.

La pie-mère contient un assez grand nombre de granulations, semblables à celles que l'on trouve dans les sinus, et que l'on nomme ordinairement *glandes de Pacchioni*.

Préparation. J'ai déjà indiqué en quels endroits la pie-mère et l'arachnoïde se trouvent naturellement isolées l'une de l'autre, et comment il faut procéder pour les séparer artificiellement. Il n'est pas plus difficile de détacher la pie-mère du cerveau, il suffit pour cela d'y faire d'abord une incision, et d'en replier ensuite les bords en sens opposé. A mesure qu'on soulève la pie-mère, soit sur le cerveau, soit sur le cervelet, soit sur le méso-céphale, on voit distinctement les prolongemens celluleux et vasculaires qui naissent de sa face interne, et qui pénètrent dans la substance cérébrale; mais ils deviennent bientôt d'une ténuité telle qu'il est impossible de les suivre loin de leur origine, si ce n'est dans quelques points de la base du cerveau. Les sujets morts à la suite d'apoplexie, d'asphyxie, ou ceux sur lesquels on a pratiqué des injections très-ténues, sont les plus favorables pour reconnoître la texture vasculaire de la pie-mère. Sa texture celluleuse est plus apparente chez les sujets hydrocéphales, ou sur des cerveaux soumis à une assez longue macération; lorsqu'on veut conserver intacte la pie-mère injectée, il est convenable de faire macérer quelque temps le cerveau dans de l'alcool, avant de le dépouiller de ses membranes (1).

Du Cerveau (Cerebrum).

Synonymes. Cerebrum propriè, strictè dictum; cerebrum anterius sive majus: Vesale, Willis, Sœmmer., etc. = *Le cerveau proprement dit, ou le cerveau en particulier des Français.*

Cette portion de l'encéphale occupe toute la partie antérieure du crâne, et la partie postérieure et supérieure de la même cavité.

Sa forme est celle d'un ovoïde dirigé d'arrière en avant, légèrement déprimé sur les côtés, et beaucoup plus déprimé encore à sa partie inférieure.

On y distingue *une face supérieure, deux faces latérales, une face inférieure, deux extrémités.*

La face supérieure présente d'avant en arrière une grande scissure qui divise le cerveau en *deux hémisphères (lobes :* Chauss.) Cette scissure sépare les hémisphères dans toute leur hauteur, antérieurement et postérieurement; mais vers la partie moyenne et inférieure du cerveau elle est bornée par le corps calleux.

(1) J'indiquerai la disposition et la manière de préparer la portion de pie-mère qui enveloppe la moelle épinière, en exposant la structure de cette partie.

La face supérieure, la face interne et la face externe de chacun des hémisphères offrent des circonvolutions (*Gyri*) et des anfructuosités (*Sulci*, seu *anfractus*) nombreuses, dont la disposition offre beaucoup de variétés.

On peut facilement appercevoir ces dispositions, après avoir incisé la dure-mère le long du sinus longitudinal supérieur, renversé la grande faux en arrière, et légèrement écarté l'un de l'autre les hémisphères cérébraux. On détachera la pie-mère du cerveau, si l'on veut voir distinctement les circonvolutions et les sillons qui les séparent.

La face inférieure du cerveau présente d'avant en arrière, 1°. la portion de la grande scissure qui sépare les lobes antérieurs de chaque hémisphère; 2°. sur les parties latérales de cette fente, le sillon occupé par les nerfs olfactifs; 3°. derrière ce sillon, la scissure de Sylvius (*grande scissure interlobulaire:* Chauss.), laquelle se dirige d'abord en avant et en dehors, ensuite en arrière, en dehors et en haut, entre les lobes antérieur et moyen, et contient une des branches principales de la carotide; 4°. entre les deux scissures interlobulaires, la commissure des nerfs optiques; 5°. entre la partie supérieure de cette commissure et la partie inférieure et antérieure du corps calleux, une substance membraneuse épaisse, continue avec la pie-mère et qui ferme la partie antérieure du troisième ventricule; 6°. derrière la commissure des nerfs optiques, un tubercule grisâtre (*tuber cinereum* : Sœmmer.) continu avec la tige pituitaire (*infundibulum; tige sus-sphénoïdale* : Chauss.) Ce tubercule cendré forme une partie de la paroi inférieure du troisième ventricule. La tige pituitaire n'est pas creuse; elle est enveloppée par un prolongement de l'arachnoïde, et se termine à la glande pituitaire (*glandula pituitosa, pituitaria; — glandula basilaris; — lacuna; appendicula cerebri* : Ebel. = *Hypophysis* : Sœmmer. = *Appendice sus-sphénoïdale du cerveau* : Chauss.) Ce corps, dont la structure et les usages ne sont pas encore connus, est placé entre l'arachnoïde et la dure-mère; il occupe la fosse sphénoïdale; 7°. derrière la tige pituitaire, les tubercules mamillaires (*tubera candicantia, — eminentiæ candicantes; mamillares, pisiformes; — les tubercules pisiformes* : Chauss.) Ces éminences, blanches en dehors, grisâtres en dedans, sont continues avec les piliers antérieurs de la voûte; quelquefois elles sont continues entre elles; d'autres fois elles ne sont que juxta-posées; elles correspondent aussi à la partie inférieure du troisième ventricule (1); 8°. derrière l'extrémité

(1) MM. *Gall* et *Spurzheim* pensent que la glande pituitaire, la glande pinéale et les tubercules pisiformes sont formés essentiellement par de la substance cendrée, et sont

interne de la scissure de Sylvius, une fente longitudinale bornée en dehors par le lobe moyen, en dedans par les nerfs optiques et par les péduncules antérieurs de la protubérance annulaire. Cette fente est continue en arrière avec une autre scissure transversale, située sous le bord postérieur du corps calleux. Cette ouverture longitudinale donne passage à la pie-mère qui pénètre dans les ventricules latéraux; mais elle est fermée par l'arachnoïde qui, en passant du lobe moyen du cerveau sur le péduncule antérieur de la protubérance annulaire, se trouve complètement isolée de la pie-mère; 9°. la fente transversale, placée sous le corps calleux et la voûte à trois piliers, et vers le milieu de laquelle on rencontre le canal que l'arachnoïde parcourt pour entrer dans le troisième ventricule; 10°. un sillon oblique d'avant en arrière, de dedans en dehors, moins profond que la scissure de Sylvius, correspondant au bord supérieur du rocher, et séparant le lobe moyen du lobe postérieur du cerveau; 11°. l'extrémité postérieure de la grande scissure antéro-postérieure.

Pour voir les différens objets situés à la base du cerveau, il faut renverser ce viscère sur sa

---

destinés, comme les autres amas de même substance, qu'ils nomment ganglions, à donner naissance à des cordons nerveux particuliers.

face convexe, et enlever avec précaution les membranes et les vaisseaux qui correspondent à sa face inférieure. Pour mettre à découvert la fente transversale, située sous le corps calleux, il suffit de renverser le cervelet d'arrière en avant; il n'est pas nécessaire de l'enlever.

Après s'être occupé de la conformation extérieure du cerveau, il faut passer à l'étude de son organisation intérieure. La plupart des anatomistes modernes ont adopté la méthode de dissection de *Vésale*, qui consiste à faire successivement à ce viscère, de sa face supérieure vers sa base, des coupes horizontales, et à examiner ce qui se présente à chaque coupe. Cette méthode n'est pas sans inconvénient. Suivant MM. *Sabatier*, *Tenon*, *Portal*, *Pinel*, *Cuvier* (1), « elle » est la plus facile dans la pratique pour la dé- » monstration, mais c'est la plus pénible pour » l'imagination. Les vrais rapports de ces parties, » que l'on voit toujours coupées, échappent non- » seulement à l'élève, mais au maître; c'est à » peu près comme si l'on divisoit le tronc en » tranches successives, pour faire connoître la » position et la figure des poumons, du cœur, » de l'estomac, etc. »

(1) Rapport fait à l'Institut sur un Mémoire de MM. *Gall* et *Spurzheim*, relatif à l'anatomie du cerveau. *Paris*, 1808.

Varole (1) imagina le premier de disséquer le cerveau de sa base vers sa face convexe, et fut depuis en partie imité par *Vieussens* (2).

Willis (3), après avoir fait remarquer les difficultés que l'on éprouve en disséquant le cerveau suivant la méthode des anciens, en le coupant par tranches, et les erreurs que l'on est exposé à commettre en suivant cette méthode, proposa un mode de préparation très-différent, mais qui n'a point été adopté par les auteurs qui l'ont suivi.

MM. *Gall* et *Spurzheim* (4) ont perfectionné les méthodes de *Varole* et de *Willis*, ou plutôt se sont créé une méthode nouvelle, et leurs travaux, ainsi que les recherches multipliées de *Vicq-d'Azyr* (5), de *Sœmmering* (6), du professeur *Chaussier* (7), ont de beaucoup augmenté la somme des connoissances positives sur la structure du cerveau.

---

(1) *Const. Varoli Anatomiæ sive de resolutione corporis humani.* Lib. quatuor. *Francofurti*, 1591, pag. 140.

(2) *Nevrologia universalis*, cap. 13.

(3) *Cerebri anatome*, pag. 1 et seq.

(4) Anatomie et Physiologie du système nerveux.

(5) Traité d'Anatomie et de Physiologie.

(6) *De Basi encephali.* = *De Fabric. Corp. hum.*

(7) Exposition sommaire de la Struct. de l'encéphale, etc.

Dissection du Cerveau, suivant la méthode attribuée à Galien et à Vésale.

Ecartez légèrement l'un de l'autre les deux hémisphères, vous appercevrez une portion de la face supérieure du *corps calleux* (*Corpus callosum.* = *Trabes medullaris.* = *Verus fornix :* Will., Vieuss. = *Magna sive maxima commissura cerebri :* Sœmmer. = *Le mésolobe :* Chauss.)

Cette lame médullaire, quadrilatère, plus large en arrière qu'en avant, a une forme voûtée, et forme la paroi supérieure des ventricules latéraux. On y distingue une face supérieure, un bourrelet antérieur, un bourrelet postérieur, une face inférieure, deux bords latéraux.

La face supérieure offre, 1°. sur la ligne médiane un sillon ou une ligne saillante, c'est le *raphé;* 2°. de chaque côté du raphé un filet longitudinal; les deux filets ne sont jamais parfaitement parallèles. Ces filets, nommés *petits cordons* par *Winslow*, ont été désignés par *Vicq-d'Azyr*, sous le nom de *tractus medullaires longitudinaux ;* 3°. les sillons qui correspondent aux artères mésolobaires; 4°. plus, en dehors, une surface lisse placée sous la partie inférieure interne des hémisphères, et qui forme avec eux une sorte de sinus étroit.

Pour bien voir ces différens objets, il faut faire à chaque hémisphère une coupe presque horizontale, au niveau de la partie supérieure du mésolobe. On aura la précaution de laisser légèrement bombée la substance médullaire située sur les parties latérales du corps calleux, afin de ne pas pénétrer dans les ventricules latéraux, et de ne pas léser les corps striés (1).

---

(1) Lorsqu'on a fait cette coupe au niveau du corps calleux, on aperçoit une large surface irrégulièrement ovale, entièrement formée de substance blanche; c'est à elle que la plupart des auteurs modernes ont donné le nom de *centre ovale de Vieussens*, quoique, ainsi que l'a fait judicieusement remarquer le professeur Chaussier, cet anatomiste ait attaché à cette expression une idée bien plus sage et bien plus philosophique. On peut s'en convaincre par le passage suivant, extrait de sa Névrographie : « Hujusmodi autem » ventriculorum totam ferè cameram callosum corpus efformat : parietes vero ex medullaribus fibrillis construuntur, » quæ binorum cerebri hemisphæriorum, cinereâ è substantiâ emergunt : quarum superiores, quæ scilicet convexam » illorum partem occupant, utrinque primò extrorsum inclinantur, et deinceps unà cum medullaribus aliis, quibus coalescunt, fibrillis inferioribus introrsum flexæ, anteriores medullæ oblongatæ processus, illiusve crura » ambitu suo proximè complectuntur; imò et ipsis coalescunt : adeo ut medullaribus ejus modi è febrillis simul » coalescentibus, et in semetipsas velut inflexis, intra mediam cerebri regionem, binæ quasi specus septi lucidi et » fornicis interjectu, ab invicem distinctæ efformentur, » quæ anteriores ventriculi nominari solent : ex quibus » medullares omnes prædicti visceris fibrillæ (si illos excipias, quæ in tractus medullares transversos, et non nihil

Le bourrelet antérieur du corps calleux se réfléchit d'avant en arrière, et de haut en bas, se prolonge jusque vers la scissure de ***Sylvius***, et se termine, suivant ***Vicq-d'Azyr*** et ***Chaussier***, par une sorte de strie blanche, qui semble se perdre dans le tissu fibreux des péduncules du cerveau.

Le bourrelet postérieur se réfléchit d'arrière en avant, et se termine sous la forme d'une lame mince qui s'épanouit en se continuant sur la plupart des saillies contenues dans la partie la plus profonde des ventricules.

La face inférieure du corps calleux forme la voûte des ventricules ; antérieurement elle est continue avec le septum lucidum, et postérieurement avec la voûte à trois piliers.

Il est difficile de bien distinguer la disposition des deux extrémités et de la face inférieure du

---

» obliquos desinunt) ubi è cortice emerserunt, circùm anteriores medullæ oblongatæ processus, et circùm illius » crura concurrere, ac veluti adunari satis intelligitur : quò » videlicet prædictas in specus abeant : ita ut ibi loci unum » in corpus velut spongiosum desinant, quod ovalem prædictorum ventriculorum ambitum occupat : proptereaque » illud ovale centrum nominavimus : quamvis circà posteriora introrsum flectatur, ut posticam corporis callosi » partem attingat, eique uniatur, ac proindè ovalem figuram exactè non æmuletur. » *Nevrog.* cap. XI, de Cerebro strictè sumpto.

corps calleux en disséquant horizontalement de haut en bas. Cependant, on peut apercevoir en partie la portion réfléchie des deux bourrelets, en séparant le corps calleux de l'un des hémisphères, et en le soulevant ensuite avec précaution par son bord devenu libre. Pour voir plus distinctement ces parties, on peut avoir recours à la préparation indiquée par *Vicq-d'Azyr* (1) et par le professeur *Chaussier* (2). Elle consiste à faire au cerveau (3), à la protubérance annulaire, à la queue de la moelle alongée et au cervelet, une coupe verticale d'avant en arrière. Cette coupe parallèle à la ligne médiane passera à travers la réunion des nerfs optiques, sur l'un des côtés de la tige pituitaire, entre les pédoncules du cerveau, dans la cavité du troisième ventricule; elle divisera, suivant leur longueur et en deux portions d'égale largeur, la protubérance annulaire, la queue de la moelle alongée, la voûte à trois piliers, le corps calleux, et devra laisser intacte la cloison des ventricules (*septum lucidum*). Cette coupe difficile ne peut réussir que sur un cerveau naturellement très-ferme, ou durci par une immersion prolongée pendant

(1) Anatomie du Cerveau, pl. 22.

(2) Expos. de la structure de l'Encéph., pag. 49, pl. 1.

(3) Il faut employer pour cette coupe un autre cerveau que celui que l'on dissèque horizontalement de haut en bas.

quelque temps, soit dans la liqueur de Monro, soit dans de l'eau saturée de muriate sur-oxidé de mercure. En exécutant cette coupe, il faut placer le cerveau sur sa face convexe, afin que les différentes parties situées près de sa base ne se trouvent pas affaissées par le poids des hémisphères.

Bichat conseille, pour mettre à découvert la surface inférieure du corps calleux, de placer le cerveau sur sa face convexe, et de séparer de cet organe la protubérance annulaire.

On peut aussi, sans couper les péduncules cérébraux, renverser le cervelet sur les lobes antérieurs du cerveau, écarter les couches optiques, et parvenir ainsi au-dessous du corps calleux.

Cette grande commissure, dont les bords latéraux sont continus avec la substance médullaire des lobes, est formée de fibres transversales qui, suivant le professeur *Chaussier*, viennent toutes également des hémisphères, sans passer de l'un à l'autre, se réunissent intimément à sa partie moyenne, et se replient du côté des ventricules, pour former leur septum median (1).

---

(1) Suivant MM. *Gall* et *Spurzheim*, la grande commissure est formée par des filets provenant de toutes les circonvolutions supérieures des deux hémisphères, et par d'autres filets nés dans les circonvolutions inférieures des

Lorsqu'on a séparé les bords du corps calleux de la substance médullaire des hémisphères, et qu'on les soulève lentement en les soutenant, soit avec les doigts, soit avec des manches aplatis de scalpel, on aperçoit la cloison ou le septum median des ventricules (*septum lucidum ; speculum ; cloison transparente.*) Cette cloison, placée de champ, est formée de deux lames minces, opaques, tapissées par une membrane très-fine, adossées l'une à l'autre, et laissant entre elles une cavité très-étroite, à laquelle on a donné les noms de *cavité du septum lucidum*, de *fosse de Sylvius*, de *cinquième ventricule*. La cloison correspond supérieurement au mésolobe, inférieurement au trigône cérébral (*voûte à trois piliers*, et latéralement aux ventricules latéraux.

Les deux lames du septum median se déchirent, et deviennent apparentes lorsqu'on ren-

---

lobes antérieur et postérieur. La plupart de ces fibres doivent nécessairement suivre une direction oblique en se rendant vers la grande commissure. Un petit nombre seulement peuvent être parfaitement transversales.

Pour voir cette disposition, il faut placer le cerveau sur sa face convexe, fendre la protubérance annulaire, la queue de la moelle alongée, la réunion des nerfs optiques; écarter ensuite les parties divisées, en conservant intacte la grande commissure, et déployer lentement la partie interne et inférieure des lobes du cerveau.

verse d'avant en arrière la moitié ou les trois quarts postérieurs du corps calleux.

On voit très-bien la disposition de cette cloison dans la coupe verticale que j'ai indiquée précédemment (1).

Au-dessous du septum médian et de la grande commissure, se trouve la voûte à trois piliers (*testudo; fornix; fornix trilaterus; arcus medullaris; triangle médullaire; = le trigône cérébral:* Chaussier.)

---

(1) MM. *Gall* et *Spurzheim* indiquent (*Anat. et Physiol. du syst. nerv.*, Tom. I, pag. 220) une disposition du *septum lucidum* dont les anatomistes n'ont pas jusqu'ici fait mention. Ils s'expriment ainsi à cet égard : « Au bout antérieur de la circonvolution la plus interne de chacun des » lobes moyens, il sort un faisceau fibreux qui a plus d'une » ligne de large; et qui forme souvent comme une bande» lette à la partie antérieure de la grande fissure entre les » lobes antérieur et moyen. Ce faisceau se dirige vers la ligne » médiane, monte en avant, au-dessus de la réunion des » nerfs optiques, immédiatement au-devant de la commis» sure dite antérieure, semble recevoir encore quelques » filets de la couche grise, située à la jonction des nerfs op» tiques, se ramifie et s'épanouit sur le bord interne des » hémisphères en une membrane mince, et forme avec celle » du côté opposé la cloison (*septum lucidum*). Les fila» mens de cette membrane nerveuse suivent de bas en haut » une direction divergente, et aboutissent aux filets inter» médiaires dans la ligne médiane de la grande commis» sure. »

Le trigône cérébral correspond inférieurement à la toile choroïdienne, aux couches optiques, et latéralement aux plexus choroïdes. Ses angles postérieurs se continuent sous le nom de *corps frangés* (*corpora fimbriata*) dans la partie inférieure des ventricules, au devant des cornes d'Ammon, et fournissent aussi un prolongement mince qui s'épanouit dans les ventricules latéraux; son angle antérieur se bifurque; les faisceaux qui résultent de sa bifurcation descendent presque perpendiculairement derrière la commissure antérieure, et vont se terminer aux tubercules mamillaires.

La face inférieure du trigône cérébral présente plusieurs lignes droites et obliques dont l'ensemble a été désigné sous le nom de *lyre*, *corpus psalloïdes*, *psalterium*.

On voit la face supérieure du trigône dès qu'on a renversé en avant et en arrière les deux moitiés de la grande commissure.

Pour mettre à découvert sa face inférieure, on le coupera en travers, vers sa partie moyenne, et on repliera en sens opposé ses deux moitiés.

Après avoir étudié la dispositition des ventricules, on suivra, en les raclant avec le manche d'un scalpel, les prolongemens antérieurs du trigône jusque dans les tubercules pisiformes. On met aussi très-facilement à découvert la surface inférieure du trigône en disséquant le cerveau de sa base vers son sommet (1).

Au-dessous du corps calleux, sur les parties latérales de la voûte à trois piliers et du septum lucidum, sont placés *les ventricules latéraux* (*ventriculi laterales, priores, superiores, tricornes, majores*). On peut distinguer à chacun d'eux une portion supérieure, un prolongement postérieur, une portion inférieure.

On ouvre la portion supérieure de ces cavités en repliant vers la ligne mediane le bord externe du corps calleux, ou en renversant en sens opposé les deux moitiés de cette commissure, et en soulevant ensuite de dedans en dehors le reste de la voûte médullaire du ventricule.

On trouve dans la partie supérieure et antérieure des ventricules une portion des plexus choroïdes, le corps strié, la bandelette demi-circulaire, la couche du nerf optique.

A. Le plexus choroïde (*plexus choroïdes*) est un prolongement de la pie-mère; il se présente sous la forme d'un cordon aplati, rougeâtre, plus volumineux dans la partie inférieure que dans

(1) Les circonvolutions postérieures du lobe moyen donnent principalement, suivant MM. *Gall* et *Spurzheim*, les filets de réunion que l'on appelle la voûte, laquelle reçoit aussi des filets de réunion qui viennent des circonvolutions internes du lobe postérieur. (Ouvr. cité, pag. 205, pl. XV.)

la partie supérieure des ventricules; il est libre en dehors, continu en avant et en dedans avec la toile choroïdienne, et inférieurement avec la pie-mère qui revêt la base du cerveau (1). Les corps rougeâtres, arrondis, que l'on trouve dans ces plexus sont, suivant le professeur *Chaussier*, des pelotons de vaisseaux qui se développent en les agitant dans l'eau.

La toile choroïdienne est un prolongement de la pie-mère, qui pénètre sous le corps calleux et sous la voûte à trois piliers; elle est unie par ses bords et par son extrémité antérieure aux plexus choroïdes.

Pour mettre à découvert cette production membraneuse et la partie supérieure des plexus choroïdes, il faut renverser en sens opposé les deux moitiés du trigône cérébral. On voit aussi très-exactement la disposition des plexus et de la membrane en disséquant le cerveau de bas en haut.

B. *Les corps striés* (*corpora striata, sive apices crurum medullæ oblongatæ, sive eminentiæ lenticulares:* Willis. = *Anteriores processus medullæ oblongatæ, sive corpora striata, anteriora superna:* Vieuss. = *Le grand ganglion supérieur du cerveau:* Gall. = *Le corps strié, la couche du nerf*

(1) J'ai indiqué dans l'Angéiologie l'origine de ses nombreuses artères; et la disposition de ses veines.

ethmoïdal, colliculus nervi ethmoïdalis : Chauss.)

Le corps strié est une éminence grisâtre à sa surface, conoïde, légèrement courbée en dedans, occupant la partie supérieure, antérieure, externe des grands ventricules; sa base est tournée en avant et en dedans. En pratiquant dans le corps strié des coupes à diverses hauteurs, on y voit des stries alternatives de substance grise et de substance blanche. Ces dernières peuvent être suivies assez facilement, en les raclant avec le manche d'un scalpel jusque dans les pédoncules antérieurs du cerveau. Le corps strié peut être considéré, d'après *Vieussens* et le professeur *Chaussier*, comme une espèce d'apophyse de ce pédoncule (1).

C. *La bandelette demi-circulaire* (*limbus posterior corporis striati :* Willis. = *Geminum centrum semi circulare :* Vieussens. = *Tænia semi circularis :* Haller. = *Frenulum novum :* Tarin.

(1) MM. *Gall* et *Spurzheim* considèrent les corps striés comme un *ganglion* ou amas de substance grise destiné à *renforcer* un grand nombre de faisceaux nerveux *divergens* qui le traversent avant d'être parvenus aux circonvolutions cérébrales qu'ils sont destinés à former. Suivant les mêmes anatomistes, la bandelette demi-circulaire est un *entrelacement transversal* analogue à plusieurs autres qui existent dans les parties du cerveau où il y a de grands amas de substance grise. Ils n'assignent pas d'ailleurs les usages de ces *entrelacemens transversaux*.

= *La bandelette fibreuse du corps strié, ou la bandelette du corps strié :* Vicq-d'Azyr. = *Striæ corneæ sive semilunares :* Sœmmer. = *La bandelette du corps strié :* Chauss.) Cette bandelette fibreuse, dense, étroite, est placée le long du bord interne du corps strié, en dehors de la couche du nerf optique; elle se prolonge en se rétrécissant jusque dans la partie la plus profonde des ventricules. Sa portion antérieure est souvent formée par une lame fibreuse demi-transparente, que *Tarin* a comparée à de la corne, et au-dessous de laquelle passent quelques veinules.

D. *Les couches du nerf optique* (*thalami nervorum opticorum, seu crura medullæ oblongatæ, seu striata corpora superna posteriora :* Vieuss. = *Colliculus nervi optici :* Sœmmer. = *Le grand ganglion inférieur du cerveau :* Gall. = *La couche du nerf oculaire :* Chauss.

Ces éminences, situées en dedans et en arrière des corps striés et des bandelettes demi-circulaires, correspondent aux ventricules latéraux, forment les parois latérales du troisième ventricule, et se prolongent jusqu'à la base du cerveau. Elles sont unies entre elles par une bandelette transversale qui se rompt avec facilité; elles présentent sur leur partie supérieure interne deux filets médullaires qui proviennent de la glande pinéale. A leur partie inférieure externe on observe deux tubercules nommés *corpora geniculata*, qui fournissent plusieurs filets aux nerfs optiques; en bas et en dedans elles sont continues avec les pédoncules antérieurs du cerveau, dont elles sont, suivant M. *Chaussier*, une apophyse ou protubérance (1).

Si l'on racle avec le manche d'un scalpel la couche mince de substance médullaire qui couvre les couches optiques, et que, par le même procédé, on pénètre dans leur substance à une profondeur plus ou moins considérable, on voit très-distinctement avec le secours de la loupe, et même à l'œil nu, que ces parties sont formées d'un grand nombre de stries médullaires déliées, séparées les unes des autres par de la substance grise. Ce mode de texture a été indiqué avec beaucoup de précision par *Vieussens*.

La partie inférieure des ventricules latéraux contient les *corps frangés*, les *pieds d'hippocampe*, et leur *accessoire*.

---

(1) La couche optique, d'après MM. *Gall* et *Spurzheim*, ne doit pas être considérée comme l'origine du nerf du même nom, lequel, suivant eux, provient de la paire antérieure des tubercules quadrijumeaux et du *corpus geniculatum externum*, situé à la partie inférieure externe de la prétendue couche optique, laquelle n'est, comme le corps strié, qu'un ganglion ou appareil de renforcement pour les faisceaux nerveux qui le traversent de bas en haut en se rendant vers les circonvolutions.

C'est le long de son bord externe que l'on doit ouvrir cette seconde portion du grand ventricule.

Le corps frangé ou *bordé*, (*corpus fimbriatum*, = *la bandelette de l'hippocampe* ou *des cornes d'ammon :* Vicq-d'Azyr,) est un prolongement des piliers postérieurs de la voûte à trois piliers, et se trouve placé le long du bord interne de la corne d'ammon, qu'il accompagne jusqu'à son extrémité antérieure.

Le pied d'hippocampe ou *la corne d'ammon*, (*hippocampus ; pes hippocampi ; vermis bombicinus ; cornu ammonis ; cornu arietis ; le bourrelet roulé ; le grand hippocampe ; le pied du cheval marin ;* = *corpus cinereum*, *tortum*, *clavatum* quod *processum cerebri lateralem* vocant : Sœmm. = *La protubérance cylindroïde :* Chauss.) occupe la plus grande partie de la région inférieure du ventricule latéral. Sa forme est celle d'un cône irrégulier et courbé, dont la base est tournée en avant. Son bord externe est convexe, et présente ordinairement quatre tubercules séparés par des sillons plus ou moins apparens. Son bord interne concave correspond au corps frangé. « Il est uni » à la substance qui forme les parois du ventri- » cule par un cordonnet denticulé d'un tissu com- » pacte, d'une apparence grenue, d'une couleur » rougeâtre, que Tarin a décrit le premier, et » que Vicq-d'Azyr a désigné sous le nom de *por-*

» *tion godronnée* ou *bord interne et dentelé de la* » *corne d'ammon* (1) ».

On a considéré l'hippocampe comme un prolongement de la voûte à trois piliers ; Haller et Sœmmerring le font provenir du corps calleux ; suivant Vicq-d'Azyr ce n'est qu'une circonvolution cérébrale d'une forme particulière. Le professeur Chaussier (2) pense que l'on peut concilier ces différentes opinions, puisque « on voit » que cette protubérance est composée 1°. d'une » lame de substance blanche, mince, très-fine, » qui en revêt la surface, en forme l'écorce, et » que l'on sépare facilement. En suivant cette » lame corticale, on reconnoît évidemment » qu'elle provient du mésolobe, et qu'il s'y joint » quelques faisceaux formés par l'angle posté- » rieur du trigone cérébral ; 2°. d'une substance » grise, pulpeuse, semblable à celle des autres » circonvolutions du cerveau ; celle-ci qui forme » le corps, la partie principale de la protubé- » rance, se bifurque à son extrémité postérieure, » sous le bourrelet du mésolobe, se partage en » deux petites branches, dont l'une communi- » que à une des circonvolutions du lobule occi- » pital ; et l'autre, plus courte, se confond avec » une des circonvolutions du lobule temporal ».

(1) Chaussier, *loc. cit.* pag. 66.

(2) *Loc. cit.* pag. 67.

L'accessoire des pieds d'hippocampe (*cuissart* ou *armure des jambes :* Malacarne,) est une saillie oblongue, simple ou double placée au côté externe de l'éminence précédente.

La région ou la corne postérieure du ventricule latéral est située plus en arrière et plus en dehors que les régions ou cornes supérieure et inférieure. On l'ouvre aussi en dehors; elle contient *le tubercule en forme d'ergot et son accessoire.*

Le tubercule en forme d'ergot (*unguis ; colliculus caveæ posterioris ventriculorum lateralium; l'éperon ; le petit hippocampe ; = l'éminence unciforme :* Chauss.) et son accessoire, qui est situé à son côté externe, ont une structure analogue à celle du grand hippocampe. Leur surface ventriculaire est formée par une lame mince de substance médullaire continue avec le corps calleux, et leur centre par de la substance cendrée pulpeuse.

On trouve encore dans le cerveau, sur la ligne médiane, entre les couches optiques, au-dessous de la voûte à trois piliers et de la toile choroïdienne, une cavité étroite oblongue : c'est le *troisième ventricule.* Sa paroi inférieure est formée par le tubercule cendré situé derrière la commissure des nerfs optiques, par les tubercules pisiformes, et par la partie interne et postérieure des péduncules du cerveau. Antérieurement et supérieurement il communique avec les ventricules latéraux par deux petites ouvertures ovalaires : en avant il est fermé par une lame membraneuse qui s'étend de la partie supérieure de la commissure des nerfs optiques à la partie inférieure du corps calleux. En bas et en avant il se termine par un cul-de-sac infundibuliforme (*infundibulum ; pelvis*). En arrière il offre une fente étroite, par le moyen de laquelle il se trouve en communication avec l'aqueduc de Sylvius et le quatrième ventricule.

Le troisième ventricule est borné antérieurement et postérieurement par deux cordons fibreux nommés *commissures antérieure et postérieure*.

La commissure antérieure (*processus transversus medullaris* : Willis. = *Corda willisii* : Santorini. = *Commissura prior* : Sœmmer.) est cylindroïde, courbée en manière d'arc, et située derrière les piliers antérieurs de la voûte. Suivant M. *Chaussier*, les extrémités de cette commissure s'étendent en s'épanouissant jusqu'au mésolobe et aux pédoncules du cerveau.

La commissure postérieure (*commissura posterior*), plus courte et plus volumineuse que la précédente, se perd dans les hémisphères, et forme l'une des limites du cerveau (1).

(1) Chaussier, *loc. cit.* pag. 72.

Pour suivre les commissures dans toute leur étendue, il faut racler avec le manche d'un scalpel, comme l'a conseillé le célèbre *Sabatier*, la substance cendrée dans laquelle elles s'enfoncent.

Immédiatement derrière la commissure postérieure se trouve *la glande pinéale* (*glandula pinealis*. = *Conarium*: Galien, Oribaze, Sœmmer., Chauss.), petit corps ordinairement conique d'un rouge cendré, d'une consistence molle, incliné de haut en bas et d'arrière en avant, contenant presque toujours des concrétions dont le nombre et la situation varient. De sa partie antérieure naissent deux stries médullaires qui passent sur la commissure postérieure, côtoient les couches optiques, et vont se réunir au pilier antérieur du trigone cérébral.

Méthode de disséquer le cerveau suivie par Willis (1).

Cet anatomiste conseille de n'intéresser la substance du cerveau qu'après avoir observé avec soin sa conformation extérieure, la disposition de ses membranes, la distribution de ses artères, l'origine des nerfs encéphaliques, ou

(1) *Th. Willis Cerebr. Anatom. in Biblioth. Anatom. J. Jac. Manget.* Tom. II.

plutôt le lieu où ils deviennent apparens en sortant de sa base.

Il faut ensuite, 1°. enlever le plus exactement possible l'arachnoïde et la pie-mère, et soulever la partie postérieure du cerveau pour voir ses connexions avec le cervelet et la moelle alongée; 2°. renverser d'arrière en avant les lobes cérébraux postérieurs, et le bord postérieur du corps calleux pour mettre à découvert les tubercules quadrijumeaux, la glande pinéale, la voûte à trois piliers et une portion des ventricules; 3°. inciser le bord interne des hémisphères du cerveau sur les parties latérales de la moelle alongée, et couper la voûte près de son origine pour voir plus complétement l'intérieur des ventricules; 4°. séparer ensuite le cerveau de la moelle alongée par une section faite sur les parties latérales des corps striés; 5°. fendre ces éminences pour en voir la texture.

En opérant de cette manière, on *développe*, on *déplisse* en quelque sorte toute la masse cérébrale; mais ce procédé est d'une exécution plus facile sur le cerveau des quadrupèdes que sur celui de l'homme, dont la masse est très-considérable, et dont les anfractuosités sont très-nombreuses.

Étude et dissection du cerveau, suivant la méthode de MM. Gall et Spurzheim (1).

§. I.

Plusieurs faisceaux primitifs contribuent, suivant ces anatomistes, à former le cerveau. Ces faisceaux prennent graduellement leur origine dans la substance grise, et on doit les considérer comme le commencement visible du cerveau, quoiqu'ils soient en communication avec les autres portions du système nerveux situées au-dessous d'eux. M. *Gall* range parmi ces faisceaux d'origine les pyramides antérieures, les pyramides postérieures, les faisceaux qui sortent immédiatement des ganglions olivaires, les faisceaux longitudinaux qui contribuent à former le quatrième ventricule, et quelques autres faisceaux qui sont cachés dans l'intérieur du grand renflement (bulbe rachidien).

Les faisceaux qui naissent des pyramides antérieures sont les seuls qui s'entrecroisent. Les fibres nerveuses qui en naissent se réunissent en deux à cinq petits cordons à quinze lignes environ au-dessous de la protubérance annulaire. Les cordons du côté droit se portent obliquement au

(1) Extrait de l'ouvrage de ces anatomistes ayant pour titre *Anat. et Physiol. du cerv. in-fol.* t. I, p. 192 et suiv.

côté gauche, et réciproquement; mais toujours un faisceau pardessus un autre, et pardessous un troisième; de sorte qu'il en résulte un entrelacement de trois à quatre lignes d'étendue. Au-dessus et au-dessous de l'espace occupé par l'entrecroisement oblique des cordons nés des pyramides, on trouve une bande transversale qu'on a souvent prise pour le véritable entrecroisement.

« Pour faire voir distinctement le véritable » entrecroisement, il n'est pas besoin de macé- » ration ou de tout autre préparation, comme » le croyoit Santorini. Il suffit d'enlever avec » précaution la membrane vasculaire au com- » mencement du grand renflement, ou immédia- » tement en bas de l'extrémité inférieure des py- » ramides. Pour cela on fait à cette membrane » une incision si légère, que les cordons nerveux » qui se trouvent au-dessous ne soient pas offen- » sés. Puis on écarte tout doucement les deux » bords de la ligne médiane, sans les tirailler ni » les déchirer. A peine les bords sont-ils un peu » éloignés l'un de l'autre, que l'entrecroisement » frappe les yeux ».

Les faisceaux dont il s'agit, après s'être entrecroisés, montent sur la face antérieure du grand renflement (*queue de la moelle allongée*) en se renforçant graduellement dans leur trajet; et vers la protubérance annulaire on voit souvent des fibres s'en détacher, et se contourner autour des corps olivaires.

« Immédiatement avant que les faisceaux py-
» ramidaux entrent dans la protubérance annu-
» laire, ils sont un peu étranglés ; mais à peine y
» ont-ils pénétré, qu'ils se partagent en plusieurs
» faisceaux qui sont tous placés dans une grande
» quantité de substance grise, d'où il sort beau-
» coup de nouveaux faisceaux qui se joignent
» aux premiers, et les renforcent durant leur
» trajet dans ce véritable ganglion. Ils se prolon-
» gent en montant. Quelques-uns sont disposés
» en couche, d'autres s'entrecoupent à angle
» droit avec les faisceaux transversaux de la
» grande commissure du cervelet, ou s'entre-
» croisent selon le sens propre du mot ; ils en
» sortent enfin si renforcés et si élargis, qu'ils for-
» ment en avant et en dehors au moins les deux
» tiers des gros faisceaux fibreux (*crura cerebri*)
» des hémisphères. . . .

» Pour voir distinctement la marche des fais-
» ceaux longitudinaux et transversaux, on fait
» dans la couche transversale antérieure de la
» commissure (*le pont*) une incision verticale
» d'environ une ligne de profondeur. Mais il ne
» faut pas la faire en ligne droite de haut en bas ;
» car, si elle pénétroit trop profondément, elle
» couperoit les faisceaux longitudinaux dont la
» direction est courbe ; il faut suivre la direction

» des pyramidaux vers le gros faisceau fibreux, » décrire un arc peu prononcé dont la convexité » soit tournée vers la ligne médiane. Alors on » écarte avec le scalpel, que l'on tient droit, la » couche transversale, partie en dehors, partie » vers la ligne médiane. . . . ».

Si l'on ne veut voir que les faisceaux longitudinaux, il suffit d'enfoncer au bord inférieur de la protubérance annulaire le manche aplati d'un scalpel au-dessous de la couche transversale, et d'enlever celle-ci peu à peu.

Le docteur *Gall* convient que *Vieussens*, et depuis *Vicq-d'Azyr*, avoient trouvé les deux couches de la protubérance annulaire; mais ces anatomistes ne pensoient pas que la formation des fibres eût lieu de bas en haut, et que les faisceaux nerveux se renforçassent successivement par l'addition de nouvelles fibres nées de la substance cendrée.

« Les gros faisceaux fibreux des deux hémi- » sphères (*crura cerebri*) sont donc en partie » une continuation et un perfectionnement suc- » cessif des faisceaux primitifs pyramidaux; ils » contiennent intérieurement dans toute leur » longueur une grande quantité de substance » grise; ils acquièrent par-là un renforcement » continuel, parce qu'il se joint toujours à eux » de nouvelles fibres. C'est à leur extrémité su- » périeure qu'ils reçoivent le plus grand accrois-

» sement, dans l'endroit où le nerf optique se » contourne autour de leur surface extérieure.

» Les filets nerveux et les faisceaux qui en » sont formés s'écartent des gros faisceaux fibreux » au bord antérieur du nerf optique, au point » où ce nerf est attaché par une couche molle » aux faisceaux nerveux ; ils se prolongent en » filets de longueur inégale qui s'épanouissent en » couches, dont les extrémités sont couvertes de » substance grise, et forment de cette manière » plusieurs circonvolutions. . . .

» Ainsi les pyramides, depuis le point de leur » naissance dans la substance grise, sont conti- » nuellement renforcées par cette même sub- » stance, jusqu'à ce qu'ayant atteint leur per- » fectionnement complet, elles s'épanouissent » dans les circonvolutions inférieures, anté- » rieures et extérieures des lobes antérieur et » moyen ».

Pour voir complètement leur trajet (1), il faut, après avoir complètement enlevé l'arachnoïde et la pie-mère, détacher avec le manche d'un scalpel le nerf optique du pédoncule du cerveau ; passer ensuite les doigts dans la scissure de Sylvius, entre le lobe moyen et le lobe antérieur ; séparer avec le tranchant de l'instrument le lobe moyen du cerveau des deux autres

(1) Gall, *loc. cit.* pl. V.

lobes, et enfin racler les filets nerveux des circonvolutions depuis le gros faisceau fibreux jusqu'à leur extrémité périphérique.

En exécutant cette préparation, on rencontre plusieurs entrelacemens transversaux sur le trajet des fibres nerveuses.

MM. *Gall* et *Spurzheim* indiquent aussi une coupe perpendiculaire par le moyen de laquelle on peut voir les différens renflemens, les expansions et la grandeur proportionnelle des faisceaux nerveux du cerveau. Cette coupe doit passer, 1°. par le milieu de l'un des faisceaux pyramidaux; 2°. par le milieu de la moitié latérale correspondante de la protubérance annulaire; 3°. par le pédoncule du cerveau; 4°. on la termine en la prolongeant obliquement jusque vers la partie postérieure externe du lobe antérieur du cerveau.

Le lobe postérieur du cerveau et les circonvolutions situées au bord supérieur de chaque hémisphère, près de la ligne médiane, sont formés de la manière suivante :

Les corps olivaires sont de véritables ganglions; il sort de chacun d'eux « un fort faisceau » qui monte avec les faisceaux postérieurs du » grand renflement derrière le ganglion du gros » faisceau fibreux. Tous les faisceaux montent » comme les faisceaux des pyramides, entre les » fibres transversales de la commissure du cer-

» velet. Dans ce trajet ils acquièrent un renfor-
» cement qui est bien moins considérable que
» celui des pyramides. Au-dessus du ganglion ils
» forment la partie postérieure et intérieure du
» gros faisceau fibreux. Ils acquièrent leur plus
» grand accroissement à leur entrée dans le grand
» faisceau fibreux par la masse épaisse de sub-
» stance grise qui s'y trouve, et qui, avec les
» filets nerveux qu'elle produit, forme un gan-
» glion assez dur, » que l'on nomme ordinaire-
ment *couche optique*.

« On trouve dans toute la substance grise de
» l'intérieur de ce ganglion une grande quantité
» de filets nerveux très-fins qui vont tous en
» montant, et qui, à leur sortie au bord supé-
» rieur de ce ganglion, se réunissent en faisceaux
» moins divergens ».

Les faisceaux, en sortant des couches optiques, traversent un autre ganglion; c'est le corps strié: ils y prennent un nouvel accroissement, « de
» sorte qu'ils suffisent pour former les circonvo-
» lutions postérieures, et toutes celles qui sont
» situées au bord supérieur de chaque hémi-
» sphère vers la ligne médiane ».

La portion antérieure extérieure et la portion postérieure intérieure de la masse nerveuse ascendante du cerveau, se laissent séparer, soit en soufflant de l'air entre elles, soit en y injectant de l'eau, mais seulement jusqu'au niveau de la bandelette demi-circulaire qui réunit si solidement ces deux ordres de fibres, qu'au-delà de cet entrelacement transversal elles sont inséparables.

Le trajet du faisceau ascendant postérieur intérieur est représenté dans la planche XII de l'ouvrage de MM. *Gall* et *Spurzheim*. La coupe faite au cerveau et au cervelet est verticale. Les deux tiers externes environ d'un hémisphère du cerveau sont enlevés ; la coupe faite au cervelet passe à travers son corps frangé. Les fibres qui remontent du ganglion olivaire vers la couche optique et le corps strié doivent être suivies en les raclant, comme celles des faisceaux pyramidaux.

§. II.

Toutes les parties d'un hémisphère du cerveau sont mises en communication avec les parties analogues de l'autre hémisphère par des *commissures* ou par des *appareils de réunion*. L'ensemble de ces commissures peut être nommé *masse nerveuse rentrante*, ou *convergente du cerveau* ; tandis que les fibres nerveuses dont il a été parlé précédemment, doivent être désignées sous le nom de *divergentes*, *sortantes*, ou d'*appareils de formation*.

MM. *Gall* et *Spurzheim* rapportent les commissures à deux ordres : les unes réunissent les circonvolutions à la base du cerveau, les autres appartiennent aux circonvolutions supérieures.

Les filets de réunion de circonvolutions du lobe moyen, et de toutes les circonvolutions du lobe postérieur, forment la voûte à trois piliers. La lyre est l'ensemble des filets de jonction des côtés de la voûte.

Les circonvolutions postérieures internes ont leurs filets de jonction dans le prétendu repli postérieur de la grande commissure.

La commissure antérieure est formée par les filets de réunion des circonvolutions antérieures du lobe moyen, et de quelques circonvolutions situées au fond de la scissure de Sylvius; elle ne s'étend pas jusqu'au mésolobe et aux pédoncules du cerveau.

La commissure postérieure ne peut être suivie jusque dans les circonvolutions; elle ne se prolonge que jusque dans l'épaisseur des couches optiques.

Les circonvolutions inférieures du lobe antérieur ont leur réunion dans cette partie que l'on a nommée le repli antérieur du corps calleux.

Toutes les circonvolutions supérieures des deux hémisphères ont leurs filets de jonction dans la grande commissure.

On met à découvert dans toute son étendue la commissure antérieure par le procédé suivant : le cerveau étant placé sur sa face convexe, il faudra couper le nerf optique à sa jonction, et le séparer du pédoncule du cerveau avec le manche d'un scalpel. On enlevera ensuite avec le même instrument, et de dedans en dehors, les circonvolutions situées au-dessous, au-devant et à la partie postérieure de la commissure, sans intéresser les fibres qui la composent (1).

Pour démontrer la réunion de toutes les circonvolutions postérieures du lobe moyen, et des circonvolutions inférieures internes du lobe postérieur, à laquelle on donne ordinairement le nom de voûte, on ouvrira le ventricule latéral vers le milieu de sa région inférieure, et suivant le trajet de sa corne ou cavité postérieure (2).

Si l'on veut examiner particulièrement de bas en haut la réunion des circonvolutions supérieures que forme le corps calleux, on fendra jusqu'à cette partie exclusivement les parties situées à la base du cerveau, et on les écartera à droite et à gauche, après quoi on enlevera les circonvolutions postérieures du lobe moyen, et les circonvolutions internes inférieures du lobe postérieur. Si l'on racle ensuite les corps striés, on reconnoîtra facilement que les faisceaux nerveux qui en sortent ont une direction différente

(1) Gall et Spurzheim, *loc. cit.* pl. XIII.
(2) *Idem*, pl. XV.

de celle des filets qui convergent pour former la commissure (1).

§. III.

Les filets nerveux convergens, après avoir tapissé l'intérieur des deux grandes cavités du cerveau, s'entrecroisent avec les *filets divergens*, et forment par leur entrecroisement en dehors de la circonférence de ces cavités un véritable tissu.

Les filets divergens se prolongent ensuite sous forme d'expansion fibreuse; mais tous ceux qui appartiennent au même faisceau n'ont pas la même longueur; les plus superficiels sont les plus courts; les plus intérieurs se prolongent le plus loin : c'est ainsi que se forment de deux en deux faisceaux des anfractuosités. Tous ces filets nerveux sont recouverts à leur extrémité périphérique de substance grise qui doit affecter la forme de l'expansion nerveuse. Les fibres de chaque prolongement ne se réunissent pas en un seul faisceau, mais elles forment deux couches particulières qui se touchent, et ne sont que très-légèrement agglutinées dans la ligne médiane de chaque circonvolution. « Ces deux cou-» ches fibreuses, formées par les faisceaux ascen-» dans et divergens, sont accompagnées aussi

(1) *Idem*, pl. XVII.

» par les fibres qui naissent de la substance grise » des circonvolutions ; de sorte que chaque cir- » convolution est composée, 1°. de fibres ner- » veuses très-fines rentrantes ; 2°. des fibres des » faisceaux divergens ; 3°. de l'enveloppe exté- » rieure de substance grise ».

Il est possible de séparer l'une de l'autre les deux couches fibreuses qui forment les circonvolutions, et d'obtenir le déploiement ou le déplissement de toutes celles-ci, et on y parvient par différens procédés :

1°. Si, après avoir enlevé l'arachnoïde et la pie-mère, on introduit les doigts dans la fente située entre le pédoncule du cerveau et le corps frangé pour pénétrer dans la partie postérieure et latérale de l'un des deux grands ventricules, et qu'on presse doucement contre leur contour extérieur, on éprouve d'abord une légère résistance produite par le tissu formé par l'entrecroisement des fibres divergentes et convergentes. Ce tissu étant rompu, les circonvolutions se laissent déployer en une expansion membraneuse, et la surface interne de ces circonvolutions déployées présente un aspect parfaitement lisse, et n'offre aucune trace de déchirure.

2°. Quand on coupe verticalement et en travers une circonvolution jusqu'à sa base, on peut, par une pression continue mais douce, séparer les deux couches fibreuses qui la forment.

3°. Si une portion des hémisphères est placée sur sa face convexe, soit dans la main, soit sur une surface horizontale, et qu'on détruise le tissu dans la base des circonvolutions, les deux couches de celles-ci peuvent être séparées par un très-léger effort.

4°. Si on enlève les circonvolutions par une coupe faite en dehors des ventricules latéraux, elles se laissent aussi déployer très-facilement.

5°. Si l'on fait durcir dans l'alcool, dans l'acide nitrique, dans l'acide muriatique étendu d'alcool, dans de l'huile bouillante des tranches de circonvolution, les deux couches fibreuses se séparent très-aisément dans la ligne médiane de chaque circonvolution, et sans aucune déchirure.

6°. Si avec un tube on souffle sur la ligne médiane d'une circonvolution préalablement coupée en travers, les deux couches fibreuses s'écartent l'une de l'autre.

7°. De l'eau poussée avec une seringue sur le milieu de la coupe transversale d'une circonvolution produit un écartement semblable; et, si la circonvolution présente des subdivisions, l'eau passe par toutes ses courbures, et toujours en suivant le trajet de la ligne médiane.

8°. Dans les hydrocéphales considérables, la plupart des circonvolutions sont déployées, et ne sont plus apparentes.

Du Cervelet (1) (*Cerebellum, Cerebrum posterius*)

Le professeur *Chaussier* le compare, relativement à sa forme, « à deux globes posés l'un à » côté de l'autre, sur un plan horizontal, qui se » touchent, sont confondus par une partie de » leur surface, et dont on auroit retranché une » portion par une coupe oblique faite en haut, » et de devant en arrière ».

On distingue au cervelet, 1°. une face supérieure qui présente sur sa partie antérieure et moyenne une saillie allongée; c'est l'éminence vermiforme ou vermiculaire supérieure : (*Processus vermiformis superior, sive vermis superior cerebelli. = La partie médiane du cervelet:* Reil. = *La partie fondamentale ou primitive du cervelet:* Gall.)

2°. Une face inférieure, sur la ligne médiane de laquelle on aperçoit un enfoncement assez

(1) Les anatomistes qui ont fait les recherches les plus exactes et les plus multipliées sur cette partie sont *Pourfour-Petit:* Lettre d'un médecin des hôpitaux du Roi à un autre médecin de ses amis, etc.; Namur, 1710; = *Malacarne: Encefalotomia nuova universale;* Torino, 1780; = *Vicq-d'Azyr:* Planches anat., nos XXVIII, XXIX, XXX, XXXI; = *Chaussier:* Exposition sommaire de la structure de l'encéphale; = *Gall* et *Spurzheim*, Anatomie et Physiologie du système nerveux.

profond (*Vallecula*, Haller), dirigé d'avant en arrière, correspondant en avant et en haut, à la queue de la moelle allongée, et dont les bords sont séparés en bas et en arrière, par l'éminence vermiculaire inférieure (*Vermis inferior; processus vermiformis inferior. = Lobule médian du cervelet:* Chauss.)

3°. Deux échancrures, l'une antérieure, l'autre postérieure, séparant l'un de l'autre avec les éminences vermiculaires supérieure et inférieure les deux hémisphères ou lobes (*globi, lobi, hemisphæria cerebelli*).

4°. Un sillon transversal ou horizontal qui pénètre assez profondément, et se trouve placé entre les faces supérieure et inférieure.

Après avoir étudié la conformation extérieure du cervelet, on renversera le cerveau sur sa face convexe; on soulevera légèrement la queue de la moelle allongée, et on verra la membrane dense et épaisse qui ferme inférieurement le ventricule du cervelet.

On enleverà ensuite avec précaution l'arachnoïde et la pie-mère; et, si l'on plonge pendant quelque temps le cervelet dans une liqueur saline, comme le conseille M. *Chaussier*, il deviendra très-facile d'écarter avec le manche d'un scalpel les lames ou segmens (*strata, lamellæ, folia cerebelli*) qui les composent, et de distinguer les lobules qui séparent les sillons principaux.

Ces lobules (1) sont au nombre de seize : cinq supérieurs, qui occupent toute la face supérieure du cervelet ; deux postérieurs, un pour chaque lobe ; neuf inférieurs, quatre latéraux pairs, et enfin un impair : c'est le lobule médian.

On trouve aussi au côté externe et antérieur du plus antérieur des lobules intérieurs une petite saillie qui en est séparée par un sillon, et que M. *Chaussier* nomme *appendice lobulaire* (*lobule du nerf vague :* Vicq-d'Azyr).

Le cervelet est composé, comme le cerveau, de substance cendrée et de substance blanche ; il a des connexions immédiates avec les tubercules quadrijumeaux, les parties latérales inférieures de la protubérance annulaire, la partie postérieure de la queue de la moelle allongée. Pour étudier sa structure intérieure, et mettre à découvert les connexions dont je viens de parler, on a recours à différentes préparations.

1°. Si l'on renverse légèrement en arrière l'éminence vermiculaire supérieure, et qu'on soulève ou qu'on retranche les lobes postérieurs du cerveau, on voit distinctement les prolongemens supérieurs du cervelet (*processus ad tes-*

---

(1) Les lames, les lamelles, les lobules, les sillons du cervelet, ont été décrits avec la plus grande exactitude par M. *Chaussier*. Nous renvoyons à la description qu'il en a donnée. *Ouvr. cit.* pag. 89 et suiv.

tes, ad corpora quadrigemina; les pédoncules supérieurs du cervelet. Ils sont unis l'un à l'autre par une couche fibreuse mince : c'est la valvule de Vieussens (*Valvula Vieussenii; velum cerebri medullare; velum interjectum Halleri; voile médullaire supérieur* : Reil. = *Masse de connexion de la partie primitive du cervelet avec les tubercules quadrijumeaux* : Gall.)

2°. On met plus complètement à découvert les pédoncules supérieurs du cervelet, et la partie inférieure de la valvule de Vieussens, en faisant au cervelet une coupe presque horizontale, d'avant en arrière, au niveau de la face postérieure de la valvule.

3°. Si l'on veut voir ces parties par celle de leurs faces qui correspond au ventricule du cervelet, et la lame médullaire qui unit les deux centres latéraux de ce viscère, il faudra le renverser sur sa face supérieure, et écarter les deux lobes l'un de l'autre. En fendant l'éminence vermiculaire inférieure suivant sa longueur, on voit aussi ses rapports avec les deux grands noyaux médullaires.

4°. Une coupe verticale faite au cervelet dans toute sa hauteur et sur la ligne médiane, sert à démontrer ses pédoncules supérieurs, une portion de ses pédoncules postérieurs et inférieurs (*processus ad medullam oblongatam* : Haller. = *Ad medullam spinalem* : Vieussens. = *Les ra-*

cines du cervelet : Lieutaud. = *Les faisceaux primitifs du cervelet :* Gall.) ; le faisceau de substance médullaire qui occupe la partie médiane du cervelet, les prolongemens principaux qui en naissent, les divisions et les subdivisions de ces prolongemens environnées de substance cendrée ; enfin le ventricule du cervelet, ou quatrième ventricule ouvert en arrière. Cette cavité appartient aussi au pont de Varole et à la queue de la moëlle allongée. En haut elle communique avec le troisième ventricule par l'aquéduc de Sylvius ; en bas un repli de la pie-mère la termine en cul-de-sac. On trouve dans le quatrième ventricule, 1°. un sillon anguleux nommé *calamus scriptorius ;* 2°. plusieurs stries médullaires qui naissent de ce sillon, et qui concourent à la formation du nerf auditif ; 3°. un petit plexus choroïde ; 4°. et près de son extrémité inférieure, un *tubercule lamineux*, séparé par un sillon transversal de l'extrémité inférieure de l'éminence vermiforme inférieure. Ce tubercule, comparé par M. *Chaussier* au conarium, est uni à l'appendice lobulaire par deux pédicules latéraux membraneux et médullaires.

5°. Une coupe verticale (1), faite plus en dehors, et de telle manière que les deux tiers de

(1) *Gall* et *Spurzheim*, ouvr. cit. pl. V.

l'hémisphère se trouvent en dehors de l'incision, montre le prolongement du cervelet vers la moëlle allongée. Ce prolongement forme sur cette dernière partie une saillie arrondie, nommée pyramide postérieure, et que d'autres ont appelée corps restiforme. La même coupe fait voir dans le cervelet un noyau ovoïde de substance cendrée, dont le contour, de couleur brunâtre, offre un assez grand nombre de dentelures environnées de substance médullaire. Ce corps a été nommé par Vieussens, *corpus rhomboïdeum;* par Vicq-d'Azyr, *corps dentelé ou festonné;* par M. Chaussier, *noyau central des pédoncules du cervelet;* par MM. Gall et Spurzheim, *ganglion du cervelet* (1). Suivant que la coupe passe exactement par le centre de ce noyau de substance cendrée, ou plus près de ses faces interne ou externe, on voit diminuer ou augmenter le nombre des faisceaux médullaires qui l'environnent. On en distingue ordinairement onze principaux, qnand le corps dentelé est divisé par son milieu. La substance blanche dans ces coupes verticales représente assez exactement un arbre dépouillé de ses feuilles : c'est ce qui lui a fait donner le nom d'*arbre de vie*.

6°. Des coupes horizontales faites de haut en

---

(1) D'autres anatomistes l'ont nommé *corps ciliaire*, *corps frangé*, *zigzag*.

bas aux hémisphères du cervelet, enlèvent d'abord l'éminence vermiculaire supérieure, et conduisent aussi au corps dentelé; l'aspect de leur surface diffère beaucoup de celui que présentent les coupes verticales.

7°. On poursuit les prolongemens volumineux que le cervelet envoie à la partie inférieure du pont de Varole (*processus ad pontem Varolii; processus anteriores cerebelli; crura cerebelli*), après avoir renversé le cervelet et le mésocéphale sur leur face supérieure, en raclant ces prolongemens dans toute leur étendue; leur préparation étant achevée, on remarque qu'ils forment une des couches transversales du mésocéphale.

Anatomie du cervelet, d'après MM. Gall et Spurzheim (1).

§. I.

Les premières racines visibles du cervelet se trouvent, comme celles des faisceaux nerveux du cerveau, dans la substance grise.

Les faisceaux d'origine du cervelet forment sur les parties latérales postérieures du renflement supérieur de la moëlle épinière deux saillies connues sous les noms de *corps restifor-*

(1) Ouvr. cité, pag. 176.

mes, ou de *crura cerebelli ad medullam oblongatam*. Ces faisceaux grossissent en montant; le nerf auditif et son ganglion (*le ruban gris*) les couvrent près du cervelet; ils pénètrent ensuite dans cet organe; et après un trajet de quelques lignes, ils rencontrent le *corps rhomboïde* ou dentelé, et forment avec lui un tissu si ferme, qu'il est impossible d'y reconnoître la direction des filamens nerveux.

Ce *corps rhomboïde* contient une assez grande quantité de substance grise destinée à renforcer les filets nerveux qui y pénètrent par de nouveaux faisceaux nerveux qui en naissent : c'est le *ganglion du cervelet*. Les faisceaux nerveux qui en sortent continuent leur cours en se ramifiant; et sur chacun des points du ganglion qui fournit une branche principale, on voit une masse proéminente de substance grise.

Un des faisceaux principaux qui sortent de ce ganglion se porte vers la ligne médiane, et forme, avec celui du côté opposé, *la partie fondamentale du cervelet* (*processus vermiformis*), ainsi nommée, parce que tous les animaux, quel que soit d'ailleurs leur cerveau, en sont pourvus.

Les autres faisceaux provenant du ganglion « se dirigent en arrière, en haut, en bas, et en » dehors, s'épanouissant en couches très-minces, » disposées horizontalement; celles du milieu » sont les plus longues, et les autres d'autant

» plus courtes qu'elles se rapprochent plus de
» l'endroit où le faisceau originaire entre dans
» le ganglion. Les extrémités périphériques de
» toutes les couches fibreuses sont, de même que
» dans la partie fondamentale, recouvertes de
» substance grise ».

Pour mettre à découvert le faisceau primitif du cervelet près de son origine et son entrée dans cet organe, il faut enlever le nerf auditif et son ruban gris, en raclant avec le manche d'un scalpel suivant la direction des fibres; et pour voir d'un coup d'œil le cours entier de ce faisceau nerveux, son renforcement dans le ganglion, et les divisions qui en naissent, il faut pratiquer la coupe que j'ai indiquée page 130, n° 5.

§. II.

Les filets nerveux du cervelet, dont il vient d'être fait mention, vont toujours *en divergeant*; mais il existe dans le même viscère un second ordre de fibres qui sont *convergentes*, et qui n'ont pas de connexion immédiate avec le faisceau primitif ni avec le ganglion. Ces filets sortent de la substance grise, se portent dans diverses directions, entre les filets divergens, vers le bord externe antérieur. Tous ceux d'un côté se réunissent sur la ligne médiane avec ceux du côté opposé pour former une commissure que l'on nomme ordinairement le *pont de Varole*, ou la protubérance annulaire. « La grandeur de » cette commissure est en raison directe de celle » des deux hémisphères du cervelet ; ainsi que » le faisceau primitif, le ganglion et le cervelet » sont dans le même rapport entre eux ».

Il existe encore une autre commissure du cervelet, c'est celle de sa partie fondamentale ; elle est formée par les couches fibreuses, molles et minces de la partie supérieure et inférieure de cette partie. Il ne faut pas confondre cette commissure, formée seulement par des fibres transversales, avec les filamens nerveux longitudinaux de la valvule de Vieussens (*voile médullaire supérieur*), et du voile médullaire inférieur, qui mettent le cervelet en communication avec les tubercules quadrijumeaux et avec la moëlle épinière.

Du Mésocephale (Chaussier).

Synonymes. Medulla oblongata : Willis, Vieussens. = *Moëlle allongée :* Winsl., Sabat., Portal. = *Pons Varolii, sive pons Varolianus :* Haller (1). = *Protubérance cérébrale :* Bichat. = *Nodus encephali :* Sœmmer.

(1) Haller a réservé le nom de *medulla oblongata*, à cette partie que la plupart des auteurs ont nommée *queue de la moëlle allongée*, et qui s'étend de la partie inférieure du mésocéphale jusqu'au niveau du trou occipital.

Le professeur Chaussier est un des anatomistes qui ont fixé avec le plus de précision l'étendue de cette partie importante de l'organe encéphalique : « Elle est limitée en haut, du côté du » cerveau, 1°. par un sillon ou enfoncement » circulaire, large et profond en devant, super- » ficiel et peu marqué en arrière ; 2°. par la com- » missure postérieure du cerveau ; sur les côtés, » par la base des pédoncules du cervelet ; en bas, » ou du côté de l'occiput, par un rétrécissement » circulaire en manière de collet, qui donne » naissance au prolongement rachidien (1) »

Suivant le même auteur, le mésocéphale ne forme, en général, que la soixantième ou la soixante-cinquième partie du poids total du cerveau. Sa forme est celle d'un ovoïde tronqué à ses deux extrémités, auquel on peut distinguer deux faces et deux extrémités.

La face antérieure est large, saillante, et correspond à la gouttière balilaire de l'occipital. Cette face offre à sa partie moyenne un sillon assez profond occupé par le tronc balilaire, et plusieurs sillons transverses qui logent des branches artérielles provenant de ce tronc. C'est à cette face saillante que l'on a donné particulièrement les noms de *protubérance annulaire*, de *pont de Varole* ; c'est elle que MM. *Gall* et

(1) Ouvrage cité, page 107, pl. Ire.

Spurzheim nomment *commissure du cervelet.*

La face postérieure est cachée en grande partie par la portion antérieure et supérieure du cervelet; elle offre à sa partie supérieure les tubercules quadrijumeaux (*nates et testes, eminentiæ quadrigeminæ, corpora bigemina*), surmontés par la glande pinéale; derrière ces tubercules, la valvule de *Vieussens;* sous les tubercules, le canal de communication du troisième et du quatrième ventricule, au-dessous duquel se rencontre cette dernière cavité, nommée aussi *ventricule du cervelet*, parce que cet organe concourt à la former. Ce ventricule, qui inférieurement est fermé par un prolongement membraneux épais, présente, à sa partie moyenne antérieure, un sillon anguleux profond connu sous le nom de *calamus scriptorius.*

Pour mettre à découvert la face postérieure de la protubérance annulaire, il faut enlever ou renverser les lobes postérieurs du cerveau, fendre le cervelet de haut en bas sur la ligne médiane, et écarter ses lobes. On enlève ensuite avec précaution les fibres qui forment la valvule de *Vieussens*, celles qui revêtent les tubercules quadrijumeaux, et celles qui tapissent la cavité du quatrième ventricule, afin de s'assurer de leurs connexions avec les parties voisines.

L'extrémité supérieure du mésocéphale est épaisse; ses parties latérales reçoivent les pédoncules cérébraux, qui se dirigent en bas, en arrière et en dedans vers les pyramides.

Entre les pédoncules ou les gros faisceaux fibreux du cerveau, et à quelques lignes au-devant du mésocéphale, se remarquent les *tubercules mamillaires* ou *pisiformes* (1), d'où naissent trois cordons médullaires; l'un, externe, va gagner la bandelette demi-circulaire à la partie externe de la couche optique; le second, interne et antérieur, se prolonge vers le pilier antérieur de la voûte; le troisième, postérieur et interne, se prolonge dans l'épaisseur de la couche optique jusque vers les pédicules de la glande pinéale. On peut suivre avec facilité ces tractus médullaires, en enlevant avec un instrument mousse, comme l'a conseillé *Sabatier*, la substance grise qui forme les parois de la partie antérieure et latérale du troisième ventricule, ainsi que la lame grisâtre située derrière l'entrecroisement des nerfs optiques.

L'extrémité inférieure, moins volumineuse que la supérieure, est séparée du prolongement rachidien par un rétrécissement circulaire.

La protubérance annulaire est formée de plusieurs plans de fibres médullaires, entre lesquels

---

(1) *Priorum crurum fornicis bulbi:* Santorini. = *Les bulbes de la voûte à trois piliers:* Winsl. = *Tubera candicantia sive eminentiæ candicantes:* Sœmmer.

on trouve une assez grande quantité d'une substance pulpeuse, d'un gris jaunâtre, et d'une consistance ferme.

Pour voir distinctement cette organisation, il faut placer le cerveau sur sa partie supérieure, et enlever soigneusement les membranes qui environnent la protubérance annulaire, les pédoncules du cerveau, ceux du cervelet, et suivre ceux-ci d'arrière en avant dans toute leur étendue. On les voit ainsi former le plan le plus superficiel du mésocéphale. Si on fait ensuite une coupe perpendiculaire d'une ligne de profondeur aux fibres de cette commissure du cervelet, depuis les éminences pyramidales jusqu'à la partie postérieure des pédoncules du cerveau, et qu'on renverse en dedans et en dehors les bords de l'incision, on rencontre un second plan de fibres blanches divergentes de bas en haut : c'est le faisceau des pyramides. Plus profondément encore on met à découvert, en continuant à racler avec le manche d'un scalpel, des fibres transversales qui proviennent des pédoncules du cervelet. Un quatrième plan, situé au-dessus de celui-ci, est composé de fibres longitudinales qui s'étendent des corps olivaires aux pédoncules du cerveau ; il avoisine une cinquième et dernière couche qui forme la paroi antérieure du quatrième ventricule. Les filets de cette dernière couche sont, ainsi que le fait remarquer le professeur *Chaussier*, plus obliques et moins distincts que dans les autres plans.

De la Moëlle épinière.

(*Medulla spinalis, medulla dorsalis, medulla spinæ.* = *Prolongement rachidien de l'encéphale* : Chaussier.)

La moëlle de l'épine s'étend, suivant *Sœmmerring*, *Bichat* et le professeur *Chaussier*, de l'extrémité inférieure de la protubérance annulaire jusqu'à la première ou à la deuxième vertèbre lombaire. Les autres anatomistes placent ses limites supérieures au niveau du grand trou occipital.

On peut distinguer trois portions à la moëlle de l'épine : 1°. une extrémité supérieure ou céphalique contenue dans le crâne : c'est cette portion que l'on désigne ordinairement sous le nom de *queue de la moëlle allongée*; elle a été nommée *medulla oblongata* par Haller, et par M. *Chaussier*, *bulbe rachidien*, ou *bulbe supérieur du prolongement rachidien*; 2°. un corps ou partie moyenne qui s'étend de la première vertèbre du cou à la dernière du dos; 3°. une extrémité inférieure ou lombaire.

L'extrémité supérieure présente antérieurement et sur la ligne médiane, 1°. un sillon qui sépare les pyramides, et dans la partie inférieure duquel ces éminences s'entrecroisent; 2°. les pyramides (*corpora pyramidalia antica :* Vieussens. = *Éminences médianes :* Chaussier); 3°. plus en dehors les corps olivaires (*corpora olivaria, sive* C. *ovata, sive* C. *pyramidalia lateralia*), séparés des pyramides par une légère dépression, et contenant dans leur épaisseur un noyau de substance grise, nommé par Vicq-d'Azyr *corps festoné, dentelé* ou *rhomboïdal des éminences olivaires.*

La face postérieure du bulbe rachidien présente deux petites éminences oblongues, blanchâtres; ce sont les *corps pyramidaux postérieurs* de Tarin, les *processus restiformes* de Ridley, les *colonnes inférieures du cervelet* de quelques auteurs. Ces pyramides postérieures vont effectivement s'épanouir dans cet organe.

Entre les pyramides postérieures existe une fossette triangulaire qui complète inférieurement le quatrième ventricule. Cet enfoncement est terminé en cul-de-sac, au niveau du grand trou occipital, par un repli de la pie-mère, et les observations de M. *Chaussier* prouvent que, dans l'état naturel, il ne se prolonge pas plus loin dans l'épaisseur de la moëlle épinière.

La portion moyenne ou le corps de la moëlle épinière est cylindroïde, légèrement comprimée d'arrière en avant; elle présente deux faces, l'une antérieure, l'autre postérieure, et deux bords arrondis correspondant à la base des apophyses transverses.

La grosseur de la moëlle n'est pas la même dans toute son étendue. Très-volumineuse vers la partie supérieure du cou, elle s'amincit vers le milieu de cette région, redevient plus grosse au niveau des quatre dernières vertèbres cervicales, ainsi que vis-à-vis la première et les trois dernières vertèbres du dos. Les renflemens qu'elle présente correspondent au volume des nerfs qui en sortent.

La moëlle de l'épine ne remplit pas le canal vertébral, mais elle est soutenue et fixée dans ce canal par le ligament dentelé, par les nerfs qui naissent de ses parties latérales, par les gaînes membraneuses qui accompagnent les nerfs, par les vaisseaux qui se rendent dans sa membrane propre, et enfin par un filet fibreux qui naît de la partie inférieure de cette membrane et va s'implanter au coccyx.

Huber, Monro, Chaussier, Gall, ont indiqué, dans la moëlle épinière, une disposition qui concourt, aussi bien que son mode de connexion avec les parties qui l'environnent, à prévenir la distension qu'elle pourroit éprouver dans les grands mouvemens du tronc. Elle offre, en effet, sur toute sa surface, un grand nombre de petits replis ou sillons transversaux plus ou moins rapprochés, qui permettent un certain degré d'allongement et de raccourcissement. Ces replis sont plus nombreux dans la région du dos qu'au cou, et sur la face antérieure de la moëlle que sur sa face postérieure. Pour les voir distinctement, M. *Chaussier* recommande de détacher le prolongement rachidien, de le placer sur une table, et de repousser légèrement l'une vers l'autre ses deux extrémités.

Chacune des faces de la moëlle de l'épine présente, sur la ligne médiane, une *fissure médiane* plus apparente en devant, mais plus profonde en arrière. La fissure antérieure est interrompue au niveau de l'entrecroisement des pyramides. On trouve sur les côtés de ces fissures les racines des nerfs rachidiens implantées dans des *sillons collatéraux*, que l'on ne peut apercevoir que lorsqu'on a dépouillé de sa tunique la moëlle épinière d'un enfant; ils sont plus apparens en arrière et dans la région cervicale que dans le reste de leur étendue. M. *Chaussier* est le premier qui ait fait mention de ces sillons; c'est également lui qui a indiqué la manière de les préparer.

Les racines postérieures des nerfs rachidiens sont toutes plus volumineuses que les racines antérieures. Cette disposition a été constatée par des observations nombreuses de MM. *Sœmmerring*, *Chaussier* et *Gall*. Lorsqu'on arrache les filets nerveux qui forment ces racines, leur extrémité, qui vient d'être séparée de la moëlle de l'épine, présente une espèce de bulbe de substance grisâtre, floconeuse, et l'on voit sur la moëlle autant de petits trous que l'on a arraché de nerfs.

L'extrémité inférieure de la moëlle épinière présente deux renflemens ; l'un, ovoïde et volumineux, est supérieur ; l'autre, plus petit et de forme conique, est situé plus bas : c'est de celui-ci que part le prolongement fibreux qui va s'insérer au coccyx, et qui sert à maintenir dans sa situation la partie inférieure de la moëlle.

La structure de la moëlle épinière est la suivante : A l'extérieur elle présente une couche de substance blanche, très-consistante chez les enfans, et pulpeuse chez les adultes. Sous cette première couche on trouve, dans chacune des moitiés latérales, de la moëlle de la substance grise ou cendrée d'autant plus abondante que le sujet est plus jeune. Dans le fond des grandes scissures médianes on voit une couche de substance blanche ; dans le fond de la scissure postérieure cette couche est formée par deux faisceaux longitudinaux, tandis que dans le fond de la scissure antérieure elle est composée de filamens transverses, qui, suivant la remarque du docteur *Gall*, « se dirigent de côté vers la ligne médiane, » sans arriver les uns vis-à-vis des autres ; les » faisceaux d'un côté aboutissent dans l'inter-

» valle qui se trouve entre deux faisceaux du » côté opposé (1) ».

Préparation. On met facilement à découvert la moëlle épinière sur le cadavre d'un enfant, en faisant d'abord, comme le conseille M. *Chaussier*, une incision longitudinale depuis l'occiput jusqu'au sacrum, sur le trajet de la ligne médiane; on renverse ensuite en sens opposé la peau ainsi que les muscles, et, avec des ciseaux mousses, à lames courtes et épaisses, on coupe successivement de bas en haut les lames des vertèbres très-près de leur base.

Sur le cadavre d'un adulte on disséquera de la même manière les parties molles qui couvrent la face postérieure du rachis; on pourra même les enlever totalement si le sujet n'est destiné qu'à l'étude de la moëlle épinière. Les lames des vertèbres étant découvertes, on les sciera de bas en haut le plus près possible des apophyses transverses, ou bien on les coupera successivement avec un ciseau large d'un pouce, ou avec une portion d'une lame de sabre, sur le dos de laquelle on frappera avec un maillet de bois ou de plomb.

MM. *Gall* et *Spurzheim* emploient pour ouvrir le rachis un autre procédé : il consiste à se servir de tenailles tranchantes pour enlever l'anneau

(1) *Loc. cit.* pag. 42, pl. II, fig. IV et V.

demi-circulaire postérieur des vertèbres. En opérant avec cet instrument, on est moins exposé à déchirer ou à ébranler les parties contenues dans le canal rachidien.

Le canal étant ouvert dans toute sa longueur, il faut fendre en arrière la dure-mère, renverser en sens opposé les bords de l'incision, et examiner la disposition de l'arachnoïde, du ligament dentelé, du nerf accessoire, des nerfs vertébraux, suivre ces nerfs jusqu'à leur ganglion; après quoi, on les coupe en travers près des trous de la dure-mère qu'ils traversent; on sépare la voûte du crâne de sa base, et on enlève avec la scie la portion de cette base qui correspond aux fosses occipitales inférieures. Il est ensuite très-facile de tirer hors du crâne et du rachis le cerveau, la dure-mère rachidienne et la moëlle épinière parfaitement intacts, et de suivre celle-ci jusqu'au mésocéphale. On peut même se dispenser d'ouvrir aussi largement le crâne, et se borner à faire à sa partie postérieure et inférieure une ouverture triangulaire, par laquelle on puisse extraire le cervelet, le pont de Varole, et l'extrémité supérieure de la moëlle épinière.

Lorsque la moëlle de l'épine est très-molle, on peut, pour augmenter sa consistance, la plonger pendant quelque temps dans une solution aqueuse de sublimé corrosif. Il est rarement nécessaire d'avoir recours à ce procédé, quand on opère sur des cadavres d'enfans récemment morts; mais il est toujours avantageux de tenir la moëlle plongée dans de l'eau ou dans de l'alcool affoibli pendant qu'on la dissèque pour reconnoître sa texture. MM. *Gall* et *Spurzheim* recommandent de placer cet organe, lorsqu'on se propose de le disséquer, dans le creux d'une latte, et de fixer sur ses côtés les bords de l'incision faite à la dure-mère.

Si l'on place la moëlle sur sa surface dorsale, qu'on enlève avec précaution les membranes qui couvrent son extrémité supérieure et la partie voisine du pont de Varole, qu'on écarte ensuite avec précaution les éminences pyramidales, on distingue avec facilité leur entrecroisement, qui a lieu un pouce environ au-dessous de la protubérance annulaire, et l'on trouve immédiatement au-dessous de cet entrecroisement, après avoir incisé et détaché la pie-mère, le sillon médian antérieur de la moëlle.

Il faut coucher la moëlle sur sa face antérieure, et renverser de bas en haut le cervelet, pour voir le sillon médian postérieur dans toute sa longueur.

Il est nécessaire de pratiquer une section transversale de la moëlle dans les régions cervicale ou dorsale, pour bien juger de la profondeur relative de ses deux sillons médians, de la disposition de la substance cendrée qui entre dans sa composition, et de l'épaisseur de sa commissure.

On peut aussi, pour voir la commissure dans toute sa longueur, suivre le procédé indiqué par M. *Chaussier*, et qui consiste d'abord à détacher, sur le cadavre d'un enfant nouvellement né, le prolongement rachidien au-dessous du mésocéphale, et à le dépouiller de sa tunique; il faut ensuite fixer avec deux doigts un de ses côtés, tandis que par des secousses successives et ménagées on tiraille doucement l'autre pour le séparer du premier dans toute sa longueur, et dans la direction de la ligne médiane. Cependant ce n'est pas précisément sur cette ligne que la séparation s'opère, la commissure reste adhérente à l'un des cordons latéraux de la moëlle, et forme une crète saillante sur sa surface; l'autre cordon, après l'opération, présente dans toute sa longueur une scissure correspondante à cette crète. En prenant celle-ci par son extrémité supérieure, en la tirant doucement de haut en bas, en facilitant son isolement avec la pointe d'un scalpel, on peut la séparer en totalité, et l'on obtient ainsi une longue tige quadrangulaire, de substance blanche, dont la surface présente des flocons grisâtres provenant du tissu déchiré de la moëlle (1).

---

(1) Chaussier, *loc. cit.*

Chacun des cordons de la moëlle épinière d'un enfant peut être déroulé, développé de manière à représenter une longue bande lisse et blanche en dehors, floconneuse, grisâtre en dedans. La surface externe de cette bande offre les deux sillons collatéraux et les trous d'implantation des nerfs ; et si on tire doucement ses bords, on la divise en trois cordons allongés, dont la séparation correspond aux sillons collatéraux (1).

Si l'on se proposoit seulement d'étudier la disposition des sillons médians, des sillons collatéraux et de la commissure, on pourroit, en opérant sur le cadavre d'un enfant nouveau-né, se dispenser d'ouvrir le rachis. Il suffiroit d'ouvrir le crâne, d'enlever le cerveau, de renverser le cervelet, de saisir le bulbe rachidien avec les doigts, de couper avec des ciseaux les vaisseaux et les prolongemens membraneux qui l'environnent; en tirant ensuite doucement ce bulbe, on amèneroit avec lui le reste de la moëlle dépouillée de sa tunique (2).

MM. *Gall* et *Spurzheim* ayant fait une coupe transversale à la moëlle épinière dans la région cervicale, sur le cadavre d'un enfant de dix-huit jours, affecté d'un spina-bifida dans la région lombaire, remarquèrent sur cette coupe, après

---

(1) Chaussier, *loc. cit.*

(2) *Idem.*

avoir soufflé de l'air avec un tube sur sa surface, deux ouvertures de la largeur d'une plume, séparées l'une de l'autre par la commissure. En continuant à pousser de l'air dans ces ouvertures ils découvrirent, dans chacune des moitiés latérales de la moëlle, un canal ; mais il leur fut impossible de l'insuffler d'une seule fois dans toute son étendue : il leur fallut exécuter cette opération partiellement. Cette expérience fut répétée par ces anatomistes sur des sujets dont la moëlle étoit parfaitement saine, et elle leur réussit avec autant de facilité, surtout chez les enfans nouveau-nés (1). « Si l'on continue à » souffler dans ces canaux de bas en haut, et si, » après avoir ouvert par cette opération la lon- » gueur de six à huit lignes dans la moëlle épi- » nière, on continue à n'en couper que quatre » ou six lignes pour maintenir l'ouverture, on » peut suivre ces canaux dans la moëlle allongée, » la protubérance annulaire, sous les tubercules » quadrijumeaux, dans les pédoncules, et jus- » qu'aux prétendues couches optiques, où ils

---

(1) La surface interne de ces canaux, obtenus par l'insufflation, m'a paru floconneuse, et non pas lisse, ce qui me fait douter de leur existence dans l'état naturel, et penser qu'ils peuvent être produits par la déchirure de la substance grise très-molle qui occupe la partie centrale de chacune des moitiés latérales de la moëlle.

» forment une cavité de la grosseur d'une amande,
» lorsqu'elle est gonflée par le souffle, et ils sont
» fermés au bord antérieur des couches optiques
» ou au commencement des corps striés.

« On peut donc considérer chaque moitié de
» la moëlle épinière comme une membrane pliée
» sur elle-même, le long de laquelle la substance
» grise, qui en apparence n'est pas divisée, peut,
» dans les points où elle touche la face intérieure,
» être partagée en deux par un léger souffle, et
» former un canal (1) ».

Quelques anatomistes, et entre autres *Charles Etienne*, *Columbus*, *Sénac*, *Pourfour*, ont cru avoir remarqué une espèce de canal dans la partie moyenne de la moëlle épinière, canal que, suivant eux, on peut démontrer en insufflant de l'air ou en faisant couler du mercure dans la partie inférieure du quatrième ventricule. « Ce
» canal, dit le professeur *Chaussier*, nous a tou-
» jours paru le produit de l'infiltration morbi-
» fique, et de la manière dont on poussoit l'air
» et le mercure, pour s'assurer de son existence.
» On le formera toujours lorsque le prolonge-
» ment rachidien sera très-mou, et lorsqu'on
» poussera l'air avec force (2) ».

(1) Gall, *loc. cit.* pag. 51.

(2) Chaussier, pag. 126.

De l'Œil et de ses dépendances.

L'œil, organe immédiat de la vision, occupe une grande partie de l'orbite, et ses accessoires ou dépendances (*tutamina oculi :* Haller) sont situés dans cette cavité et à son pourtour.

Les accessoires de l'œil étant pour la plupart situés très-superficiellement, doivent être étudiés avant cet organe. Les parties que l'on considère comme accessoires sont les sourcils, les paupières et les voies lacrymales.

A. *Les sourcils* forment une arcade plus ou moins saillante au-dessus de la partie supérieure de la base de l'orbite. Une rangée curviligne de poils courts et roides, la peau dans laquelle ces poils sont implantés, une couche de tissu cellulaire graisseux, quelques fibres du muscle orbiculaire des paupières et de l'occipito-frontal, le muscle nazo-surcilier en totalité, la bosse surcilière de l'os frontal, servent essentiellement à les former. Leurs artères proviennent de l'ophthalmique, de la temporale; leurs veines se rendent dans les branches veineuses correspondantes; leurs nerfs sont fournis par la première branche de la cinquième paire, le rameau supérieur du nerf facial; le tronc du nerf frontal de Willis passe lui-même derrière le muscle surcilier.

On prépare les sourcils en faisant, à quelque distance de leur bord supérieur, une incision qui lui soit parallèle et qui n'intéresse que la peau; cette membrane doit être renversée de haut en bas. On se comporte de la même manière relativement aux fibres supérieures de l'orbiculaire de la paupière, et on incise transversalement le muscle occipito-frontal, au niveau du surcilier, pour mettre à découvert celui-ci et le tronc nerveux qu'il recouvre.

B. *Les paupières* sont au nombre de deux, distinguées en supérieure et en inférieure; la première présente beaucoup plus d'étendue en hauteur que la seconde : elle est aussi beaucoup plus mobile. On distingue à chacune d'elle une face cutanée, une face oculaire, un bord adhérent, un bord libre et deux extrémités; celles-ci forment les commissures externe et interne.

On voit, sans aucune préparation préalable, la forme et les rapports des paupières; mais ce qu'il importe surtout d'examiner avec soin, c'est la disposition de leur bord libre : légèrement convexe de droite à gauche dans la supérieure, presqu'horizontal dans l'inférieure, ces bords, dans les cinq-sixièmes externes de leur étendue, sont garnis de cils et coupés en biseau, de manière à ce qu'étant rapprochés l'un de l'autre, ils laissent entre eux un canal triangulaire dont la partie la plus large correspond à la surface de l'œil. C'est aussi sur cette portion du bord libre des paupières que se trouvent en arrière les orifices des follicules palpébraux (*glandes de Méibomius*). A l'extrémité interne de la rangée des cils, ce bord présente le point lacrymal, s'amincit en s'arrondissant, devient droit, et, après un trajet d'une ligne et demie environ, se termine à la commissure interne.

La peau, une couche de tissu cellulaire lamelleux, le muscle palpébral, les fibro-cartilages tarses ou palpébraux, au bord convexe desquels sont insérés les ligamens larges, les glandes de Méibomius et la conjonctive, forment autant de plans distincts dans l'épaisseur des paupières. On trouve de plus, dans la supérieure, son muscle élévateur fixé en avant au bord supérieur du fibro-cartilage tarse, et en arrière près de la partie supérieure de la circonférence du trou optique.

Les artères des paupières sont fournies par l'ophthalmique, la sous-orbitaire, la maxillaire externe, la temporale. Leurs veines, très-nombreuses, s'ouvrent dans les troncs veineux correspondans. Leurs nerfs proviennent du facial et de la première branche de la cinquième paire. Les lymphatiques des paupières sont très-nombreux, et se terminent pour la plupart, ainsi que ceux de la région surcilière, dans les ganglions lymphatiques situés sur la face externe de la glande parotide, et sous la base de l'os maxillaire inférieur (1).

On dissèque ordinairement les paupières de devant en arrière, afin de mettre successivement à découvert les diverses couches membraneuses que j'ai indiquées, ainsi que les nerfs et les vaisseaux qui s'y distribuent. Pour que cette dissection offre moins de difficulté, il faut tenir exactement tendue la paupière sur laquelle on opère, et la disséquer de son bord adhérent vers son bord libre. Il est très-difficile de suivre, sur la même paupière, les artères, les veines et les nerfs; aussi je pense qu'il vaut beaucoup mieux faire une préparation particulière pour chacune de ces parties, après avoir injecté celles qui sont susceptibles de l'être; c'est ce qu'a fait *Sœmmerring* pour ses belles planches sur l'œil humain (2).

On voit beaucoup mieux les glandes de Méibomius et les nerfs palpébraux en disséquant les paupières de leur face postérieure vers leur surface antérieure, qu'en suivant le procédé que j'ai d'abord indiqué; mais il faut s'aider de la loupe pour bien distinguer la disposition de ces follicules, et la rangée curviligne des six ou sept orifices des conduits excréteurs de la glande lacrymale.

(1) *Mascagni*, Tab. XXIV.

(2) J. T. Sœmmerring, *Icones oculi humani*, Tab. II.

C. *Les voies lacrymales* comprennent la glande lacrymale, ses canaux excréteurs, le canal triangulaire formé par les coupes obliques des bords libres des paupières, les points et les conduits lacrymaux, le sac lacrymal et le canal nasal. On rapporte encore à cet appareil la caroncule lacrymale, quoiqu'elle soit absolument étrangère à la sécrétion des larmes.

La glande lacrymale (*glandula lacrymalis sive innominata*) occupe la partie antérieure externe supérieure de l'orbite, et se trouve en partie contenue dans une fossette appartenant à la lame orbitaire de l'os frontal. Sa forme est celle d'un ovoïde aplati de haut en bas, de dehors en dedans, et dont le grand diamètre s'étend obliquement de devant en arrière. En dehors et en haut elle correspond au périoste de l'orbite; en bas et en dedans au globe de l'œil et à son muscle droit externe; en devant à la surface postérieure de la paupière supérieure; en arrière à du tissu cellulaire graisseux, aux vaisseaux et aux nerfs lacrymaux.

Une capsule celluleuse assez épaisse environne de toute part la glande lacrymale, et fournit, par sa surface interne, des prolongemens nombreux qui séparent les uns des autres les lobules dont elle est formée. En dehors cette capsule est unie au périoste par quelques filamens blanchâtres qui paroissent plutôt fibreux que celluleux. Les lobules de la glande sont composés de granulations arrondies, d'un blanc rougeâtre, unies entre elles par du tissu cellulaire, dans lesquelles prennent naissance les radicules des canaux excréteurs. Ces canaux sont, dans l'homme, au nombre de six ou sept, et vont s'ouvrir à quelque distance de la partie externe du fibro-cartilage de la paupière supérieure. Leurs orifices, séparés par des intervalles assez étroits, se voient sur la conjonctive, et sont situés sur le trajet d'une ligne courbe, convexe en haut et en dehors (1).

L'artère de la glande lacrymale provient de l'ophthalmique, et, chez quelques sujets, de la branche antérieure de la méningée moyenne; ses veines s'ouvrent dans les palpébrales et dans l'ophthalmique; ses nerfs sont fournis par le rameau lacrymal de la première branche de la cinquième paire; ses vaisseaux lymphatiques vont probablement s'unir à ceux qui accompagnent les veines faciale et temporale.

Il faut, après avoir renversé de haut en bas les parties molles qui couvrent le front, scier horizontalement le crâne, enlever la paroi supérieure et une portion de la paroi externe de l'orbite, pour mettre à découvert la glande lacrymale, et disséquer avec facilité ses vaisseaux et ses nerfs. Il est toujours très-difficile de rendre

(1) Sœmmer., *Icon. ocul. hum.*, Tab. II, fig. XV.

apparens, chez l'homme, les orifices de ses conduits excréteurs. Suivant *Winslow*, « le meilleur » moyen d'y parvenir est de laisser tremper, » pendant quelques momens, la paupière dans » de l'eau froide, et après l'avoir ôtée de l'eau » sans l'essuyer, souffler par un petit tuyau, » d'espace en espace, sur la surface de la mem» brane, sans la toucher, mais bien proche, afin que le vent seul découvre les orifices de ces tuyaux, et les rende visibles en les remplissant. *Lieutaud* a conseillé le même procédé. J. F. *Cassebohm*, pour les démontrer, étendait la paupière et comprimait la glande. *Monro* fils parvint à rendre visibles ces conduits et leurs orifices, en faisant macérer l'œil pendant quelque temps dans de l'eau sanguinolente, et depuis il les injecta avec du mercure. Sur le bœuf et sur le mouton vivans, il suffit, pour voir les orifices de ces canaux, de renverser la paupière et de l'essuyer : les larmes qui s'échappent par ces orifices, sous la forme de gouttelettes très-tenues, les rendent faciles à apercevoir.

Pour bien juger de la disposition du canal triangulaire formé par le rapprochement des bords libres des paupières, il faut examiner celles-ci d'arrière en avant après les avoir séparées de l'orbite, mais il faut auparavant avoir étudié la disposition des autres parties de l'appareil lacrymal.

Les points lacrymaux (*puncta lacrymalia*) occupent le centre d'un petit tubercule placé à une ligne et demie environ de la commissure interne des paupières, et légèrement incliné en arrière; ils sont les orifices externes des conduits du même nom (*ductus lacrymales*), distingués en supérieur et en inférieur. Le supérieur se dirige d'abord presque directement en haut, puis se courbe en bas et en dedans; l'inférieur, un peu plus court, est presque vertical dans la première partie de son trajet, et remonte ensuite en dedans pour se placer à côté du supérieur. L'un et l'autre sont plus rapprochés de la face postérieure de la paupière que de sa face antérieure. Ils s'ouvrent, dans la partie interne du sac lacrymal, au-dessus de sa partie moyenne, tantôt par un orifice ou par un petit canal commun, et d'autres fois ils restent seulement adossés l'un à l'autre en dedans de la commissure, sans avoir de communication entre eux.

La conjonctive revêt intérieurement les points et les conduits lacrymaux. A l'extérieur de cette membrane on trouve une couche mince de tissu cellulaire. La circonférence extérieure des points lacrymaux paroît être formée par un anneau fibro-cartilagineux très-mince.

Il faut sonder les conduits lacrymaux pour acquérir des notions exactes sur leur direction, leur longueur, leur largeur, leur mode de terminaison. Pour cela, on se sert d'une soie de sanglier, d'un crin ou d'un stylet d'Anel ou de Méjean ; l'instrument doit être tenu comme une plume à écrire, de la main droite si on opère sur le côté gauche, et réciproquement; les deux derniers doigts seront appliqués sur la tempe pour y prendre un point d'appui. La paupière sera légèrement tirée en dehors, et son bord libre ramené en devant avec les doigts de l'autre main pour rendre plus apparent le point lacrymal. Le stylet sera d'abord porté directement de bas en haut dans le supérieur; après lui avoir fait parcourir un trajet d'une ligne, on le couchera le long du bord libre de la paupière, que l'on continuera à tirer en dehors et en haut; puis on le poussera en bas et en dedans jusque dans le sac lacrymal; en ramenant peu à peu l'instrument à une direction presque verticale, et en continuant de presser doucement sur lui, on le fera pénétrer dans le canal nasal. Le stylet doit aussi être engagé verticalement dans le conduit lacrymal inférieur, et après un trajet très-court, on le pousse directement de dehors en dedans dans le sac, pendant que l'on tire en dehors le bord libre de la paupière.

Les conduits lacrymaux étant occupés par les corps avec lesquels on les a sondés, on procède, avant de les isoler et de les fendre, à la dissection du sac lacrymal.

Le sac lacrymal (*saccus lacrymalis*) occupe la partie antérieure, interne de l'orbite. La gouttière lacrymale, formée par le bord postérieur de l'apophyse montante de l'os maxillaire, et par la portion antérieure de l'os unguis, lui correspond en dedans et en arrière; en devant et en dehors il est placé derrière le muscle palpébral, son tendon droit, son aponévrose réfléchie, et il avoisine l'insertion antérieure du petit rotateur de l'œil.

Le sac lacrymal est revêtu intérieurement par un prolongement de la conjonctive, continu avec la membrane pituitaire; extérieurement il est fortifié par le périoste des os auxquels il correspond, par le tendon du muscle palpébral et par l'aponévrose qui se détache de ce tendon pour aller s'insérer au rebord de la gouttière lacrymale. Terminé en haut par un cul de sac arrondi, il se rétrécit inférieurement, et se continue avec le canal nasal.

On met à découvert le sac lacrymal en renversant de dedans en dehors, ou bien en enlevant les fibres charnues derrière lesquelles il est placé; mais il est utile de laisser en place le tendon du muscle palpébral pour bien apprécier ses rapports avec le sac, parce que l'on peut déduire de leur connoissance des inductions importantes relativement au mécanisme et au traitement de la tumeur lacrymale. Ces rapports ayant été soigneusement examinés, il faut, comme l'a conseillé M. *Roux*, renverser le tendon du muscle palpébral en dehors, inciser le sac de haut en bas au milieu de sa paroi antérieure, et fendre ensuite l'un des conduits lacrymaux pour s'assurer s'ils restent isolés, ou s'ils aboutissent à un canal commun dans la dernière partie de leur trajet.

Le canal nasal (*ductus nasalis*) s'étend depuis l'extrémité inférieure du sac lacrymal jusque sous la partie antérieure du cornet inférieur. Ce canal est oblique en arrière et en dedans, convexe antérieurement, quelquefois rétréci vers sa partie moyenne. L'os unguis, l'apophyse montante de l'os maxillaire, le cornet inférieur et le périoste qui les revêt, lui fournissent une espèce d'enveloppe extérieure. Il est lui-même essentiellement formé par une membrane muqueuse assez mince, très-peu adhérente au périoste, et n'offrant aucune valvule.

Le procédé par lequel on le met plus complètement à découvert, et qui sert en même temps à reconnoître la situation relative de la paroi interne du sac lacrymal, consiste à scier la tête verticalement, à introduire de bas en haut, dans le canal, une sonde d'argent, de plomb ou de gomme élastique, et à enlever ensuite peu à peu, avec un scalpel, les portions de l'os unguis et du cornet sous-ethmoïdal qui correspondent à sa partie interne.

On peut aussi, pour découvrir le canal nasal antérieurement et en dehors, enlever avec la gouge et le maillet la portion de l'os maxillaire qui s'étend depuis la partie inférieure du sac lacrymal jusque vers la partie supérieure de l'intervalle qui sépare les racines de la deuxième et de la troisième dent molaire. Ce procédé est d'une exécution plus difficile que le précédent, et les résultats en sont moins avantageux pour l'étude.

La caroncule lacrymale (*caruncula lacrymalis*) est un petit tubercule rougeâtre, pyramidal, situé près de la commissure interne des paupières, en arrière et en dedans des points lacrymaux, en dedans d'un petit repli semi-lunaire de la conjonctive désigné sous le nom de *membrane clignotante* ou de *troisième paupière*. Ce tubercule, dont la surface est couverte de poils très-fins, est formé par plusieurs cryptes réunis en un seul groupe, et couverts antérieurement par la conjonctive.

Il faut ordinairement avoir recours à la loupe pour distinguer les poils qui couvrent la surface de la caroncule et les orifices de ses cryptes, mais on peut voir les cryptes eux-mêmes à l'œil nu dès qu'on a enlevé la conjonctive.

Le globe de l'œil (*bulbus oculi*) occupe la partie antérieure, interne de l'orbite. Sa forme est celle d'un sphéroïde qui, antérieurement, seroit légèrement déprimé en haut, en bas, en dedans, en dehors, et dont le plus grand diamètre s'étendroit de devant en arrière. Sa portion moyenne antérieure est transparente, et forme chez tous les sujets une saillie plus ou moins considérable, qui représente un segment d'une petite sphère continu en arrière avec un segment plus étendu d'une autre sphère plus grande.

Le globe de l'œil est mu par quatre muscles droits et par deux muscles obliques (1). Ses rapports avec ces muscles, avec les paupières, la glande et la caroncule lacrymale, avec le tissu cellulaire de l'orbite, les nerfs (2) et les vaisseaux nombreux (3) qui se rencontrent dans cette cavité, doivent être étudiés soigneusement avant de procéder à aucune recherche sur sa structure.

L'œil est composé de membranes et d'humeurs : les membranes sont la conjonctive, la cornée transparente, la sclérotique, l'iris, la choroïde, la rétine. Les procès ciliaires et le ligament ciliaire doivent être considérés comme des dépendances de quelques-uns de ces plans membraneux. Les humeurs ou parties contenues sont

---

(1) Leur préparation a été indiquée tom. I, pag. 113 *et suiv.*

(2) Tom. I, pag. 538 *et suiv.*

(3) Tom. I, pag. 347 et 458.

l'humeur aqueuse, le crystallin et le corps vitré; chacune d'elle a sa capsule ou sa membrane propre.

Les yeux auxquels il faut donner la préférence pour en étudier l'organisation, sont ceux des individus pubères ou adultes, morts depuis très-peu de temps : ces organes doivent être sains dans toutes leurs parties, et n'avoir éprouvé aucun froissement. Après avoir disséqué des yeux d'adultes, il est ensuite très-utile de disséquer comparativement des yeux de fœtus, d'enfans, de vieillards; ils offrent des différences nombreuses qui ont une grande influence sur le mécanisme de la vision. On peut, à défaut d'yeux humains, disséquer des yeux de veau ou de bœuf; cependant, si on s'en tenoit exclusivement à leur dissection, on n'acquéreroit que des idées inexactes relativement à l'épaisseur, à la densité, à la couleur des diverses membranes, et à la capacité des espaces occupées par les humeurs dans l'œil de l'homme.

A. *La conjonctive* (*membrana conjunctiva sive adnata*) revêt le bord libre et la surface postérieure des paupières, couvre la caroncule lacrymale, forme la membrane clignotante et se réfléchit sur le tiers antérieur du globe de l'œil. Son adhérence aux fibro-cartilages palpébraux est assez intime; elle adhère encore plus intimement à la surface antérieure de la cornée transparente. Du tissu cellulaire lamelleux extensible l'unit aux autres parties auxquelles elle correspond. Cette membrane, que l'on rapporte au système des muqueuses, fournit deux petits prolongemens qui pénètrent dans les conduits lacrymaux, et des prolongemens plus déliés encore qui revêtent intérieurement les conduits excréteurs de la glande lacrymale, ainsi que les follicules palpébraux. La conjonctive est très-mince et transparente au-devant de la cornée, plus épaisse et blanchâtre au niveau de la sclérotique; plus épaisse encore, rougeâtre et très-vasculaire sur les paupières.

Les artères de la conjonctive proviennent, pour la plupart, de l'ophthalmique. Ses nerfs sont trop tenus pour qu'on ait pu les poursuivre; mais il est probable qu'ils sont très-nombreux et qu'ils sont fournis par la cinquième et la septième paire.

Il faut d'abord étudier la conjonctive en place avant de la disséquer, et on peut procéder à sa dissection de deux manières : 1°. Si l'on fait macérer dans de l'eau l'œil et les paupières pendant quelques jours, pour faire gonfler le tissu cellulaire qui unit la conjonctive aux parties voisines, on peut ensuite la détacher peu à peu des fibro-cartilages palpébraux, des ligamens larges, du releveur de la paupière supérieure, et la poursuivre jusqu'à la circonférence de la cornée; mais il est très-difficile de la séparer de cette membrane. 2°. Lorsqu'on a enlevé en même temps l'œil et les paupières, ou bien lorsqu'on renverse successivement l'un vers l'autre ces deux voiles membraneux, on voit aussi la conjonctive se réfléchir sur la sclérotique, et il faut ensuite continuer de l'isoler des parties auxquelles elle adhère, et que l'on a soin de tenir étendues et mouillées pendant toute la durée de la dissection.

Les injections tenues pénètrent facilement dans les vaisseaux de la conjonctive qui se déploie sur les paupières, la caroncule et la sclérotique; mais parviennent rarement jusque dans ceux de la portion de cette membrane qui couvre la cornée. Ces vaisseaux sont encore bien plus apparens pendant les ophthalmies; et lorsque l'inflammation est très-intense on voit quelquefois la conjonctive soulevée par de la sérosité, se séparer de la cornée, et former des phlyctènes plus ou moins étendues.

B. *La cornée transparente* (*cornea, sive cornea pellucida*) occupe la partie antérieure du globe de l'œil; elle est située derrière la conjonctive et au-devant de la chambre antérieure: Sa surface postérieure ou concave est revêtue par la membrane de l'humeur aqueuse; sa circonférence est intimement unie à la sclérotique, et comme enchâssée dans l'ouverture antérieure de cette membrane.

La cornée est assez épaisse; son épaisseur et sa convexité varient aux diverses époques de la vie et chez les différens sujets. Elle est formée de lames concentriques, unies par un tissu cellulaire très-fin; les aréoles de ce tissu sont remplies d'un fluide albumineux ténu et transparent. Les lames extérieures de cette membrane sont moins intimement adhérentes entre elles que les lames profondes. Près de la circonférence de la cornée, on trouve souvent chez les vieillards un cercle blanchâtre d'une demi-ligne de largeur; lorsque l'on veut séparer la cornée de la sclérotique, il faut, comme le pratiquoit *Demours*, faire macérer les yeux dans de l'eau jusqu'à ce qu'ils commencent à se putréfier, les suspendre ensuite à un fil et les tenir plongés quelque temps dans de l'eau bouillante. Dans les préparations ordinaires on laisse la cornée adhérente à la sclérotique, et on n'incise ces membranes qu'après avoir étudié leur disposition extérieure.

Si on comprime fortement la cornée, on voit suinter sur ses surfaces, sous forme de gouttelettes, le liquide qui se trouvoit contenu dans les interstices de ses lames. En plongeant quelque temps cette membrane dans l'eau, elle s'en pénètre et augmente d'épaisseur et de poids (1),

---

(1) *Stenon*, de musc. et gland. = *Petit*, Acad. des Scienc. années 1728 et 1729.

l'évaporation spontanée du liquide qui occupe les aréoles de la cornée, lui fait perdre sa transparence. Elle devient encore plus opaque, lorsqu'on la plonge dans l'eau bouillante, dans de l'alcool, ou dans un acide.

On peut isoler les unes des autres, avec le scalpel, les lames extérieures de la cornée, et on les trouve quelquefois séparées par du pus ou par des concrétions blanchâtres.

C. *La sclérotique* (*sclerotica*, *cornea opaca*, *sclerodes*) s'étend de la circonférence de la cornée transparente jusqu'à l'insertion du nerf optique. On y distingue, 1°. une face externe convexe, en rapport avec du tissu cellulaire, des vaisseaux, des nerfs et tous les muscles de l'œil, auxquels elle donne insertion; 2°. une face interne concave, en contact avec la choroïde, et unie foiblement à cette membrane par des filets nerveux, des vaisseaux et du tissu cellulaire très-délié; 3°. une ouverture postérieure arrondie, située en dedans de l'axe de l'œil, et ordinairement divisée par quelques prolongemens fibreux en plusieurs petits trous qui donnent passage à la substance médullaire du nerf optique; 4°. une ouverture antérieure, dont le diamètre transversal est un peu plus étendu que le diamètre vertical, et disposée de manière à s'unir comme par enchâssement avec la cornée.

La sclérotique appartient au système fibreux;

elle est fortifiée en arrière par quelques fibres provenant de l'enveloppe extérieure du nerf optique, et par les aponévroses des muscles obliques de l'œil. Antérieurement elle s'unit aussi d'une manière très-intime à une couche fibreuse formée par les aponévroses des quatre muscles droits, et cette couche a même été considérée par quelques auteurs, entre autres par *Galien*, *Charles Etienne*, *Columbus*, comme une membrane distincte, à laquelle on a donné les noms d'*innominée* et d'*albuginée*.

La sclérotique est d'un blanc mat, épaisse, peu extensible; mais elle jouit à un assez haut degré de la contractilité de tissu. Elle est formée de lames et de fibres fortement unies entre elles, entre lesquelles se trouvent des canaux obliques, qui donnent passage à des nerfs et à des vaisseaux. Quelques anatomistes, parmi lesquels on distingue *Lecat* (1) *Zinn* (2), *Sabatier* (3), pensent que la sclérotique est formée de deux lames, et que l'interne est fournie par la pie-mère. On ne peut les démontrer que sur l'œil du fœtus, et il n'est pas certain que celle que l'on a considérée comme un prolongement de la pie-mère provienne de cette membrane.

---

(1) Traité des Sens, pag. 153.

(2) Descrip. anat. ocul. human., pag. 12.

(3) Traité d'Anat., tom. II, pag. 57.

Les vaisseaux de la conjonctive sont en petit nombre ; jusqu'à présent on n'a pas vu de nerfs se terminer dans son épaisseur.

Préparation. Coupez le nerf optique et les muscles dans le fond de l'orbite, tirez l'oeil hors de cette cavité, disséquez soigneusement les aponévroses jusqu'à leur insertion, et après avoir étudié leur disposition sur la sclérotique, séparez-les de cette membrane.

Soulevez ensuite la sclérotique vers le milieu du globe de l'oeil, et incisez-la circulairement avec des ciseaux fins ou avec un scalpel à lame déliée, en évitant d'intéresser la choroïde.

Placez l'oeil dans un vase peu profond rempli d'eau, ou même, sans prendre cette précaution, renversez, en sens opposé, les deux segmens de la sclérotique, vous verrez de cette manière le mode d'union de cette membrane à la choroïde, ainsi que les vaisseaux et les nerfs qui passent entre elles.

Si l'on veut s'assurer de l'existence de la lame cribriforme qui occupe l'aire de l'ouverture postérieure de la sclérotique, il faut, comme l'a conseillé *Zinn* (1), séparer cette membrane de la choroïde, et comprimer le nerf d'arrière en avant entre les doigts ; à chaque pression, la substance médullaire s'échappe par ce crible sous forme de

(1) *Loc. cit.* pag. 106.

petits tubercules blancs, et après les avoir essuyés, on en voit reparoître de nouveaux en répétant la pression. On voit aussi, au milieu des petites ouvertures qui transmettent dans l'œil la substance du nerf, un ou deux trous plus grands que les autres qui restent vides : ils appartiennent à l'artère et à la veine centrale de la rétine.

On fendra suivant sa longueur l'enveloppe extérieure du nerf optique pour disséquer ensuite les trousseaux de filamens solides blanchâtres par lesquels elle se termine, et qui s'insèrent à la sclérotique près de la circonférence de son ouverture postérieure.

Si l'on veut mesurer exactement l'épaisseur de cette membrane dans les divers points de son étendue, on fera à chacun des segmens obtenus par sa coupe circulaire, deux incisions qui les partagent de devant en arrière en deux moitiés égales, et on pourra prolonger ces incisions dans la cornée détachée de l'œil avec la sclérotique.

Pour séparer l'une de l'autre les deux lames dont on a prétendu qu'elle est formée, on suivra le procédé de *Zinn* (1), qui consiste à faire, sur l'œil d'un fœtus, une incision à sa lame extérieure, et à l'isoler ensuite, avec le manche d'un scalpel, de la couche membraneuse qui la revêt intérieurement.

---

(1) *Loc. cit.* pag. 12.

Les injections, la macération dans l'eau, dans les acides purs ou affoiblis, la combustion sur des charbons ardens, les altérations produites par les maladies, peuvent servir aux anatomistes dans leurs recherches sur la structure et sur les propriétés de tissu de la sclérotique.

D. *La choroïde* (*choroïdes, sive chorioïdes*) est située entre la sclérotique et la rétine; elle s'étend du contour du nerf optique, dans le fond de l'œil, à la grande circonférence de l'iris. Des vaisseaux, des nerfs du tissu cellulaire en arrière, et le ligament ciliaire antérieurement, l'unissent à la sclérotique. Sa surface interne, contigüe seulement au corps vitré, est adhérente aux procès ciliaires.

Lorsqu'on sépare la sclérotique de la choroïde, on distingue les artères ciliaires longues, les nerfs ciliaires, les veines choroïdiennes, les artères ciliaires postérieures; ces parties unies entre elles par du tissu cellulaire très-fin, blanchâtre dans le fœtus, rougeâtre dans l'enfance, d'un brun obscur chez les adultes, sont encore bien plus faciles à voir, lorsqu'après avoir incisé circulairement la sclérotique, on fait macérer l'œil pendant quelque temps dans de l'esprit de vin.

La face concave de la choroïde, que l'on met à découvert en incisant cette membrane de devant en arrière, et en renversant en sens opposé les bords de l'incision, est couverte d'un enduit noirâtre, très-épais antérieurement, et remplacé en arrière près du nerf optique par un cercle blanchâtre.

L'enduit noirâtre se prolonge dans les intervalles des procès ciliaires, sans les couvrir eux-mêmes. Si l'on fait macérer, pendant quelque temps, la conjonctive dans de l'eau, cet enduit se détache, et l'on peut voir, avec le secours d'une loupe, flotter sur la surface qu'il occupoit une multitude de filamens très-courts et très-déliés, qui probablement le fournissent.

La choroïde est composée d'une multitude de vaisseaux artériels et veineux unis par un tissu cellulaire très-fin. Les fibres noires que *Morgagni* admet dans sa texture, et les fibres parallèles que *Maître Jean* a cru remarquer vers sa partie postérieure, ne sont autre chose que des vaisseaux. Les préparations les plus soignées ne peuvent y faire trouver de glandes.

On peut voir distinctement, et sans le secours d'aucune injection, tous les vaisseaux de la choroïde sur les yeux très-frais des enfans; on peut aussi quelquefois les distinguer sur les yeux des adultes morts d'asphyxie ou d'apoplexie. La macération de la choroïde dans l'esprit de vin fait presque toujours prendre à ses veines une couleur blanche, tandis que ses artères se colorent en brun. Ce phénomène aide beaucoup à distinguer ces vaisseaux les uns des autres.

En poussant une injection très-fine dans la carotide primitive ou dans l'artère ophthalmique, on injecte presque toujours les artères et les veines choroïdiennes. L'injection, ainsi que l'ont remarqué *Zinn* et *Haller*, réussit beaucoup moins bien lorsqu'on tente de la faire par un tronc veineux.

Lorsque cette opération a été heureuse, on trouve sur la surface externe de la choroïde, outre les nerfs ciliaires et le tissu cellulaire dont il a été fait mention antérieurement, 1°. les deux artères ciliaires longues, qui se portent de derrière en devant vers le ligament ciliaire ; 2°. un peu plus profondément et vers le milieu de l'œil, les veines disposées en tourbillon, et nommées par Stenon *vasa vorticosa* ; 3°. dans les intervalles de ces veines, les artères ciliaires postérieures qui gagnent la surface interne de la choroïde, et sont elles-mêmes recouvertes intérieurement par un réseau vasculaire très-délié, découvert par *Lieberkunh*. Suivant *Ruysch* et la plupart de ses disciples, la choroïde est formée de deux lames, et son fils donna à l'interne le nom de *lame Ruyschienne*. *Hovius* en comptoit cinq. *Albinus*, *Haller*, *Zinn* et les meilleurs anatomistes de ce siècle n'en admettent qu'une, dans laquelle les vaisseaux forment plusieurs couches assez distinctes, mais qu'il est cependant impossible d'isoler les unes des autres.

E. *Le cercle ciliaire* (*orbiculus ciliaris :* Haller, Zinn, etc. = *Ligamentum ciliare.* = *Cercle de la choroïde :* Ferrein. = *Ceinture blanche de la chor.* Winslow. = *Plexus ciliare :* Lieutaud. = *Commissure de la choroïde :* Chaussier) est un anneau celluleux blanchâtre situé entre la choroïde, l'iris et la sclérotique, large d'une ligne environ, plus épais et d'un tissu plus dense en avant qu'en arrière, plus adhérent à la choroïde qu'à la sclérotique, assez foiblement uni à l'iris qui est comme enchâssé dans son épaisseur, et contenant dans ses aréoles nombreuses un liquide ténu, transparent, légèrement albumineux. Le cercle ciliaire est traversé par les artères ciliaires longues et antérieures, et en reçoit plusieurs rameaux.

Pour voir cette commissure, il faut d'abord renverser d'arrière en avant la moitié antérieure de la sclérotique, et enlever ensuite cette membrane avec la cornée transparente. Pour juger de sa force, on peut, comme l'ont conseillé *Winslow* et *Zinn*, pousser de l'air entre la choroïde et la sclérotique par une petite ouverture faite à cette dernière membrane.

F. L'*iris* (*iris*) est une cloison membraneuse plane, baignée antérieurement et postérieurement par l'humeur aqueuse, séparant l'une de l'autre les deux chambres de l'œil, correspondant médiatement en arrière au crystallin, en devant à la cornée, et offrant presqu'à sa partie moyenne une ouverture arrondie, nommée *pupille* ou *prunelle* (*pupilla*).

On distingue à l'iris deux faces et deux circonférences : la face antérieure, revêtue par la membrane de l'humeur aqueuse, est diversement colorée chez les divers sujets. On y remarque ordinairement deux anneaux concentriques, l'un extérieur, assez large, foiblement coloré, l'autre intérieur, plus étroit, d'une couleur plus foncée. Ces deux anneaux paroissent essentiellement formés par des fibres radiées plus ou moins flexueuses, beaucoup plus apparentes pendant la vie qu'après la mort, et qui se bifurquent près de la pupille. Entre ces fibres sont placés des vaisseaux et des nerfs nombreux.

La face postérieure de l'iris est recouverte d'un enduit noirâtre, épais et très-adhérent. Cette surface, à laquelle on a donné le nom d'*uvée* (*uvea*), à cause de sa couleur, est immédiatement en rapport avec les procès ciliaires, et présente un grand nombre de replis rayonnés, non flexueux, distincts les uns des autres près de la grande circonférence de l'iris, tandis qu'ils sont très-rapprochés dans le voisinage de la pupille, où ils semblent former un anneau continu et saillant.

La grande circonférence de l'iris correspond de dehors en dedans au ligament celluleux ou ciliaire, à la choroïde, aux procès ciliaires. Son degré d'adhérence à ces parties varie chez les divers sujets.

Sa petite circonférence circonscrit l'ouverture pupillaire, dont le centre est plus rapproché de l'extrémité interne que de l'extrémité externe du diamètre transversal de l'œil. L'aire de cette ouverture s'agrandit quand l'iris revient sur lui-même, et se rétrécit lorsque cette membrane se développe.

Il n'est pas besoin d'avoir recours à la dissection pour voir la disposition de la surface antérieure de l'iris ; mais pour mettre à découvert sa surface postérieure et sa grande circonférence, il faut d'abord enlever la moitié postérieure de la sclérotique, de la choroïde et de la rétine, en laissant en place le corps vitré et le crystallin ; à travers ces parties transparentes on peut distinguer l'uvée et les procès ciliaires. Si on enlève ensuite le corps vitré et le crystallin, et qu'on fasse macérer les membranes dans de l'eau, on parvient à détacher l'enduit noirâtre de l'iris, et l'on voit ensuite les stries radiées droites de sa face postérieure ; mais il faut avoir recours à la loupe pour juger de leur véritable disposition dans le voisinage de la pupille.

Lorsqu'on se propose d'étudier les connexions de la grande circonférence de l'iris, on doit d'abord renverser d'arrière en avant la moitié antérieure de la sclérotique pour mettre à découvert, près de la cornée, le ligament celluleux. La cornée, ainsi que le segment antérieur de la sclérotique étant enlevés, le ligament celluleux étant soulevé, on voit l'union de l'iris avec la choroïde, et lorsque celle-ci est renversée d'arrière en avant on découvre les procès ciliaires.

L'iris est composé de deux lames ; mais la postérieure ou l'uvée est tellement unie, près de la pupille, à l'iris proprement dit, qu'il est impossible de l'en séparer : près de la grande circonférence de cette membrane l'adhérence entre ces deux lames est moins intime. C'est l'uvée qui, en se repliant sur elle-même, forme les stries radiées droites, que présente la face postérieure de l'iris.

On ne trouve de fibres musculaires ni dans la lame antérieure ni dans la lame postérieure de l'iris ; mais il est pourvu d'un grand nombre d'artères qui proviennent presque toutes des ciliaires longues et des ciliaires antérieures. Ses veines, moins connues, vont probablement s'ouvrir dans les veines choroïdiennes ; ses nerfs sont fournis par le ganglion ophthalmique : quelques-uns cependant se séparent immédiatement du filet nasal de la branche ophthalmique de la cinquième paire. Ils sont tous très-ténus, aussi ne peut-on guère les suivre avec le scalpel au-delà de sa grande circonférence ; on ne peut même distinguer, à l'aide d'une forte loupe, comment ils se terminent. Les injections fines avec le vermillon suspendu dans l'essence de térébenthine, dans le vernis à l'esprit-de-vin ou dans une solution aqueuse tiède d'icthiocolle sont employés bien plus utilement pour l'étude de ses vaisseaux. Lorsque ces injections ont bien réussi, on voit distinctement les cercles concentriques formés par les anastomoses des artères, ainsi que les branches flexueuses qui naissent de ces cercles pour se rendre vers la pupille. Lorsque la membrane pupillaire existe encore, on distingue ces derniers vaisseaux se prolongeant vers son centre.

On peut conserver l'iris injecté en le trempant d'abord dans de l'alcool et en l'étendant ensuite sur un papier gommé. Le même procédé convient pour la choroïde et même pour la rétine.

G. *Le corps ciliaire et les procès ciliaires* (*corpus ciliare, processus ciliares*) (1) par lesquels il est formé, correspondent en dehors à la partie antérieure de la face interne de la choroïde et à la partie postérieure de l'uvée; en dedans à la

(1) Le corps ciliaire a reçu différentes dénominations, *tunica ciliaris* : Vesal. = *Ligamentum ciliare* sive *processus ciliaris* : Rhuysch. = Il en est de même des procès ciliaires, que *Haller* nomme quelquefois *ligamenta ciliaria ;* Lieutaud, *rayons ciliaires ;* M. Chaussier, *rayons sous iriens*.

partie antérieure du corps vitré et à un petit canal circulaire qui entoure la capsule du crystallin.

Zinn, et, depuis lui, la plupart des anatomistes modernes ont indiqué plusieurs procédés pour mettre à découvert cette partie et en étudier la texture : si on enlève la sclérotique, la choroïde et la rétine sur l'hémisphère supérieur ou inférieur de l'œil jusqu'à deux lignes environ de l'origine de la cornée transparente en conservant en place le corps vitré et le crystallin, on aperçoit à travers, sur la portion antérieure et concave de la choroïde, un anneau noir, semblable au disque d'une fleur radiée, entourant le crystallin, large de deux lignes environ du côté de la tempe, un peu plus étroit en dedans. La grande circonférence de cet anneau est onduleuse et dentelée, très-noire, ce qui la distingue de la choroïde ; mais à une ligne environ du crystallin il offre alternativement des stries noires et des stries blanches : ces dernières sont les procès ciliaires.

Si on enlève le crystallin et le corps vitré, ce qui s'exécute facilement sur des yeux qui ne sont pas très-frais, on voit, chez les enfans, presque tout l'enduit noir du corps ciliaire rester adhérent, en conservant sa forme, à la membrane hyaloïde et au canal godronné de *Petit*. Chez les adultes on ne peut séparer cet enduit du corps ciliaire qu'à l'aide de lotions répétées ou d'une macération assez longue.

Lorsque le corps ciliaire est débarrassé de cette couche de matière noire, on voit distinctement les procès ciliaires naître de la choroïde par des stries très-déliées. Ils sont alternativement plus longs et plus courts; leurs extrémités paroissent bifurquées. Très-pâles et très-minces en arrière, ils deviennent plus saillans, plus gros et plus blancs en devant, et sont unis à l'iris, près de sa grande circonférence, par quelques prolongemens celluleux et vasculaires; mais ils n'adhèrent que très-foiblement à sa surface postérieure. Leur extrémité antérieure est libre dans l'étendue d'une demi-ligne environ, et sans adhérence avec la capsule crystalline. En arrière ils sont couverts d'un duvet très-fin semblable à celui de la choroïde, et reçus dans de petits enfoncemens présentés par la surface antérieure du corps vitré.

En plongeant la choroïde et l'iris dans de l'eau, les procès ciliaires s'écartent les uns des autres; et on peut facilement s'assurer avec la loupe de leur longueur, de leur volume et de leur figure; il faut aussi se servir de cet instrument pour bien voir la disposition de leurs extrémités, et le duvet qui les revêt en arrière. Les injections très-fines rendent ce duvet beaucoup plus apparent, mais elles démontrent aussi que le réseau de *Lieberkunh* ne se prolonge pas de la choroïde sur les procès ciliaires.

Lorsque les artères de l'œil ont été bien injectées, on voit dans chacun des procès ciliaires plus de vingt rameaux artériels provenant des ciliaires courtes ou postérieures; ces rameaux communiquent entre eux par des ramuscules tranverses et obliques; et, parvenus à l'extrémité de ces replis membraneux, ils se courbent l'un vers l'autre pour s'anastomoser par arcade. Du tissu cellulaire très-fin soutient ce réseau délicat. Les veines des procès ciliaires se rendent dans celles de la choroïde, mais elles sont encore peu connues.

H. *La rétine* (*retina* = *arachnoïdes* : Celse. = *Amphiblestroïdes* : Galien) est située entre la choroïde et le corps vitré, auxquels elle est seulement contiguë. On la voit distinctement s'étendre du fond de l'œil jusqu'à l'origine du corps ciliaire, et former, en se terminant près de lui, un bourrelet arrondi assez saillant (1).

Pour mettre à découvert la face externe de la

---

(1) Ce sont là les limites qu'assignent à la rétine plusieurs anatomistes célèbres, et entre autres *Morgagni*, *Zinn*, *Sœmmerring*, *Chaussier*, *Cuvier*; et cependant *Winslow*, *Cassebohm*, *Ferrein*, *Lieutaud*, *Haller*, *Sabatier*, *Bichat*, avancent qu'elle se prolonge derrière les procès ciliaires et dans leurs intervalles jusque sur la capsule du crystallin.

rétine, il faut, sur un œil humain très-frais, enlever d'abord l'hémisphère postérieur de la sclérotique, plonger cet œil dans de l'eau, et en détacher avec précaution la choroïde.

On peut remarquer, en exécutant cette prépation, que la rétine paroît continue en arrière avec la substance pulpeuse du nerf optique; que les vaisseaux situés dans l'épaisseur de ce nerf se rendent dans la rétine, et que l'entrée du nerf ne correspond pas à l'extrémité du diamètre antéro-postérieur de l'œil, mais à deux lignes environ plus en dedans. A deux lignes en dehors du nerf optique on trouve une tache d'un jaune assez foncé chez les adultes, et d'une teinte plus claire chez les enfans et chez les vieillards. A cette tache aboutissent les extrémités de plusieurs plis irréguliers produits par l'affaissement qu'éprouve l'œil après la mort; ils s'effacent, en partie, pendant que cet organe est plongé dans l'eau. L'un d'eux, plus saillant que les autres, offre assez constamment la même forme; il se dirige vers le nerf optique : *Bichat* le considère comme dépendant essentiellement de la conformation de la rétine.

Le trou et la tache jaune au centre de laquelle il est placé (*foramen centrale et limbus luteus*) ont été découverts par *Sœmmerring*. Suivant M. *Cuvier*, ce que l'on a nommé trou central n'est qu'un point transparent; il n'existe ainsi que la tache jaune que dans l'œil de l'homme et des singes.

Après avoir examiné la moitié postérieure de la surface externe de la rétine, on enlèvera avec précaution, sur la même pièce, le reste de la sclérotique et de la choroïde, la cornée, l'iris et le corps ciliaire, afin de voir le reste de la face externe de la membrane, son bourrelet antérieur et sa surface interne. On pourra même distinguer à travers le corps vitré la tache jaune et le trou central.

Suivant la plupart des anatomistes, la rétine est formée par l'épanouissement de la substance pulpeuse du nerf optique. *Morgagni* paroît en douter; *Winslow* assure le contraire; *Bichat* croit que la substance de la rétine est de la même nature que celle de la portion médullaire du nerf, et cependant que cette membrane ne résulte pas de l'épanouissement de la pulpe nerveuse, parce que le nerf optique paroît se terminer brusquement sous la forme d'un bouton blanc après avoir traversé la choroïde, et que sa couleur diffère d'ailleurs beaucoup de celle de la rétine.

Lorsque l'on a injecté heureusement l'artère ophthalmique, on trouve sur la surface interne de la rétine un assez grand nombre d'artérioles qui naissent de la centrale de cette membrane et se prolongent jusque vers le corps ciliaire; deux d'entre elles forment une espèce de couronne à quelque distance de la circonférence de la tache jaune.

Si l'on fait macérer l'œil dépouillé de ses tuniques externes dans de l'alcool, la rétine acquiert plus de densité et devient plus blanche; la partie postérieure du corps ciliaire devient aussi blanchâtre : c'est probablement ce phénomène qui en a imposé à quelques anatomistes, et les a engagés à penser que la rétine se prolonge jusque vers la capsule du crystallin.

La macération dans de l'eau pure, de la rétine préalablement injectée, peut servir à dévoiler sa structure intime (1). Au bout de quelques jours, elle devient très-mince et transparente; un peu plus tard la substance médullaire s'en sépare; il ne reste plus qu'un réseau celluleux très-délié, dans lequel se ramifient les vaisseaux sanguins. La rétine semble ainsi formée de deux lames; l'une, extérieure médullaire; l'autre, interne celluleuse et vasculaire. C'est à celle-ci que quelques anatomistes ont donné le nom d'*arachnoïde*. Dans l'homme, il est absolument impossible de les séparer l'une de l'autre; mais il est facile de les distinguer, et même de les séparer sur l'œil des poissons (2).

---

(1) Zinn, *loc. cit.* pag. 111.

(2) Cuvier, Anat. comp. tom. II, pag. 419.

Dans quelques animaux, et particulièrement dans le lièvre et le lapin, on voit distinctement des stries médullaires, provenant du nerf optique, se ramifier dans l'épaisseur de la rétine. Dans l'homme, on n'a pu jusqu'à présent démontrer une semblable disposition; *Morgagni* établit des doutes sur son existence; *Haller* la rejette absolument.

L'humeur aqueuse et sa capsule, dont la découverte est due à MM. *Demours* et *Descemet*, occupent les deux chambres de l'œil. L'antérieure est beaucoup plus grande que la postérieure; mais l'existence de celle-ci, contestée par quelques anatomistes, ne peut être révoquée en doute : on l'a trouvée remplie d'humeur aqueuse sur des fœtus, dont la membrane pupillaire existoit encore : on la distingue quelquefois à travers la cornée, sur des yeux affectés de cataracte membraneuse; on la démontre aussi par la congélation de l'œil.

Si l'on veut s'assurer de la quantité absolue de l'humeur aqueuse, il suffit de pratiquer une petite incision à la cornée transparente pour lui donner issue. Il faut faire geler un œil très-frais, en le tenant plongé pendant quelque temps dans un mélange de glace pilée et de sel marin, ou de glace pilée et d'acide nitrique, pour juger de la capacité relative des deux chambres; on enlève ensuite la cornée avec précaution, on soulève avec le manche d'un scalpel les glaçons qui occupent la chambre antérieure; et après avoir détaché l'iris, on trouve derrière lui la portion de glace qui occupe la chambre postérieure. On peut aussi partager l'œil en deux moitiés latérales, et enlever ensuite la glace des deux chambres avec la pointe d'un scalpel. *Petit* (1), qui a proposé les procédés que je viens de rappeler, a bien observé que la dilatation très-considérable qu'éprouve l'humeur vitrée pendant la congélation, nuit à la recherche de la capacité des deux chambres; car il arrive quelquefois que la postérieure s'efface presque complétement pendant l'opération. On peut en partie prévenir cet inconvénient, en faisant une ponction dans la partie postérieure du corps vitré, pour en évacuer une petite portion avant de faire geler l'œil.

L'humeur aqueuse est trouble et rougeâtre chez les fœtus et les enfans nouveau-nés; dans l'espace de vingt à trente jours, elle devient parfaitement limpide; chez quelques vieillards, elle perd une partie de sa transparence. L'exhalation et l'absorption de cette humeur, sont habituellement très-actives, surtout chez les sujets qui ne sont pas très-avancés en âge.

La membrane qui renferme l'humeur aqueuse

---

(1) Acad. des Sc. année 1723. = Collect. acad. part. franç. tom. V.

est très-mince, diaphane; elle revêt la surface postérieure de la cornée, la face antérieure de l'iris, peut-être s'engage-t-elle dans la pupille pour aller ensuite se déployer dans la chambre postérieure.

J'adopte, pour démontrer cette membrane, le procédé conseillé par *Bichat* : il consiste à faire bouillir l'œil, et à examiner ensuite la cornée par sa surface postérieure ; on la trouve ordinairement séparée de la membrane de l'humeur aqueuse, dans le voisinage de l'iris. *Bichat* a vu quelquefois, à la suite d'une longue ébullition, la cornée abandonner entièrement la membrane de l'humeur aqueuse, et celle-ci occuper seule l'ouverture de la sclérotique.

Pour démontrer plus rigoureusement la grandeur des chambres de l'humeur aqueuse, sans le secours de la gelée, *Petit* a eu recours au compas d'épaisseur, à un ophthalmomètre de son invention, et à différens calculs : la description de sa machine, de la manière de s'en servir, et ses calculs, sont consignés dans les Mémoires de l'Académie des Sciences. J'y renvoie mes lecteurs, parce qu'il est impossible d'en donner un extrait court et clair.

J. Le crystallin (*lens crystallina sive crystallinus*) est un corps lenticulaire, parfaitement transparent chez l'adulte, situé à une petite distance de la partie postérieure de l'iris et des procès ciliaires, et au-devant du corps hyaloïde dans lequel il est enchâssé assez profondément.

On distingue au crystallin une surface antérieure, une surface postérieure et une circonférence. La surface antérieure est constamment moins convexe que la surface postérieure; l'une et l'autre sont beaucoup plus convexes dans l'enfance qu'aux autres époques de la vie. L'épaisseur du crystallin, dans sa partie moyenne, est de deux lignes et demie environ; sa circonférence est de douze à quatorze lignes : elle correspond au canal godronné. Le crystallin est composé d'une membrane capsulaire et d'une substance pulpeuse et lamelleuse.

La capsule crystalline est revêtue en devant et en arrière par des feuillets très-ténus de la membrane du corps vitré; elle adhère intimement à celui de ces feuillets qui passe au-devant d'elle, et très-peu à celui qui correspond à sa surface postérieure. Cette capsule, environnée par le canal godronné, ne fournit aucune insertion aux procès ciliaires. Dans son hémisphère antérieur, elle est beaucoup plus épaisse que dans son hémisphère postérieur. Sa texture, suivant *Haller* et la plupart des anatomistes modernes, paroît avoir beaucoup d'analogie avec celle de la cornée. Elle se comporte comme cette membrane exposée à l'air libre; l'eau bouillante, l'acide nitrique lui donnent une couleur blanchâtre, et la font se racornir.

La capsule crystalline reçoit, en arrière, une petite artère qui provient de la centrale de la rétine; ses ramifications très-ténues s'avancent jusqu'à la circonférence du crystallin; quelques-unes d'elles pénètrent dans sa substance. La moitié antérieure de cette membrane est également pourvue de quelques vaisseaux qui, suivant *Scarpa*, proviennent des artères du corps vitré; et suivant *Petit*, *Haller* et *Bertrandi*, de celles des procès ciliaires. Les veines du crystallin n'ont pas encore été suivies. Il est probable que sa capsule et sa substance sont entièrement dépourvues de nerfs.

Lorsque l'on fait à la capsule crystalline une petite incision, on voit presque toujours s'en écouler une petite quantité d'un fluide légèrement visqueux, auquel on donne le nom d'*humeur de Morgagni*. Quand ce fluide s'est écoulé, et que l'on a agrandi l'incision de la capsule, la lentille crystalline s'en dégage avec facilité. Cette lentille est extérieurement formée par une substance pulpeuse, dans laquelle on ne découvre aucune trace d'organisation; mais elle offre, en outre, un noyau composé de lames concentriques. Celles-ci peuvent être divisées en un grand nombre de fibres presque parallèles; quelques-unes cependant se portent d'une lame à une autre, et semblent destinées à les unir. Pour s'assurer de ce mode de texture, il est utile de faire durcir le crystallin en le tenant plongé pendant quelque temps dans de l'alcool, dans de l'eau bouillante, ou dans un acide minéral affoibli, après quoi on peut assez facilement séparer, avec la pointe d'un scalpel, les lames qui entrent dans sa composition. On peut même opérer cette séparation sans aucune préparation antérieure, sur le crystallin du bœuf, ou sur celui des vieillards. On voit encore la juxta position de ces lames en coupant de devant en arrière un crystallin desséché.

Les injections ténues ne pénétrant que très-rarement dans les artères du crystallin, il est important de disséquer, toutes les fois que l'occasion s'en présente, les yeux dont les vaisseaux sont accidentellement distendus par du sang; c'est ce qui a lieu ordinairement chez les sujets morts d'asphyxie ou d'apoplexie, et plus souvent encore chez les enfans qui succombent à la suite d'accouchement laborieux, ou affectés de violente ophthalmie.

K. *Le canal godronné de Petit* (*canalis Petitianus ;* = *zona ciliaris :* = Zinn ; = *corona ciliaris :* Camper) est situé entre le corps vitré et le corps ciliaire; il est triangulaire, plus large du côté de la tempe que vers le nez, et il embrasse la circonférence du crystallin. Il est formé par la membrane hyaloïde qui se divise en deux lames derrière le corps ciliaire. Si on pratique à ce canal une légère ouverture et qu'on y insuffle de l'air, sa surface antérieure présente des bosselures en quelque sorte semblables à celles de l'intestin colon ou de la vaisselle godronnée, séparées les unes des autres par des brides membraneuses assez fortes. L'air poussé dans ce canal ne pénètre pas dans la capsule crystalline, et réciproquement. Les parois de ce canal sont en contact immédiat pendant la vie, et on ne peut guère voir ce canal après la mort qu'en l'insufflant ou en y poussant avec beaucoup de précaution une injection très-ténue.

L. *Le corps vitré ou hyaloïde* (*corpus vitreum sive humor vitreus, sive humor hyaloïdes*) occupe l'espace compris entre le fond de l'œil et le crystallin; il est composé d'une membrane celluleuse très-fine et d'un fluide qui en occupe les aréoles.

La membrane du corps vitré, contiguë en dehors à la rétine, fournit par sa surface interne un grand nombre de prolongemens lamelleux qui forment, en s'entrecroisant, des cellules nombreuses, qui communiquent toutes entre elles. On s'assure de la communication de ces cellules en faisant au corps vitré une petite incision : dans un temps assez court on voit s'échapper entre ses bords une assez grande quantité de l'humeur hyaloïde. Si l'on fait macérer le corps vitré dans un acide affoibli, dans de l'alcool concentré, sa membrane perd sa transparence, et on distingue, confusément à la vérité, ses prolongemens intérieurs. Si on fait congeler l'œil, on voit non-seulement, comme l'ont démontré les expériences de *Demours* (1), ces prolongemens de la membrane hyaloïde; mais on reconnoît encore la disposition des cellules qu'ils séparent par la forme des parcelles de glace qu'elles contiennent, et que l'on peut facilement en extraire avec la pointe d'un scalpel, surtout lorsqu'avant d'ouvrir l'œil gelé on l'a tenu quelque temps dans un air tempéré, pour que les glaçons commencent à se détacher d'eux-mêmes. Les glaçons situés vers la surface du corps vitré sont les plus gros de tous, les autres diminuent de grosseur à mesure qu'ils s'en éloignent; les plus gros d'entre eux sont aplatis, plus longs que larges, assez régulièrement disposés en manière de rayons autour du centre de la partie postérieure du crystallin, et plus épais vers sa périphérie que vers son centre; les glaçons situés à la partie antérieure du corps vitré sont les moins gros; ils sont d'ailleurs, comme tous les autres, des polyèdres irréguliers (2).

Les vaisseaux du corps vitré sont peu nom-

(1) Acad. des Scienc. année 1741. = Coll. acad. part. fr. tom. IX.

(2) Demours, *loc. cit.*

breux, excessivement ténus, et très-difficiles à démontrer sur l'œil de l'homme. Suivant *Haller*, *Zinn* et la plupart des anatomistes modernes, ils proviennent de l'artère centrale de la rétine. *Zinn* les a trouvés remplis de sang et assez distincts sur des yeux de chiens nouveau-nés et sur un œil de mouton. *Albinus* a vu sur l'œil d'une baleine quelques ramifications artérielles se rendre des procès ciliaires sur la membrane du corps vitré; *Zinn* les a cherchés inutilement dans l'homme (1).

De l'Oreille.

L'oreille, organe de l'ouïe, est en partie contenue dans l'épaisseur de l'os des tempes, et en

---

(1) Auteurs principaux à consulter sur l'œil :

Briggs : *Ophthalmographia.* Cet ouvrage est inséré dans le tom. II de la Biblioth. anat. de *Manget.*

Ruysch : *Thesaurus anatomicus secundus.*

Haller : *Icones anatomicæ*, fasc. vij. = *Mémoires de l'Acad. des Sc.* 1762.

Morgagni : *Epist. anat. XVII.*

Duverney : *Œuvres posth.*

F. Petit : *Mém. de l'Acad. des Sc.*, depuis 1721 à 1730.

Lecat : *Traité des Sens.* = *Acad. des Sc.*, 1739.

Demours : *Acad. des Sc.*, 1741. = *Acad. des Sc., Mém. des sav. étrang.*, tom. II. = *Lettre à F. Petit. Paris*, 1767.

Descemet : *Collect. des Thèses de la Faculté de Médec. de Paris, année* 1758.

partie saillante à l'extérieur, derrière l'articulation temporo-maxillaire. On y distingue trois portions; l'*oricule* (1), le *tympan*, le *labyrinthe*.

L'oricule (*auricula*) comprend le pavillon de l'oreille et le conduit oriculaire ou auditif.

Le pavillon (*pinna auriculæ*) est aplati de dehors en dedans, et de devant en arrière, irrégulièrement ovale, et terminé inférieurement par un tubercule cellulo-cutané, connu sous le nom de *lobule* (*lobulus sive auricula*). On voit extérieurement sur le pavillon, en procédant de sa circonférence vers son centre, quatre éminences; l'*helix*, l'*anthelix*, le *tragus*, l'*anti-tragus*. L'hélix commence au-dessus du conduit oriculaire dans la conque, et se termine vers la partie postérieure et supérieure du lobule. L'anthélix prend son origine par deux branches, au-dessus de la partie supérieure et antérieure de la conque, et se prolonge jusque vers l'anti-tragus. Le tragus correspond à la partie antérieure de

---

Zinn : *Descrip. anat. ocul. hum. icon. illustr.*

Sœmmerring : *Icones ocul. human.*

Cuvier : *Leçons d'Anat. comp.*, tom. II.

Magendie : *Mémoires sur les Images qui se forment au fond de l'œil*, précédé d'un *Mémoire sur l'usage de l'épiglotte.*

(1) J'ai adopté pour ce mot et ses dérivés, l'orthographe du professeur *Chaussier*.

l'orifice du conduit oriculaire, et l'anti-tragus à sa partie postérieure.

Le pavillon offre aussi trois cavités : 1°. le *sillon de l'helix* (*sulcus inter helicem et anthelicem*); 2°. la fosse *scaphoïde de l'anthelix* (*sinus ovatus sive scaphaeformis helicis*) qui occupe l'intervalle des branches de cette éminence; 3°. *la conque* (*concha*) limitée en arrière par l'anthélix, divisée en deux portions inégales par l'hélix, et dont la partie inférieure et antérieure est continue avec le conduit oriculaire.

L'organisation du pavillon est la suivante : extérieurement il est formé par un prolongement de la peau, remarquable par son peu d'épaisseur, le grand nombre de follicules sébacés qu'il contient, les poils qui s'y implantent sur le tragus, et son adhérence celluleuse assez intime aux parties subjacentes.

Sous cette première couche, on rencontre successivement, 1°. une petite quantité de tissu cellulaire, dont les aréoles ne contiennent de graisse que dans l'épaisseur du lobule, au-devant du tragus et sous la conque; 2°. les trois ligamens de l'oricule formés par du tissu cellulaire filamenteux, naissant de la convexité de la conque et se terminant, l'*antérieur* à la base de l'apophyse zygomatique, le *supérieur* à l'aponévrose moyenne de l'occipito-frontal, le *postérieur* à l'apophyse mastoïde; 3°. les trois muscles extrinsèques de l'oricule, dont les dénominations et les insertions sont les mêmes que celles des ligamens dont je viens de parler ; 4°. des nerfs, des vaisseaux dont les ramifications nombreuses se distribuent dans la peau, les muscles et le tissu cellulaire ; 5°. enfin, un fibro-cartilage mince, souple, élastique, qui détermine la forme de toute la portion supérieure de l'oricule, et sur lequel on distingue deux échancrures et plusieurs petits muscles.

Les échancrures sont occupées par des ligamens ; l'une d'elles est située entre le tragus et l'hélix, l'autre derrière l'anti-tragus au-devant des extrémités réunies de l'hélix et de l'anthélix. On trouve une incisure plus petite sur l'hélix au-dessus du tragus, et deux autres sur le tragus.

Les cinq muscles intrinsèques du pavillon sont : 1°. *le grand muscle de l'hélix* (*musculus major helicis* : Albin. = *Le grand hélicien* : Chauss.) ; il est situé sur la surface convexe de la portion de l'hélix qui monte au-devant de la partie supérieure de la conque et de la fosse naviculaire de l'anthélix. Sa longueur totale est de cinq à six lignes ; il n'a guère qu'une ligne de largeur ; il est aponévrotique inférieurement. 2°. *Le petit muscle de l'hélix* (*musc. minor helicis* : Albin. = *Le petit hélicien* : Chauss.) ; celui-ci est beaucoup plus petit que le précédent ; il est placé un peu plus bas et un peu plus en arrière, vis-à-vis la partie la plus élevée du tragus, sur une petite incisure verticale de l'hélix. 3°. *Le muscle du tragus* (*musc. tragicus.* = *Le tragien* : Chauss.); il correspond à la face externe du tragus, est plus large inférieurement que supérieurement. Ses extrémités sont moins aponévrotiques que celles du précédent. 4°. *Le muscle de l'anti-tragus* (*musc. anti-tragicus.* = *L'anti-tragien* : Chauss.); il est épais, allongé, étendu obliquement de l'anti-tragus à la partie inférieure de l'anthélix. 5°. *Le transverse de l'oricule* (*musc. transversus*); il se voit sur la surface postérieure de l'oricule, entre la conque et la saillie formée par la face *dorsale* du sillon de l'hélix. Ses fibres n'ont guère que deux lignes de longueur; elles occupent en hauteur un espace de douze à quinze lignes.

Les artères du pavillon de l'oreille sont fournies par l'oriculaire postérieure et l'artère temporale. Les veines suivent le trajet des artères. Ses nerfs proviennent du facial, du maxillaire inférieur de la cinquième paire, et du plexus cervical superficiel. Ses lymphatiques vont, pour la plupart, se rendre dans les ganglions situés derrière la branche de la mâchoire, et sur la surface externe du sterno-mastoïdien.

Le conduit auditif (*meatus auditorius.* = *Cond. oriculaire.* Chauss.) est continu avec la conque, et se prolonge jusques à la membrane du tympan. Il est évasé à ses deux extrémités, ovalaire dans sa coupe verticale, plus long inférieurement que supérieurement, et courbé sur lui-même, de telle sorte qu'il décrit une courbe allongée, concave en bas et en arrière.

Chez l'adulte, il est formé, 1°. par un canal osseux, profond de cinq à six lignes, situé entre l'apophyse mastoïde et la cavité glénoïde, et dont l'orifice est garni d'aspérités très-saillantes en bas et en arrière; 2°. par une lame fibro-cartilagineuse quadrilatère, courbée sur elle-même de bas en haut, et de devant en arrière, sur laquelle on remarque deux ou trois petites incisures occupées par du tissu fibreux, et couvertes chez quelques sujets par des petits muscles découverts par *Santorini*; en dedans cette lame quadrilatère est unie au contour de la portion osseuse du conduit par quelques trousseaux fibreux irréguliers, et par un tissu cellulaire serré; en dehors, elle est continue avec le fibro-cartilage du pavillon. Ses deux bords longitudinaux ou supérieurs sont unis par une bande fibreuse large d'une ligne environ; 3°. par un prolongement de la peau qui tapisse le conduit auditif dans toute sa longueur, et revêt la surface externe de la membrane du tympan avec laquelle il ne contracte qu'une foible adhérence; son union est beaucoup plus intime au fibro-cartilage, et surtout au périoste. Ce prolongement dermoïde devient d'autant plus mince qu'il pénètre plus profondément. On trouve dans son épaisseur, surtout en haut et en arrière, un grand nombre de follicules cérumineux, et il est couvert dans le voisinage de la conque par une espèce de duvet, ou par des poils plus ou moins nombreux.

Chez le fœtus, le conduit auditif est entièrement fibro-cartilagineux et membraneux, rétréci à sa partie moyenne, et fixé inférieurement par le moyen d'une bande fibreuse, épaisse, découverte par *Bichat*, à un cercle osseux dans lequel est enchâssé la membrane du tympan. Cette bande fibreuse s'ossifie après la naissance, et donne au conduit auditif une longueur proportionnée à celle qu'il aura par la suite.

Les artères du conduit auditif sont fournies par la temporale, l'oriculaire postérieure, la stylo-mastoïdienne. Ses nerfs proviennent du facial et du rameau temporal superficiel du maxillaire inférieur.

On procède à la dissection du pavillon de l'oreille, en mettant d'abord à découvert ses ligamens et ses muscles extrinsèques; puis on enlève avec précaution la peau qui couvre le fibro-cartilage pour voir ses ligamens et ses muscles intrinsèques, ainsi que les échancrures et les incisures. On pourroit conserver sur une même pièce les vaisseaux injectés, les nerfs et les muscles du pavillon; mais cette préparation seroit longue et difficile, et resteroit d'autant plus confuse qu'elle auroit été faite plus complètement : aussi vaut-il mieux l'exécuter par parties, sur plusieurs pièces.

Si l'on se propose de voir les follicules de la peau du pavillon, on le fera macérer dans l'eau, comme l'a fait *Sœmmerring*, jusqu'à ce que l'épiderme s'en détache, ou bien on aura recours à un autre procédé moins avantageux, mais beaucoup plus expéditif, qui consiste à plonger l'oreille dans l'eau bouillante pour en séparer la cuticule.

On isole la portion fibro-cartilagineuse du conduit auditif dans toute sa longueur en enlevant les muscles extrinsèques du pavillon, la glande parotide, ainsi que le tissu cellulaire abondant qui occupe la partie postérieure de la cavité glénoïde et l'enfoncement situé entre l'apophyse mastoïde et la racine postérieure de l'apophyse zygomatique. Pour exécuter plus commodément cette préparation on pourroit ôter la branche de l'os maxillaire inférieur et les muscles qui la recouvrent, en conservant cependant le nerf articulaire, le rameau tympanique de la septième paire et les branches principales du maxillaire inférieur.

La portion osseuse du conduit auditif externe ne peut guère être ouverte qu'inférieurement en emportant avec la scie ou avec un ciseau la lame osseuse limitée en arrière par les apophyses mastoïde et styloïde, et en devant par la scissure glénoïdale.

Après avoir isolé de toute part le conduit auditif, il faut séparer la portion fibro-cartilagineuse de l'osseuse, afin de pouvoir disséquer plus commodément le fibro-cartilage, la membrane qui le complète en arrière, et le prolongement de la peau qui s'étend jusque sur la membrane du tympan.

Le *tympan* (*tympanum*) est creusé dans la base du rocher. Il correspond en dehors au conduit auditif, en dedans au labyrinthe, en arrière à l'apophyse mastoïde, en devant et en bas à la scissure glénoïdale, à la partie postérieure de la cavité du même nom et à la fosse jugulaire. Sa forme se rapproche de celle d'une portion de cylindre, plus épaisse supérieurement qu'inférieurement, et qui seroit placée de champ. On peut donc y considérer une paroi externe, une paroi interne, une circonférence.

La paroi externe est formée par la membrane du tympan (*membrana tympani*), qui sert ainsi de limite à la cavité tympanique et au conduit auditif. Cette membrane est mince, sèche, fibreuse, oblique en bas et en dedans, presque circulaire, revêtue par la peau et par la muqueuse du tympan, légèrement concave en dehors; elle adhère en dedans au manche du marteau, et se trouve enchâssée circulairement dans une rainure présentée par la partie la plus profonde du conduit auditif, ou par le cercle osseux qui remplace ce conduit chez les fœtus. Ses artères sont fournies par la stylo-mastoïdienne et la méningée moyenne.

Pour mettre à découvert la membrane du tympan, il suffit, chez les enfans, de fendre, suivant sa longueur, le fibro-cartilage du conduit auditif, ou de l'enlever en entier; mais sur les sujets d'un âge plus avancé on est obligé de détruire la lame osseuse située entre la scissure de Glaser et les apophyses styloïde et mastoïde. Si l'on se propose particulièrement de voir la surface interne de cette membrane, on ouvrira le tympan en haut en coupant avec un fort scalpel la lame de tissu compact qui s'étend de la partie inférieure de la portion écailleuse du temporal sur la face antérieure du rocher; on pourra de même l'ouvrir en bas, en détruisant avec le même instrument une autre lame osseuse limitée par les trous stylo-mastoïdien, carotidien, et par les bords articulaires du rocher.

La paroi interne du tympan est osseuse et inclinée en arrière et en dehors. On y remarque de haut en bas, 1°. une petite saillie dirigée de devant en arrière, formée par l'aqueduc de Fallope; 2°. *la fenêtre ovale* (*fenestra ovalis, ovata; = foramen ovale; = ouverture vestibulaire du tympan*: Chauss.), elle est occupée par la base de l'étrier ; 3°. *le promontoire* (*promontorium*, *tuber tympani*), qui correspond à la rampe externe du limaçon ; 4°. *la fenêtre ronde* (*fenestra rotunda, sive foramen rotundum ; = ouverture cochléenne du tympan :* Chauss.) Cette ouverture est irrégulièrement triangulaire, sa direction varie, ainsi que l'ont démontré les recherches de *Scarpa* et de *Bichat*, aux diverses époques de la vie, suivant le développement du promontoire et des cellules mastoïdiennes. Elle est occupée par une membrane très-mince, et aboutit à la rampe interne du limaçon.

La circonférence du tympan présente en haut quelques ouvertures très-petites traversées par des vaisseaux sanguins ; en haut et en arrière l'orifice commun des cellules mastoïdiennes ; en arrière, vis-à-vis le promontoire, se voit la pyramide (*eminentia pyramidalis sive fistula*), dont le sommet est percé pour donner passage au muscle de l'étrier, et près de la base de cette éminence l'orifice d'un canal très-court occupé par le rameau tympanique du nerf facial.

La circonférence du tympan correspond en devant et en bas à la scissure glénoïdale dans laquelle on trouve le nerf tympanique, l'apophyse grêle du marteau et le tendon du muscle antérieur de cet osselet.

Un peu plus haut et plus en dedans on découvre une lame osseuse saillante, courbée sur elle-même de bas en haut; on lui donne le nom de *bec de cuiller* (*processus cochleariformis, sive hamulus*); elle sépare dans toute sa longueur deux canaux situés entre les portions pierreuse et écailleuse du temporal : le supérieur donne passage au muscle interne du marteau; l'inférieur fait partie du *conduit guttural du tympan*, que l'on désigne ordinairement sous le nom de *trompe d'Eustachi* (*tuba Eustachiana, sive canalis gutturalis tympani; = canalis ex aure in os :* Schelhammer; = *l'aqueduc :* Duverney.)

Toutes les parties que je viens d'énumérer peuvent être vues sur des temporaux d'enfant, après que l'on a enlevé avec précaution la membrane du tympan ainsi que les osselets, et sur des temporaux d'adulte après que l'on a coupé avec un ciseau, ou avec des tenailles incisives, la paroi inférieure et antérieure de la portion osseuse du conduit auditif, avant de détacher la membrane du tympan.

Le conduit guttural est situé obliquement entre la partie antérieure, supérieure du tympan et l'aile interne de l'apophyse ptérigoïde, près de laquelle il se termine, au-dessus d'une ligne qui la diviseroit de haut en bas en deux parties égales. On distingue à ce conduit deux portions : l'une, supérieure et postérieure, est osseuse, longue de huit à neuf lignes, légèrement évasée à ses extrémités, large d'une ligne environ vers sa partie moyenne, et située au côté externe de la première courbure et de la portion horizontale du canal carotidien, en dedans de la scissure glénoïdale et de l'apophyse épineuse du sphénoïde. L'autre, inférieure et antérieure, est fibro-cartilagineuse et membraneuse, longue de quinze à seize lignes, placée entre les muscles péristaphylins, auxquels elle donne insertion, et terminée par un pavillon large, évasé, épais. Le conduit guttural est revêtu intérieurement, dans toute sa longueur, par un prolongement de la membrane muqueuse de l'arrière bouche qui se déploie ensuite dans le tympan. Le fibro-cartilage de ce conduit est irrégulièrement quadrilatère, courbé sur lui-même de bas en haut et de dedans en dehors, converti en canal complet par une bande fibro-muqueuse qui occupe sa portion supérieure externe. L'extrémité supérieure de ce fibro-cartilage adhère par engrenure à la circonférence de l'extrémité inférieure du conduit osseux. Il est uni très-intimement en haut au cartilage qui obture le trou déclivé antérieur, et quelques trousseaux fibreux le fixent en dehors à l'apophyse épineuse du sphénoïde ainsi qu'à l'aile interne de l'apophyse ptérigoïde.

On met à découvert les conduits gutturaux du tympan en sciant la tête d'avant en arrière, ou en pratiquant l'une des coupes que j'ai indiquées pour la préparation des muscles du pharinx (1) ; et, après avoir disséqué soigneusement les deux péristaphylins, on ouvre la portion osseuse de ces conduits en détruisant avec un ciseau ou avec des tenailles incisives la paroi externe du canal carotidien et la lame osseuse située derrière la scissure glénoïdale. Si l'on ne se propose pas de conserver intactes les parties contenues dans le tympan, on peut, avant de disséquer les trompes gutturales, les injecter avec de la cire ou avec du plâtre délayé dans l'eau, afin d'acquérir une connoissance plus exacte de la forme de leur cavité.

On trouve dans le tympan les quatre osselets de l'ouie, les muscles de ces osselets, le rameau tympanique du nerf facial, et une membrane muqueuse.

Les osselets sont le marteau, l'enclume, l'orbiculaire et l'étrier. Ils sont articulés entre eux par diarthrose, de manière à former une espèce de lévier coudé qui s'étend de la membrane du tympan à la fenêtre ovale.

Le *marteau* (*malleus*) est appliqué dans une partie de sa longueur sur la surface interne de la membrane du tympan, et s'étend de bas en haut depuis le centre de cette membrane jusque vers la portion la plus élevée de la circonférence de la cavité tympanique.

---

(1) Tom. I, pag. 142.

On distingue à cet os, 1°. *une tête ;* elle est arrondie, articulée en arrière avec l'enclume, libre en devant et en dedans ; 2°. *un col* très-court, incliné en dehors ; 3°. *une apophyse* grêle qui naît de la partie antérieure et inférieure du col, et s'engage dans la scissure glénoïdale : *Raw* lui a donné son nom (1) ; 4°. *un manche* (*manubrium, cauda, processus primus, sive inferior, pedunculus*), formant avec le col un angle obtus, rentrant en dedans, et dont l'extrémité inférieure, assez mince et arrondie, est ordinairement inclinée en devant et quelquefois en dedans ; 5°. *une apophyse* épaisse, courte, qui naît de la partie supérieure externe du manche, et que l'on trouve immédiatement appliquée contre la partie supérieure interne de la membrane du tympan.

L'enclume (*incus*) est située derrière le marteau et au-devant des cellules mastoïdiennes. On la divise en corps et en deux branches. Le corps est dirigé en devant et en haut, et présente antérieurement deux tubercules séparés par une rainure transversale et articulés avec la partie pos-

(1) Cette apophyse, découverte par *Folius*, et décrite par lui dans un petit Traité intitulé : *Nova auris internæ delineatio*, imprimé à Venise en 1645, a recu divers noms : *Tertius mallei processus* : Valsalv., Cassebomh. = *Apophysis exilior* : Casserius. = *Processus elatior* : Plater. = *Processus longus* : Coïter, Soemmer., etc.

térieure de la tête du marteau. Les branches sont distinguées en horizontale et en verticale ; la première courte, conoïde, s'avance vers les cellules mastoïdiennes; la seconde, plus longue, plus mince, séparée de la membrane du tympan par un intervalle d'une demi-ligne environ, se courbe en dedans à son extrémité inférieure, et s'articule avec l'os lenticulaire.

L'os lenticulaire (*os orbiculare, ovale, semilunare*) est très-petit et articulé avec la longue branche de l'enclume et la tête de l'étrier.

L'étrier (*stapes*), dont le nom indique la forme, est placé horizontalement entre l'os orbiculaire et la fenêtre ovale. On y distingue *deux branches, une base* et *une tête*. La branche antérieure est plus courte et moins courbée que la postérieure. L'intervalle de ces branches est occupé par une membrane mince. La base de l'étrier est convexe en haut, rectiligne en bas, et placée sur l'orifice externe du trou ovale; sa tête arrondie, peu volumineuse, est concave en dehors pour s'articuler avec le lenticulaire. Elle est soutenue par un col très-court qui donne attache en arrière au muscle stapédien.

Les muscles qui se rendent dans le tympan sont au nombre de quatre :

1°. *Le muscle interne du marteau* (*musculus internus mallei, sive musculus Eustachii* : Cassebohm. = *Musculus tensor tympani* : Albinus,

Sœmmer., etc.) Il s'insère à la surface inférieure du rocher, au-devant du trou carotidien, ainsi qu'à la partie supérieure du fibro-cartilage du conduit guttural, pénètre dans le tympan en parcourant le canal osseux situé au-dessus de celui de ce conduit, et se termine par un tendon qui, après s'être réfléchi de dedans en dehors sur l'extrémité du bec de cuiller, vient se fixer à la partie interne et inférieure du col du marteau.

2°. *Le muscle externe antérieur du marteau* (*musculus Folii.* = *Musculus obliquus mallei.* = *Musculus externus mallei sive laxator major tympani :* Albin., Cassebohm, Sœmmer.; = *muscle antérieur du marteau* de la plupart des anatomistes françois). Il est plus petit que le précédent. *Schelhammer* affirme qu'il n'existe pas. *Lieutaud, Haller, Meckel, Sabatier,* établissent des doutes sur son existence; cependant il existe toujours, mais il n'est pas également facile de le trouver sur tous les sujets. Il prend naissance sur l'apophyse épineuse du sphénoïde, et se dirige vers la scissure glénoïdale dans laquelle il se termine en se fixant à l'apophyse grêle du marteau.

3°. *Le muscle externe supérieur du marteau* (*musculus laxator tympani minor :* Albinus, Sœmmer. = *Muscul. Casserii*). Il est très-petit, et s'étend de la partie supérieure du conduit auditif externe à la partie inférieure de l'apophyse du manche du marteau. Il est souvent impossible de le distinguer du périoste sur lequel il est appliqué.

4°. *Le muscle de l'étrier* (*musculus stapedius, sive musculus stapedis*) s'étend de la cavité de la pyramide à la partie postérieure du col de l'étrier.

La membrane qui tapisse la cavité du tympan est très-mince, fibro-muqueuse, rougeâtre chez les enfans, d'un blanc terne chez les adultes et les vieillards ; elle est continue en devant avec la membrane du conduit guttural ; en arrière elle s'enfonce dans les cellules mastoïdiennes ; en dedans elle fixe la base de l'étrier sur le trou ovale, et obture extérieurement la fenêtre ronde ; en dehors elle s'applique sur la membrane du tympan, et s'en trouve séparée par le manche du marteau. Quelques faits pathologiques observés par *Bichat* semblent prouver qu'elle se réfléchit sur les osselets de l'ouie, et que c'est elle qui forme, en passant de l'un sur l'autre, les petits replis que l'on a considérés jusqu'à ce jour comme des ligamens destinés à les unir. Cette membrane est percée pour donner passage aux muscles de l'étrier et du marteau, ainsi qu'au rameau tympanique du nerf facial.

On choisira la tête d'un enfant ou d'un adolescent pour l'étude des parties contenues dans le tympan, et on procédera à leur préparation de la manière suivante : La tête étant partagée en deux moitiés latérales, on enlèvera sur l'une d'elles le temporal, le masseter, les ptérigoïdiens, et la portion correpondante de la mâchoire inférieure, en laissant en place le conduit guttural, les deux muscles péristaphylins et le tronc de la carotide interne. On trouvera ensuite sans difficulté les extrémités inférieures des muscles interne et externe du marteau insérées, comme il a été dit précédemment, l'une au rocher audevant du canal carotidien et au fibro-cartilage de la trompe, l'autre à l'apophyse épineuse du sphénoïde. Pour suivre le premier de ces muscles jusque dans le tympan, il faut enlever avec un petit ciseau ou avec un fort scalpel la paroi supérieure du conduit osseux qui renferme sa partie moyenne et la paroi supérieure du tympan.

Le muscle externe du marteau ne peut être suivi que jusque dans la scissure glénoïdale.

Quant au muscle externe supérieur du marteau, il est plus difficile à préparer. On enlèvera pour le voir le pavillon de l'oreille, la partie inférieure de la portion osseuse du conduit auditif et la membrane du tympan. Cette préparation achèvera de mettre complétement à découvert tous les osselets de l'ouie et le muscle de l'étrier.

Le labyrinthe (*labyrinthus*) est situé entre le

tympan et le conduit auditif interne; on y distingue trois parties : le vestibule, le limaçon, les canaux demi-circulaires.

Le vestibule (*vestibulum*) est une cavité dont la forme assez irrégulière se rapproche cependant de celle d'un ovoïde ou d'un sphéroïde; elle est bornée en dehors par la fenêtre ovale et le promontoire; en dedans par le fond du conduit auditif interne; en devant elle correspond au limaçon, en arrière aux canaux demi-circulaires, en haut à la portion horizontale de l'aqueduc de Fallope.

La cavité du vestibule est partagée par une petite crête osseuse qui vient se terminer sous la forme d'une pyramide vers la fenêtre ovale, en deux enfoncemens, l'un demi-sphérique antérieur et inférieur, l'autre semi-ovoïde postérieur et supérieur. Elle est tapissée dans toute son étendue par une membrane très-mince commune à tout le labyrinthe, et distincte de celle du tympan. On trouve dans cette cavité, 1°. les cinq orifices des trois canaux demi-circulaires; ils correspondent à sa partie supérieure et postérieure; 2°. en dehors l'orifice interne de la fenêtre ovale; 3°. en avant et en bas l'orifice de la rampe vestibulaire ou externe du limaçon; 4°. en dedans trois ou quatre petits trous qui donnent passage à la portion du nerf auditif destinée pour le vestibule et pour les canaux demi-circulaires; 5°. en dedans et très-près de l'orifice commun des deux canaux demi-circulaires verticaux l'origine de l'acqueduc du vestibule qui va s'ouvrir sur la face postérieure du rocher, en dedans du canal vertical postérieur, après avoir décrit une courbe dont la concavité est tournée en bas et en dehors.

Le limaçon (*cochlea*) est situé au devant du fond du conduit auditif interne et de la partie antérieure du vestibule; du côté droit il décrit une spirale semblable à celle de l'escargot; du côté gauche il est contourné en sens opposé. Le limaçon est oblique de dedans en dehors, de haut en bas, d'arrière en avant; son axe est presque perpendiculaire à celui du rocher. Sa base correspond au conduit auditif interne, et son sommet avoisine la partie interne de la portion horizontale du canal carotidien. Le limaçon est composé, 1°. d'un *axe* ou *noyau osseux* (*nucleus*) qui commence vers le fond du conduit auditif et se termine en avant et en dehors par une petite cavité, connue sous le nom d'*entonnoir* (*infundibulum*); 2°. d'une lame osseuse, compacte et creuse, représentant une espèce de cornet, qui décrit autour de l'axe et de l'entonnoir, avec lesquels elle est continue, deux tours et demi en spirale; 3°. d'une *cloison* moitié osseuse, moitié membraneuse, adhérente par l'un de ses bords au noyau commun, et à l'entonnoir, par l'autre, à la surface interne de la lame qui forme les spirales;

elle est destinée à partager la cavité de celle-ci en deux cavités secondaires qui ne communiquent entre elles que vers le sommet du limaçon, où la cloison, devenue entièrement membraneuse, offre constamment une ouverture. Ces deux cavités, qui se trouvent dans le limaçon, sont connues sous le nom de *rampes* (*scalæ*); l'une d'elles commence à la fenêtre ronde du tympan, c'est la plus large et la plus courte : on la nomme *rampe interne* ou *rampe du tympan* (*scala tympani, scala interna, scala inferior*); l'autre s'ouvre dans la partie antérieure et inférieure du vestibule; elle est désignée sous les noms de *rampe externe* ou *vestibulaire* (*scala vestibuli, scala externa, scala superior*).

Le limaçon a un *aqueduc*, (*aquæductus cochleæ*) dont l'orifice supérieur ou interne se trouve dans la rampe tympanique près de la fenêtre ronde, et l'orifice inférieur ou externe sur le bord postérieur du rocher, au-dessous de l'orifice du conduit auditif interne, et au-devant de la fosse jugulaire. Ce canal, long de trois lignes et demie à quatre lignes, est oblique en bas et en avant; il représente un cône allongé très-étroit supérieurement. La dure-mère le tapisse dans toute son étendue, et semble se continuer avec la membrane très-ténue qui revêt l'intérieur du labyrinthe. Cette membrane est rougeâtre chez le fœtus; elle perd cette couleur chez l'adulte, et devient très-adhérente aux os; elle est sans cesse humectée par un fluide transparent et albumineux, peu abondant chez les vieillards; elle reçoit, particulièrement sur la lame qui forme la cloison des rampes, les filets nombreux et très-courts de la branche antérieure du nerf acoustique, qui traversent, pour se rendre dans le limaçon, les trous que présentent sa base.

Les canaux demi-circulaires (*canales semicirculares*, sive. C. *tubæformes*) sont au nombre de trois, et distingués en *vertical supérieur* (*superior, anterior, minor, brevior*), = *vertical postérieur* (*major, longior, posterior*) et *horizontal*, (*minimus, brevissimus, exterior*); ils sont situés derrière le vestibule, et chacun d'eux représente un peu plus de la moitié d'un cercle. Le supérieur s'ouvre en devant dans la partie supérieure et antérieure du vestibule, et offre près de son orifice un renflement plus ou moins apparent; en arrière, il se réunit à la branche antérieure du canal vertical postérieur, pour former avec lui un canal long de deux lignes qui se termine dans la partie supérieure, postérieure interne du vestibule. Le canal vertical postérieur aboutit, par son autre extrémité, dans la partie postérieure et inférieure du vestibule, et offre à cette extrémité un renflement semblable à celui de la branche antérieure du canal vertical supérieur. Le canal externe ou horizontal s'ouvre en devant entre la fenêtre ovale et l'orifice propre du canal vertical supérieur ; en arrière entre l'orifice commun aux deux canaux verticaux et l'orifice propre du canal vertical postérieur. Son renflement correspond à son extrémité antérieure.

Les canaux demi-circulaires contiennent une substance pulpeuse, médullaire, soutenue par une membrane très-fine ; elle forme, au niveau des renflemens que j'ai indiqués, des espèces d'ampoules, dans lesquelles viennent se terminer un grand nombre de filets nerveux qui proviennent de la branche postérieure ou vestibulaire du nerf acoustique.

Toutes les parties du labyrinthe peuvent être préparées et conservées sur une même pièce. Pour cela, il faut, avec un scapel à lame courte, étroite et épaisse, enlever, sur l'os des tempes désarticulé, la table compacte qui couvre la surface antérieure et le bord supérieur du rocher. On trouve d'abord le canal demi-circulaire vertical antérieur, dont la portion la plus élevée est très-saillante et presque immédiatement à nu ; sa situation est d'ailleurs indiquée chez les enfans très-jeunes par un enfoncement qui, plus ou moins profond, se prolonge d'avant en arrière au-dessous de lui. Vient ensuite le canal vertical postérieur que l'on isole en arrière et en dedans, en enlevant aussi la couche compacte qui s'étend du voisinage de l'orifice externe de l'aqueduc du vestibule jusqu'à la région mastoïdienne. Pour laisser intact cet aqueduc, il faut y introduire un poil de la moustache d'un chat ou d'un renard, avant de poursuivre jusqu'à son orifice le canal commun aux deux canaux verticaux. En creusant ensuite avec précaution entre ceux-ci et la portion écailleuse, on achève de les isoler, et on rencontre le canal horizontal. Si on le juge convenable, on procède aussitôt à l'ouverture de ces trois canaux par leur surface la plus saillante.

Le vestibule doit être ouvert par sa paroi supérieure, en avant du canal vertical antérieur, en dehors et en arrière du fond du conduit auditif interne. La pièce d'os que l'on détruit représente un triangle tronqué, dont la base s'appuie en arrière et en dedans sur le canal vertical antérieur, tandis que le sommet se dirige en avant et en dehors vers le limaçon.

Cette dernière partie est la plus difficile à préparer. Après l'avoir isolée dans tout son contour, en détachant avec précaution le tissu spongieux qui occupe l'intervalle qui sépare le conduit auditif interne du canal carotidien, on ouvre les rampes depuis leur origine jusqu'à leur sommet; mais il faut procéder à leur ouverture avec beaucoup de précaution, et y employer un très-bon instrument pour ne pas briser la lame qui forme leur cloison.

On ne peut isoler le labyrinthe de la masse

osseuse, dont il est environné, que sur des temporaux d'enfans morts dans le cours de leur première, de leur deuxième, ou de leur troisième année, chez lesquels le tissu du rocher peut être facilement entamé par les instrumens tranchans, et distingué au premier coup-d'œil par sa couleur rougeâtre, ainsi que par ses cellules nombreuses, des parois du vestibule, du limaçon, et des canaux demi-circulaires, qui sont blanches et très-compactes.

Si l'on se propose d'étudier particulièrement la disposition de l'aqueduc du vestibule, on aura recours pour le préparer aux procédés indiqués par *Cotunni*.

1°. Sciez horizontalement la voûte du crâne, coupez circulairement la dure-mère à la hauteur de la section faite aux os; la tente du cervelet le long des bords supérieurs des rochers, et enlevez le cerveau ainsi que le cervelet. Si vous voulez encore opérer avec plus de facilité, incisez la dure-mère le long des bords antérieur et postérieur du rocher, et séparez ensuite, avec la scie, le temporal des os avec lesquels il est articulé. Cela fait, cherchez avec le doigt indicateur, sur la face postérieure du rocher, la fente qui termine la portion osseuse de l'aqueduc; on la trouve assez facilement, parce que son bord postérieur fait saillie sous la dure-mère, et qu'assez souvent il existe près de ses extrémités des petites colonnes formées par des fibres de cette membrane. Incisez ensuite, très-superficiellement, la dure-mère parallèlement à cette fente, et après y avoir pratiqué une seconde incision dirigée en bas et en arrière, qui forme un T avec la première, soulevez les lambeaux; vous pénétrerez ainsi dans la cavité membraneuse qui termine l'aqueduc du vestibule, et vous la trouverez humide ou remplie de sérosité.

2°. Vous pouvez vous assurer de l'existence de cette cavité sans inciser la dure-mère, en faisant glisser l'une sur l'autre ses parois, par une pression légère exercée avec le bout de l'indicateur au-dessous et en arrière de la saillie indiquée précédemment.

3°. Vous parviendrez au même but en exposant à l'air la base du crâne revêtue de la dure-mère, jusqu'à ce qu'elle commence à se déssécher. Cette membrane restera blanche et humide vis-à-vis de la cavité pendant un temps assez long. Enfin, lorsque la dessication sera complète, vous trouverez quelquefois ses parois, devenues transparentes, écartées l'une de l'autre.

Après avoir ouvert la cavité membraneuse de l'aqueduc du vestibule, sans tirailler la dure-mère, on sondera facilement ce canal avec une soie prise au museau d'un renard ou d'un chat : leur forme conique et leur roideur les rendent bien plus propres à cet usage, que les soies de sanglier ou de porc qui sont cylindriques, et trop flexibles quand elles sont très-grêles. Lorsqu'on a partagé le vestibule en deux moitiés, on peut sonder avec autant de facilité son aqueduc dans une direction opposée.

Pour ouvrir ainsi le vestibule, on se servira d'une scie à lame très-mince et à dents très-fines, avec laquelle on fera, dans toute l'épaisseur du rocher, à une demi-ligne au-devant du canal vertical antérieur, une coupe oblique en arrière et en dedans, qui sera parallèle au plan de ce canal, tombera sur le tiers antérieur de la fenêtre ovale, et passera derrière le fond du conduit auditif interne.

Une injection avec le mercure poussée avec la seringue d'Anel, garnie de son syphon capillaire, par l'orifice vestibulaire de l'aqueduc, remplit promptement sa cavité membraneuse, ou s'échappe par cette cavité si on y a pratiqué une ouverture.

Lorsque la cavité membraneuse de l'aqueduc est remplie de mercure, et qu'on la comprime légèrement du haut en bas, on voit ce métal s'échapper par plusieurs petits canaux jusque là invisibles; ils sortent des divers points de la circonférence de cette cavité, et parvenus entre les deux lames de la dure-mère, ils communiquent assez fréquemment entre eux; quelques-uns de ces canaux s'ouvrent, après un trajet de trois ou quatre lignes dans les veines de la dure-mère; d'autres se réunissent pour former une espèce de sinus avant de se terminer dans des veines, et enfin il en est qui se rendent directement dans le sinus latéral. Cette dernière partie de l'examen de l'aqueduc du vestibule réussit mieux lorsque sa cavité membraneuse est très-petite, que lorsqu'elle est très-grande.

L'aqueduc du limaçon est plus difficile à préparer que celui du vestibule. Il faut chercher son orifice inférieur ou crânien au-dessous du trou auditif, au-devant et au-dessus de l'ouverture de la dure-mère qui donne passage au nerf glosso-pharyngien. Cette ouverture n'est bouchée par aucune valvule; on peut y introduire, d'avant en arrière et de bas en haut, une soie déliée, roide et conique; et en ouvrant ensuite les rampes du limaçon, on trouve l'extrémité de cette soie engagée dans l'orifice très-étroit de l'aqueduc, très-près de la fenêtre ronde. Il est très-difficile, et même presque toujours impossible, de sonder entièrement ce canal de son orifice supérieur vers son orifice inférieur à cause de l'étroitesse du premier. L'injection de mercure poussée par l'orifice inférieur remplit bientôt tout le labyrinthe; lorsque l'on est parvenu à engager des soies noires dans les deux aqueducs, il n'est pas difficile de les suivre, dans toute leur longueur, avec un scalpel ou avec une petite lime.

Celui du vestibule sera ouvert par sa paroi supérieure interne; celui du limaçon le sera en bas et en dehors, à la partie interne et inférieure de la base de cette cavité, et sous le conduit auditif interne.

Lorsque l'on ne veut pas isoler de toute part le limaçon, et que l'on se propose cependant d'ouvrir ses rampes en laissant intactes leurs embouchures, on pratique au rocher une coupe qui doit lui être perpendiculaire, et passer par la partie antérieure du fond du conduit auditif.

Les artères du tympan et du labyrinthe proviennent de la stylo-mastoïdienne de l'oriculaire postérieure, des meningées moyenne, inférieure, postérieure et des cérébrales. On peut les suivre en ouvrant les cavités de l'oreille par les coupes que j'ai indiquées. Les veines sont plus difficiles à démontrer; celles du vestibule, ainsi que celles du limaçon traversent le tissu spongieux du rocher; elles se terminent dans la veine jugulaire et dans le sinus latéral; quelquefois elles sont remplies par l'injection fine poussée dans les artères. Je ne reviendrai pas sur les nerfs facial et acoustique, dont j'ai indiqué précédemment la distribution générale et le mode de préparation (1).

---

(1) Auteurs à consulter sur le sens de l'ouïe :

Duverney : *Traité de l'organe de l'Ouïe*. Paris, 1683.

Schelhammer : *De Auditu liber unus*. Lugd. Bat., 1684.

Du nez et des fosses nasales.

Le nez (*nasus*) est situé au-dessous du front, au-dessus de la lèvre supérieure, entre les orbites et les joues, au-devant des fosses nasales dont il couvre la partie antérieure. Sa forme, son volume, sa direction, diffèrent suivant les âges; il offre aussi, sous ces divers rapports, un grand nombre de variétés individuelles. Malgré ces variétés, il conserve toujours la forme d'une pyramide triangulaire, à laquelle on peut distinguer, 1°. deux faces latérales inclinées en avant, et sur le tiers inférieur desquelles on observe un

---

Ces deux Traités se trouvent aussi dans la Bibliothèque anatomique de *Manget*.

Cassebohm : *Tractatus sex de aure humanâ*. Halæ, 1735.

Albinus : *Annotat. academic.*, *libr. IV*.

Cotunni : *De Aquæductibus auris humanæ*. Neapoli, 1760. Cet ouvrage est inséré dans le tom. I du recueil des dissertations de *Sandifort*.

Santorini : *Tabula posthuma quinta*.

Meckel : *Dissertatio de labyrinthi auris contentis*. Argentor., 1777.

Haller : *Element. physiolog.*, tom. V.

Scarpa : *De structurâ fenestræ rotundæ auris et de tympano secundario anatomicæ observationes*. Mutinæ, 1772.

Scarpa : *Disquis. anatomic. de auditu et olfactu*. Ticini, 1789.

Sœmmerring : *Icones organi auditus humani*. Francofurt. ad Mœnum, 1806.

Cuvier : *Leçons d'Anatomie comparée*.

sillon courbe, concave en bas; 2°. une face postérieure concave, correspondante aux fosses nasales, et partagée par leur cloison en deux portions latérales; 3°. un bord antérieur appelé le *dos du nez*, et que termine inférieurement une saillie arrondie que l'on nomme le *lobe*; 4°. deux bords postérieurs qui semblent se continuer avec les joues, dont ils sont séparés par un sillon oblique en haut et en dedans; 5°. *un sommet* ou *racine* situé immédiatement au-dessous du front, entre les sourcils; 6°. une base percée de deux ouvertures ovales d'avant en arrière. Ce sont les *narines antérieures*; elles sont séparées l'une de l'autre par le bord inférieur de la cloison, et limitées en dehors par les portions inférieures latérales du nez, auxquelles on a donné le nom d'*ailes* (*pinnæ*, *alæ*).

La structure du nez est assez complexe; les parties qui concourent à le former sont : 1°. la peau qui adhère très-intimement à son lobe ainsi qu'à ses ailes, et dans l'épaisseur de laquelle on trouve un assez grand nombre de follicules sébacés; 2°. les muscles pyramidaux, les transverses, les élévateurs communs de l'aile du nez et de la lèvre supérieure, les incisifs supérieurs; 3°. les apophyses montantes des os maxillaires, et les os propres du nez; 4°. deux fibro-cartilages courbés sur eux-mêmes servant à former la plus grande partie de la circonférence de l'ouverture des narines (*cartilagines alarum nasi*); 5°. deux autres fibro-cartilages latéraux (*cartilagines laterales nasi*), situés au-dessus de ceux-ci, et au-dessous des os propres du nez; 6°. la partie antérieure du cartilage de la cloison, engagée entre les fibro-cartilages des narines; 7°. des ligamens destinés à fixer les fibro-cartilages aux parties situées dans leur voisinage; 8°. une portion de la membrane pituitaire, dans laquelle sont implantés quelques poils, et qui, très-voisine de la peau, présente presque la même texture que cette membrane; 9°. des artères, des veines, des lymphatiques et des nerfs nombreux.

Pour bien voir ces diverses parties, il faut les disséquer dans l'ordre de leur situation, après avoir fait sur le dos du nez une incision longitunale. Sur l'un des côtés, on laisse les muscles en position. Du côté opposé, on met immédiatement à découvert les os, les fibro-cartilages et leurs ligamens.

Les fosses nasales ou *les narines* (*nares, nares internæ, cavi narium, cavitates nasales*) sont deux grandes cavités, ordinairement symétriques, séparées l'une de l'autre par une cloison médiane osseuse et cartilagineuse, situées au-dessous de la base du crâne, au-dessus de la voûte palatine, derrière le nez, au devant de la partie supérieure du pharynx, entre les fosses orbitaires, zygomatiques et sus-maxillaires.

Chaque narine offre à considérer quatre parois et deux ouvertures, l'une antérieure, l'autre postérieure.

La *paroi inférieure*, nommée aussi *le plancher* (*fundus*), formée par les lames horizontales de l'os maxillaire et de l'os palatin, représente une espèce de gouttière assez large, légèrement déclive en arrière, et un peu plus étroite vers ses deux extrémités, notamment vers l'antérieure, qu'à sa partie moyenne.

La paroi supérieure ou *la voûte* (*paries superior, fornix*) est formée par l'os propre du nez, la lame cribleuse de l'ethmoïde, le corps du sphénoïde. Son quart antérieur regarde en bas et en arrière; le quart postérieur en bas et en devant; la portion moyenne ou ethmoïdale est parallèle à l'horizon et très-étroite; à sa partie postérieure on découvre l'orifice du sinus sphénoïdal.

La paroi interne est formée par la face latérale correspondante de *la cloison* (*septum, claustrum, interstitium nasi seu narium*), dans l'épaisseur de laquelle on trouve le vomer, la lame perpendiculaire de l'ethmoïde, l'épine nasale de l'os frontal, et en bas et en avant un cartilage triangulaire (*cartilago media, cart. septi*). Cette paroi est ordinairement plane : chez quelques sujets cependant elle est convexe d'un côté et concave du côté opposé.

La paroi externe est très-étendue et oblique

en bas et en dehors : on y remarque de bas en haut les objets suivans : 1°. *le méat inférieur* (*meatus sive canalis nasalis inferior vel maximus*); 2°. *le cornet inférieur ou sous-ethmoïdal* (*concha inferior*); 3°. *le méat moyen* (*can. s. meat. nasal. medius*); 4°. *le cornet moyen* (*concha media*); 5°. au devant de ce cornet une surface plane correspondante à l'os unguis; 6°. au-dessus de la moitié postérieure du même cornet le *méat supérieur* (*meat. superior*); 7°. *le cornet supérieur* ou *de Morgagni* (*conch. superior*); 8°. enfin, tout-à fait en haut et en arrière une petite sinuosité oblongue indiquée par *Santorini*, *Aurivillius* et *Sœmmerring*, laquelle fait ressortir une petite saillie que l'on doit considérer comme un vestige d'un quatrième cornet.

On trouve dans les méats plusieurs ouvertures remarquables : dans l'inférieur, l'orifice nasal du canal naso-lacrymal; dans la partie supérieure et antérieure du moyen, l'orifice commun des cellules ethmoïdales antérieures qui communiquent avec le sinus frontal, et un peu plus bas et plus en arrière l'ouverture du sinus maxillaire (*sinus maxillaris, antrum maxillare, antr. highmorianum, antr. genæ*); dans le supérieur, l'orifice des cellules ethmoïdales postérieures.

La paroi externe des fosses nasales est formée par l'os maxillaire, l'os lacrymal, l'ethmoïde, le cornet inférieur, l'os palatin et le sphénoïde.

Les ouvertures postérieures des fosses nasales (*ostia posteriora narium, exitus narium*) sont quadrilatères, plus étendues de haut en bas que de dehors en dedans, limitées en haut par le corps du sphénoïde, en bas par la base du voile du palais, en dedans par le vomer, en dehors par l'aile interne de l'apophyse ptérigoïde.

Leur direction et leur hauteur sont différentes chez l'enfant, chez l'adulte et chez le vieillard.

Les ouvertures antérieures des fosses nasales (*nares externæ, aditus narium*) sont ovalaires et beaucoup plus petites que les postérieures. Elles occupent, comme il a été dit précédemment, la base du nez.

La membrane pituitaire (*membrana pituitaria olfactoria, Schneideriana*) revêt intérieurement les narines, et se prolonge dans les cellules et dans les sinus qui y aboutissent médiatement ou immédiatement. Cette membrane mince, demi-transparente, pourvue d'un épichorion très-ténu, et garnie de poils rudes à la surface interne du nez, devient épaisse, rouge, fongueuse, et se dépouille de son épichorion sur la cloison, sur les cornets, dans les méats, et même le long du plancher et de la voûte des fosses nasales. Dans ces différens lieux la pituitaire paroît formée de deux feuillets entièrement unis entre eux; l'un, en contact avec les os, est fibreux; l'autre, libre par sa surface nasale, est une membrane muqueuse, sur laquelle on ne distingue pas de villosités, mais qui contient cependant dans son épaisseur un grand nombre de follicules muqueux très-petits qui s'ouvrent isolément ou par des orifices communs dans la cavité des narines.

En pénétrant dans les cellules ethmoïdales et dans les sinus maxillaires, frontaux, sphénoïdaux, la pituitaire redevient très-mince, transparente, peu vasculaire, et paroît réduite à son feuillet muqueux.

Les artères du nez et des fosses nasales proviennent de la maxillaire interne, de la faciale, de l'ophthalmique. Les veines suivent le trajet des artères. Les nerfs, très-nombreux, sont fournis par la première, la cinquième et la septième paires. La distribution de ces vaisseaux et de ces nerfs ayant été indiquée dans l'angéiotomie et la névrotomie, je passe à l'exposition des coupes à faire pour voir les narines et leurs sinus.

Une section verticale de la tête faite du front vers l'occiput, sur l'un des côtés et très-près de la ligne médiane, par l'une des gouttières ethmoïdales, ouvre le sinus frontal et le sinus sphénoïdal correspondant; elle laisse intacts d'un côté les cornets ainsi que les méats, et de l'autre la cloison.

Après avoir étudié la disposition de ces parties, on réséquera six à huit lignes du cornet inférieur, en partie sur son tiers moyen et en partie sur son tiers antérieur, pour mettre à découvert l'orifice inférieur du canal nasal.

Il faudra soulever ou enlever la moitié antérieure du cornet moyen pour voir distinctement l'embouchure des cellules ethmoïdales et l'ouverture du sinus maxillaire. On sondera, sans avoir besoin de faire de nouvelles coupes, les cellules ethmoïdales postérieures et le sinus sphénoïdal.

La membrane pituitaire sera soigneusement lavée et essuyée, afin de rendre plus apparents les orifices de ses cryptes muqueux. Près de l'ouverture du sinus maxillaire, ainsi que sur la partie antérieure et inférieure de la cloison, on en rencontre qui peuvent recevoir l'extrémité d'un stylet.

Cette membrane sera ensuite détachée des cornets et de la cloison pour que l'on puisse voir les deux feuillets qui la composent, et juger de son épaisseur ainsi que de sa consistance dans les divers points de son étendue. En séparant la pituitaire des os, on pourra suivre la plupart des filets de nerfs qui s'y distribuent.

Quelques coupes peuvent être faites spécialement pour l'étude des sinus : après avoir séparé l'os maxillaire inférieur et ses muscles élévateurs du reste de la face, si l'on scie transversalement la base du crâne, au devant de la lame quadrilatère qui borne en arrière la fosse pituitaire, on enlève la paroi postérieure du sinus sphénoïdal. On peut aussi ouvrir ce sinus par sa paroi supérieure en détruisant avec un ciseau la lame osseuse placée entre les quatre apophyses clinoïdes. Sur la même pièce on ouvrira le sinus de l'os maxillaire par sa paroi postérieure, en sciant transversalement cet os, de bas en haut, derrière la troisième dent molaire, ou par sa paroi antérieure, en enlevant la portion d'os comprise entre la partie inférieure de la base de l'orbite et les racines des deuxième et troisième dents molaires. Le sinus frontal sera aussi ouvert en devant avec la scie ou le ciseau, immédiatement au-dessus de la suture fronto-nasale.

Sœmmerring conseille une coupe horizontale faite au niveau du bord supérieur de l'os unguis et de la partie moyenne du sinus sphénoïdal pour voir la disposition des cellules de l'ethmoïde. Cette préparation est également utile pour voir la cloison dans ses rapports, et pour démontrer l'épaisseur de la membrane pituitaire dans divers points de son étendue.

Morgagni, *Tarin*, *Haller*, *Aurivillius* et *Sœmmerring* indiquent aussi comme avantageuses pour l'étude des narines et des cavités qui communiquent avec elles, des coupes transversales et verticales, pratiquées à cinq à six lignes les unes des autres, en faisant passer la première par le bord postérieur de l'apophyse montante de l'os maxillaire.

Toutes ces préparations doivent être exécutées comparativement sur des sujets de différens âges (1).

De la Bouche et de ses dépendances.

La bouche (*os, os anterius*) est une cavité ovale, située horizontalement au-dessous des fosses nasales, au-dessus des muscles hyoïdiens supérieurs, entre les joues, derrière les lèvres, au-devant du voile du palais, des tonsilles, du pharynx, au-devant et au-dessus de la base du larynx, dans laquelle on trouve les dents, les gencives, les bords alvéolaires, la langue, plusieurs replis membraneux, les orifices des canaux

---

(1) Auteurs principaux à consulter :

Schneider : *Liber de osse cribriformi et sensu ac organo odoratus, etc.* Wittebergæ, 1655 ; et dans la *Biblioth. anat. de* Manget.

Morgagni : *Advers. anatomic. VI.*

Santorini : *Observ. anatomic., cap. V. — Tabulæ posth. quas edidit* M. Girardi.

Aurivillius : *De naris internis*, tom. I. — *Thesaur.* Sandifort.

Haller : *Icones, fascic. IV* ; et *Elem. phys.*, tom. I.

Scarpa : *De auditu et olfactu.*

Sœmmerring : *Icones organorum humanorum olfactûs.*

Cuvier : *Leçons d'Anatomie comparée.*

excréteurs des glandes salivaires, et ceux d'un très-grand nombre de cryptes muqueux. Elle présente à considérer six parois et deux ouvertures, l'une antérieure ou faciale, l'autre postérieure ou pharyngienne.

Les lèvres (*labia*, *labra*) forment la paroi antérieure de cette cavité; entre leurs bords libres et leurs commissures se trouve l'*ouverture faciale*, à laquelle on a aussi donné le nom de *bouche* (*os*, *aditus oris*). La lèvre supérieure est un peu plus haute que l'inférieure; sa face cutanée offre une gouttière verticale sous la cloison du nez; sa face postérieure est fixée lâchement à la gencive par un frein triangulaire; son bord libre forme un léger renflement à sa partie moyenne.

La lèvre inférieure est fixée à la gencive par un frein très-court; son bord libre présente à sa partie moyenne une petite fossette, au-dessous de laquelle on voit sur la surface cutanée une saillie verticale, peu prononcée chez la plupart des sujets.

Les parties qui composent les lèvres sont la peau; = une couche de tissu cellulaire très-serré; = le muscle orbiculaire labial; = une portion des muscles incisifs supérieurs, élévateurs communs de l'aile du nez et de la lèvre supérieure, élévateurs propres de la lèvre supérieure, canins, petits zygomatiques, grands zygomatiques, buccinateurs, abaisseurs de l'angle des lèvres, carrés et incisifs inférieurs; = une couche de cryptes muqueux; = une membrane muqueuse continue avec la peau sur la partie antérieure des bords libres; = des artères assez volumineuses, provenant de la faciale; = des nerfs fournis par les cinquième et septième paires; = des lymphatiques qui se rendent dans les glandes situées sous la base de la mâchoire.

On se borne ordinairement, en disséquant les lèvres, à enlever les tégumens qui couvrent le muscle orbiculaire, après l'avoir circonscrit entre deux incisions semi-elliptiques, après quoi l'on renverse ce muscle vers l'ouverture de la bouche pour mettre à découvert les cryptes qui lui sont subjacens et la membrane muqueuse. Cette préparation est incomplète; il vaut beaucoup mieux disséquer, au moins d'un côté, dans toute leur longueur, les muscles labiaux extrinsèques, et suivre en même temps les nerfs et les vaisseaux des lèvres depuis les troncs d'où ils naissent jusqu'à leur terminaison.

Les joues (*genæ*) forment les parois latérales de la bouche; extérieurement, elles comprennent l'espace qui est limité en haut par le bord adhérent de la paupière inférieure, l'os de la pommette et l'arcade zygomatique; en bas par la base de l'os maxillaire inférieur, en devant par un sillon qui remonte derrière les commissures des lèvres et le long des parties latérales du nez; en arrière par l'oreille et la saillie de la glande parotide. On distingue sur cette surface extérieure une région supérieure ou malaire (*malum, pomum, circulus faciei*), une région moyenne ou inter-maxillaire (*bucca*), une région postérieure ou parotidienne (*reg. maxillo-parotidœa.*).

Intérieurement les joues présentent l'orifice du canal excréteur de la parotide qui s'ouvre ordinairement vis-à-vis l'intervalle qui sépare la deuxième et la troisième dents molaires supérieures; elles sont bornées par les commissures des lèvres, les piliers du voile du palais, ainsi que par les replis que forme supérieurement et inférieurement la membrane interne de la bouche en se réfléchissant sur les os maxillaires, et de là sur les gencives.

Les parties qui entrent dans la composition des joues sont la peau; du tissu cellulaire graisseux, qui chez les jeunes sujets, au-devant du masseter et sous sa partie antérieure, forme un peloton volumineux et arrondi; les muscles sus-maxillaires, zygomatiques, masseter; la branche de la mâchoire; le buccinateur, que l'on peut considérer comme le seul muscle intrinsèque de cette région; une partie de la glande parotide et son canal excréteur; des cryptes auxquels on donne le nom de *glandes buccales* et *molaires;* la membrane muqueuse de la bouche; des artères nombreuses provenant de la temporale, de la faciale, de l'ophthalmique et de la maxillaire interne; des veines qui vont presque toutes se dégorger dans la faciale, branche de la jugulaire interne; des nerfs fournis par la cinquième et la septième paires, ainsi que par les branches supérieures du plexus cervical superficiel; des lymphatiques qui se rendent dans les glandes situées sur la face externe de la parotide, sous l'angle et sous la partie postérieure du bord inférieur de la mâchoire.

On préparera les joues comme les lèvres, c'est-à-dire que d'un côté on disséquera successivement les diverses couches dont elles sont composées, tandis que sur l'autre on conservera en place les muscles, la parotide (1), son canal excréteur ainsi que les troncs nerveux et vasculaires principaux.

La paroi supérieure de la bouche est bornée en devant par le bord adhérent de la lèvre supérieure, en arrière par la base du voile du palais. Elle présente d'avant en arrière le fond de la rainure qui sépare la lèvre du bord alvéolaire, le frein de cette lèvre, les dents et les gencives supérieures, le palais, autrement nommé *fosse* ou *voûte palatine* (*palatum*, *palatum stabile*,

(1) Les parotides seront étudiées en même temps que les joues. *Voyez* tom. II, pag. 264.

fornix palati). Cette voûte est à peu près parabolique d'avant en arrière, plus profonde antérieurement que postérieurement; on y voit sur la ligne médiane une saillie longitudinale formant une espèce de raphé; derrière les incisives une petite caroncule membraneuse dans laquelle se terminent plusieurs filets du nerf naso-palatin; dans le reste de cette voûte des saillies transversales qui sont d'autant moins rapprochées et saillantes qu'elles sont plus voisines du voile du palais.

La membrane muqueuse de la voûte palatine se prolonge en devant sur les gencives, en arrière sur le voile du palais : elle est remarquable par son épaisseur, sa densité, son adhérence intime au périoste. On trouve dans son épaisseur, surtout en arrière, un assez grand nombre de cryptes nommés *glandes palatines*. Elle reçoit ses artères de la maxillaire interne, et ses nerfs de la cinquième paire.

On peut, pour voir la voûte palatine, imiter la préparation qui fait le sujet de la quatrième planche posthume de *Santorini*. Elle consiste à scier les mâchoires supérieure et inférieure entre les incisives moyennes, en ménageant le voile du palais et les muscles de la langue, et à écarter ensuite l'une de l'autre les deux moitiés latérales de la tête; ou bien on pratique la section verticale de la tête et de l'os maxillaire inférieur, de telle sorte qu'elle passe sur l'un des côtés de la ligne médiane, entre l'incisive moyenne et l'incisive latérale. On conserve ainsi intacte la cloison des fosses nasales, et les génioglosses restent adhérens au grand fragment de la mâchoire inférieure. Ce dernier os peut aussi être scié de chaque côté derrière les dents canines, et en abaissant ensuite le fragment mitoyen, tandis qu'on tire en dehors et en bas les deux autres, on obtient un résultat aussi avantageux que par les coupes précédentes : elles peuvent toutes, d'ailleurs, servir pour l'étude de la surface interne des joues.

La paroi inférieure, ou *le plancher de la bouche*, s'étend du bord adhérent de la lèvre inférieure jusqu'au niveau des piliers postérieurs du voile du palais. On y voit la gouttière qui sépare la lèvre des gencives; le frein de la lèvre; les gencives et les dents; le frein de la langue; sur ses parties latérales et antérieures, les orifices des canaux excréteurs des glandes sous-maxillaires; deux petites crêtes obliques en arrière et en dehors correspondantes aux glandes sub-linguales; deux gouttières situées plus en arrière et prolongées jusqu'aux piliers antérieurs du voile du palais, enfin la langue.

Cette paroi, revêtue intérieurement de la membrane muqueuse commune aux diverses parties de la bouche, est formée par l'os maxillaire inférieur, la peau, le peaucier, les ventres antérieurs des digastriques, les mylo-hyoïdiens, les génio-hyoïdiens, les hyo-glosses, les génio-glosses. On trouve dans son épaisseur les glandes sous-maxillaires et sublinguales; plusieurs ganglions lymphatiques; des artères assez volumineuses provenant des carotides externes; des veines qui s'ouvrent dans les jugulaires, et particulièrement dans l'interne; des nerfs fournis par le trifacial, le facial, le glosso-pharyngien, l'hypo-glosse et le plexus cervical superficiel.

Les coupes pratiquées pour la paroi supérieure de la bouche suffisent pour l'étude de la surface interne de sa paroi inférieure. J'indiquerai la manière de disséquer les parties qui la composent dans l'article relatif à la langue.

La paroi postérieure de la bouche comprend le voile du palais et les tonsilles; c'est entre ces parties, et au-dessus de la base de la langue que se trouve l'ouverture quadrilatère qui établit une communication entre cette cavité et le pharynx, et à laquelle on a donné le nom d'*isthme du gosier* (*isthmus faucium*).

Le voile du palais (*velum palati*, *claustrum palati*, *velum pendulum*, *velum staphylinum*, *palatum molle*) est une demi-cloison membraneuse et musculaire, mobile, située au-dessus de l'ouverture pharyngienne de la bouche, concave en devant, adhérente supérieurement au bord postérieur de la lame horizontale des os palatins, continue latéralement avec le pharynx, libre par son bord inférieur, du milieu duquel on voit descendre une appendice conoïde nommée *luette* (*uvula*, *columna*, *columella*, *staphyle*, *gurgulio*, *gargareon*). Sur les parties latérales de cette appendice, le bord inférieur du voile staphylin présente de chaque côté une espèce d'arcade, et donne naissance en dehors à deux piliers rapprochés l'un de l'autre supérieurement et séparés inférieurement par les tonsilles. Les piliers antérieurs (*columnæ*, sive *arcus anteriores*) se terminent sur les parties latérales de la base de la langue; les piliers postérieurs (*columnn.*, *arc. posteriores*) se terminent dans les parties latérales du pharynx.

Le voile du palais est formé en devant par la muqueuse de la bouche, en arrière par la pituitaire. Ces deux feuillets membraneux deviennent continus sur son bord inférieur et sur la luette. Immédiatement au-dessous de ces deux premiers plans on trouve en avant et en arrière une couche de follicules muqueux, l'antérieure est plus épaisse. Entre ces couches sont situés les muscles palato-staphylins, péristaphylins internes, péristaphylins externes; dans le pilier antérieur le glosso-staphylin, et dans le postérieur le pharyngo-staphylin.

Les nerfs du voile du palais proviennent du

tri-facial et du glosso-pharyngien ; ses artères de la palatine, de la linguale et de la maxillaire interne.

Les amygdales ou *tonsilles* (*tonsillæ*, *amygdalæ*) sont deux corps folliculeux, ovoïdes de haut en bas, comprimés transversalement, à peu près de la grosseur d'une amande, situés entre les piliers du voile du palais, sur les parties latérales de l'isthme du gosier, en dedans du constricteur supérieur du pharynx et des vaisseaux placés au côté externe de ce muscle. Une de leurs faces est interne et libre ; elle présente plusieurs ouvertures arrondies qui conduisent dans des cellules contenant une quantité plus ou moins considérable d'un liquide demi-transparent, visqueux et albumineux. Dans le fond de ces cellules, que l'on peut considérer comme autant de petits réservoirs, on distingue les orifices des cryptes qui forment la plus grande partie des tonsilles. La muqueuse de la bouche pénètre dans leurs cellules, ainsi que dans les cavités de leurs follicules.

Les amygdales sont d'un gris rougeâtre, et leur tissu paroît pulpeux dans l'état sain ; elles deviennent rouges, dures et très-volumineuses quand elles sont enflammées. Leurs artères nombreuses, mais très-petites, proviennent de la linguale, de la palatine inférieure et de la maxillaire interne.

On pratiquera, pour voir antérieurement le voile du palais, l'isthme du gosier et les tonsilles, la coupe verticale des mâchoires supérieure et inférieure, et l'on écartera ensuite avec précaution les deux moitiés latérales de la tête sans déchirer le voile du palais. On peut aussi, en laissant intacte la mâchoire supérieure, couper les joues en travers au niveau de la commissure des lèvres, scier l'os maxillaire derrière les canines ou plus en arrière, et luxer ses branches.

Les rapports des amygdales par leur surface externe étant importans à connoître, il faudra, pour les voir, disséquer d'un côté toutes les parties situées dans la fosse triangulaire comprise entre la colonne vertébrale, le grand ptérigoïdien et le constricteur pharyngien supérieur. Pour reconnoître la disposition des cellules tonsillaires, on adoptera le procédé conseillé par *Bichat :* il consiste à porter dans leurs orifices une sonde à panaris, et à inciser dessus avec le scalpel. Quand on est arrivé dans une, on cherche un orifice qui conduise dans une de celles qui sont voisines, et ainsi de suite.

On procédera à la dissection des muscles du voile du palais en enlevant sa muqueuse postérieure, soit après avoir étudié le pharynx, soit après avoir partagé cette cavité, ainsi que la langue, comme je l'indiquerai bientôt.

Des parties contenues dans la bouche.

§. I.

La langue (*lingua*), organe du goût, destinée en même temps à concourir avec d'autres parties à la succion, à la mastication, à la déglutition, à la prononciation, à l'expuition, remarquable par sa mobilité, par la symétricité de sa forme, par sa texture essentiellement musculaire et membraneuse, par la grande quantité de vaisseaux et de nerfs qu'elle reçoit, occupe la plus grande partie de la cavité de la bouche, à la paroi inférieure de laquelle elle est adhérente, et s'étend depuis l'os hyoïde jusque derrière les dents incisives.

Sa forme est celle d'une pyramide aplatie de haut en bas, à laquelle on peut considérer une face supérieure, une face inférieure, deux bords latéraux et deux extrémités.

La face supérieure, ou *le dos de la langue* (*facies dorsalis*, *dorsum ling.*), est légèrement convexe d'avant en arrière, surtout vers son tiers postérieur; on y remarque plusieurs objets : 1°. *un sillon médian* qui règne sur toute sa longueur et qui la divise en deux moitiés égales; 2°. immédiatement au-devant de l'épiglotte, l'extrémité antérieure des *ligamens glosso épiglottiques*, replis membraneux formés par la muqueuse de la bouche; 3°. au-devant de ces replis les orifices de quelques follicules muqueux disséminés irrégulièrement; 4°. à quelques lignes au-devant du ligament épiglottique moyen, *le trou borgne* (*foramen cæcum*) qui se termine constamment en cul-de-sac, et dans lequel s'ouvrent plusieurs follicules muqueux; 5°. *les papilles lenticulaires ;* 6°. *les papilles fungiformes ;* 7°. *les papilles coniques ;* 8°. *les papilles filiformes.*

Les papillaires lenticulaires ou *de première classe* (*papillæ lenticulares*, *truncatæ, mucosæ, conicæ, primæ classis*) dont le nombre varie de neuf jusqu'à quinze, sont disposées sur deux lignes obliques, qui forment, en se réunissant en arrière, vers le trou borgne, un < dont la base est tournée en avant. Ces papilles reçoivent beaucoup de filets nerveux des glosso-pharyngiens, et correspondent à l'entrée de ces nerfs dans la langue. Elles sont plus ou moins saillantes, arrondies ou ovales à leur surface libre, semblables à un cône renversé, et souvent environnées d'un repli membraneux dans le fond duquel on aperçoit plusieurs pores appartenant à de petits cryptes. Les anatomistes considèrent ces papilles elles-mêmes comme des glandes mucipares.

Les papilles fungiformes ou *de deuxième classe* (*papil. fungiformes, fungosæ, capitatæ*), sont en nombre indéterminé, mais il est toujours beaucoup plus considérable que celui des lenticulaires; elles sont surtout disséminées près des bords et de la pointe de l'organe; plus rares sur sa partie moyenne, elles y sont plus volumineuses et plus saillantes; quelques-unes d'elles sont aussi placées derrière les lenticulaires. On reconnoît ces papilles à leur tête arrondie, supportée par un pédicule court et grêle.

Les papilles coniques ou *pyramidales* (*papillæ conoïdæ, pyramidales*, 3ᵃ. *classis*), sont les plus nombreuses de toutes; elles occupent presque tout l'espace compris entre les papilles lenticulaires, les bords et la pointe de la langue; leur arrangement est assez régulier, surtout en arrière; elles présentent d'ailleurs, sous le rapport de leur volume, de leur forme et de la disposition des lignes qu'elles forment, un grand nombre de variétés.

Les papilles filiformes (*papillæ filiformes*, 4ᵃ. *classis*), sont en petit nombre, et placées sur les parties antérieures des bords de la langue et sur la surface dorsale, très-près de la pointe.

Les papilles des trois dernières classes sont formées par un entrelacement de nerfs provenant de la cinquième paire et de vaisseaux très-déliés, soutenus par un tissu cellulaire très-fin.

La face inférieure de la langue est libre dans son tiers antérieur, au-delà elle donne insertion au frein (*frenulum linguæ*) sur les parties latérales duquel on distingue les veines ranines. Derrière le frein elle est adhérente à l'os maxillaire et à l'os hyoïde par l'intermède des muscles génio-glosses et hyo-glosses ; ses parties latérales restent seules libres. On n'aperçoit aucune papille sur toute cette surface.

Ses bords, épais en arrière, s'amincissent en devant ; ils offrent supérieurement des stries étroites qui leur sont perpendiculaires, et en outre quelques papilles filiformes.

Son extrémité dentaire ou *sa pointe* est arrondie ; sa largeur et son épaisseur sont en rapport inverse dans les différens mouvemens que les muscles peuvent lui communiquer.

Son extrémité hyoïdienne ou *sa base*, épaisse vis-à-vis le voile du palais, aux piliers antérieurs duquel elle donne insertion, est unie à l'épiglotte par les trois replis indiqués précédemment. Elle se courbe ensuite en bas et en arrière en devenant très-mince, et se termine en s'insérant à l'os hyoïde par l'intermède d'une bande de tissu cellulaire très-serré et d'une portion des fibres des muscles hyo-glosses et génio-glosses.

Les parties qui entrent dans la composition de la langue sont, 1°. une membrane muqueuse, continue avec celle de la bouche, pourvue d'une couche épidermoïde, remarquable surtout par les papilles dont elle est chargée sur la face supérieure et sur les bords de l'organe ; 2°. les muscles stylo-glosses, hyo-glosses, génio-glosses, et un corps charnu intrinsèque, dont les fibres inférieures sont longitudinales, les moyennes recourbées en dehors, et les supérieures entrecroisées dans toutes les directions; 3°. les deux artères linguales et les veines correspondantes; 4°. la branche linguale des nerfs maxillaires inférieurs, une portion des glosso-pharyngiens, les grands hypo-glosses; 5°. des lymphatiques qui se rendent dans des glandes situées autour des artères vers le bord antérieur des muscles hyo-glosses, et de là dans les glandes jugulaires; 6°. enfin une petite quantité de tissu cellulaire qui occupe inférieurement les interstices des muscles.

L'os hyoïdes (*os upsiloïdes, hyoïdes, lambdoïdes, os linguæ, os gutturis*) appartenant essentiellement à la langue, je dois en donner ici une description succincte.

Cet os, situé presqu'horizontalement entre la base de la langue et la partie supérieure du larynx, est épais à sa partie moyenne, mince à ses extrémités, et à peu près parabolique. On y considère un corps et quatre prolongemens ou cornes.

Le corps (*corpus, basis, medium ossiculum hyoïdis*) est convexe en dedans, concave en arrière. Sa face antérieure, inclinée en haut, partagée en quatre portions par une saillie cruciforme, donne attache à tous les muscles hyoïdiens supérieurs. Sa face postérieure rugueuse, inclinée en bas, correspond à un tissu jaunâtre, dense, qui se prolonge vers l'épiglotte, au tissu cellulaire membraneux de la base de la langue et à la membrane thyro-hyoïdienne. Son bord supérieur sert aux insertions de quelques fibres des muscles génio-glosses et hyo-glosses; son bord inférieur est libre à sa partie moyenne, et à ses côtés se fixent les muscles hyoïdiens inférieurs.

Les grandes cornes (*cornua*, *processus majores*) sont plus longues que le corps, légèrement comprimées de haut en bas, plus élevées en arrière qu'en devant, fixées au corps par un cartilage d'ossification, et terminées par un tubercule arrondi; elles donnent attache à une grande partie du bord inférieur des hyo-glosses, aux constricteurs moyens du pharynx, à la membrane thyro-hyoïdienne, aux ligamens thyro-hyoïdiens, et à une portion des muscles du même nom.

Les petites cornes (*appendices*, *cornua minora*) sont situées au-dessus des grandes, et inclinées en haut, en arrière et en dehors. Elles ne s'ossifient que très-tard dans toute leur longueur. Quelques fibres des génio-glosses, des constricteurs moyens du pharynx, et l'extrémité inférieure des ligamens stylo-hyodiens y prennent insertion.

L'hyoïde, plus spongieux que compacte, se

développe ordinairement par cinq points d'ossifications. *Vesale* l'a vu composé de seize pièces.

Préparation de la langue. = On commencera l'étude de cet organe par celle de ses formes extérieures et de ses connexions ; ce que l'on pourroit faire avec facilité après avoir partagé la tête en deux moitiés latérales, par une coupe qui laisseroit d'un côté la cloison des narines, la symphyse du menton, et qu'il faudroit faire passer par le voile du palais, la langue, le pharynx, le larynx, les vertèbres cervicales, de telle sorte que la ligne médiane de toutes ces parties restât absolument intacte (1). On verroit de cette manière toute l'étendue de la bouche, la langue dans sa situation naturelle, son épaisseur différente à son sommet, à sa partie moyenne, à sa base ; ses connexions avec l'épiglotte, l'os hyoïde, l'os maxillaire inférieur, la luette, le voile du palais, et le pharynx. Cette coupe seroit également très-avantageuse pour l'étude des rapports des fosses nasales, du voile du palais, du pharynx, du larynx, du conduit guttural du tympan, des fosses du crâne et du grand trou occipital. On pourroit même y avoir recours pour la dissection des muscles staphylins.

Si on ne juge pas à propos de la pratiquer, on sciera l'os maxillaire inférieur de chaque côté,

---

(1) Sœmmerring : *Icones organorum humanorum olfactus. Tabula prima.*

derrière les dents canines, en ménageant les parties situées dans son voisinage, et l'on tirera la langue hors de la bouche dans différentes directions, pour voir ses papilles, son frein, et l'étendue de son adhérence au plancher de la bouche.

On passera ensuite à la dissection des muscles stylo-glosses, hyo-glosses, génio-glosses (1), en tâchant de conserver d'un côté les glandes maxillaire et sublinguale, le rameau lingual de la cinquième paire (2), la branche linguale du glosso-pharyngien (3), et le grand hypoglosse (4). Il faudra suivre ces nerfs jusqu'à leurs dernières ramifications, soit à l'instant même, soit après avoir enlevé la langue avec l'os hyoïde. La pièce deviendroit trop compliquée si l'on vouloit disséquer en même temps les artères et les veines injectées : elles seront donc l'objet d'une préparation particulière (5).

Lorsque l'on peut disposer de plusieurs sujets, ou quand on a déjà disséqué les parotides, on se ménage beaucoup plus de facilité pour la dissection de la langue, en sciant transversalement la base du crâne derrière les apophyses styloïdes, ou bien en y pratiquant la coupe trapezoïdale

---

(1) Tom. I, pag. 136, 137, 138.

(2) Tom. I, pag. 554.

(3) Tom. I, pag. 571.

(4) Tom. I, pag. 569.

(5) Tom. I, pag. 328 et 454.

que j'ai indiquée à l'article de la préparation des muscles du pharynx (1). On obtient ainsi une pièce peu volumineuse et facile à manier.

Lorsque l'on se propose de faire une étude spéciale des papilles, il faut injecter la langue, l'absterger avec précaution, et la tenir plongée pendant quelque temps dans de l'eau légèrement tiède. En courbant ensuite cet organe sur lui-même de haut en bas, les papilles s'écartent, et on peut mieux juger de leur forme et de leur volume. Des coupes, dans diverses directions, seront faites dans leur épaisseur, et leur surface sera examinée au microscope. Les nerfs et les vaisseaux seront disséqués de bas en haut jusque dans leur tissu.

L'ébullition de la langue sera aussi mise en usage pour la dépouiller de son épiderme; cette préparation facilite d'ailleurs, sous quelques rapports, l'étude des papilles et l'isolement des fibres musculaires; et si l'on veut conserver des langues injectées et disséquées, on les tiendra plongées dans de l'alcool assez étendu pour qu'il ne produise pas de racornissement.

§. II.

Les gencives (*gengivæ*) couvrent les arcades alvéolaires, adhèrent aux collets des dents, et

---

(1) Tom. I, pag. 141.

laissent entre elles des cloisons saillantes et triangulaires. Elles sont formées par la muqueuse de la bouche, par une substance pulpeuse et par une couche fibreuse, qui, avant l'éruption des dents, ne représente qu'une bande assez étroite, couchée sur les ouvertures des alvéoles, et tapissée par une membrane très-fine très-adhérente aux follicules dentaires.

Les vaisseaux des gencives sont nombreux, mais très-déliés; on ne suit pas de nerfs jusque dans leur tissu fibreux. Chez les vieillards, après la chute des dents, elles deviennent dures, tranchantes, et perdent presque toute leur sensibilité.

On donnera la préférence à un cadavre d'enfant pour leur étude, et on procédera à leur dissection, en incisant d'abord la muqueuse qui les revêt, après quoi on soulevera avec précaution le tissu fibreux et la lame mince qui le tapisse; on la verra de cette manière envoyer des prolongemens dans les alvéoles, surtout dans celles qui contiennent les germes des dents molaires.

§. III.

Les dents (*dentes*) sont des petits os très-durs, articulés par gomphose avec les alvéoles, d'une forme et d'une structure particulières appropriées à leurs usages.

Considérées chez un adulte, les dents sont au

nombre de trente-deux, seize à chaque mâchoire. *Quatre incisives* (*incisores*, *tomici*, *primores*, *risorii*, *adversi*, *acuti*) distinguées en *moyennes* et en *latérales*; *deux canines* (*laniarii*, *canini*, *cuspidati*); *quatre petites molaires* (*anteriores molares*, *bicuspidati*); *six grosses molaires* (*molares posteriores*, *grandiores*, *permanentes*); la dernière de chaque côté est nommée *dent tardive* ou *de sagesse* (*dens sapientiæ*, *D. tardivus*), à cause de l'époque de son éruption. Ces dents ne devant pas tomber pour être remplacées par d'autres, sont nommées *permanentes* (*dentes permanentes*, *fixi*, *adulti*, *serotini*), pour les distinguer des vingt premières qui paroissent chez les enfans; celles-ci doivent tomber, être ensuite remplacées, et on leur donne le nom de *dents de lait*, ou de *dents temporaires*. (*D. decidui*, *temporarii*, *infantiles*.)

On distingue à chaque dent *une racine* qui est contenue dans l'alvéole; un *collet* embrassé par la gencive; une couronne libre dans la bouche; une *cavité* occupant l'intérieur de la couronne et de la racine, et dans laquelle on trouve une membrane très-fine, une substance pulpeuse, des nerfs, des vaisseaux (1).

(1) Je ne crois pas devoir décrire la forme de chaque espèce de dent, celle des dents de lait et celle des dents permanentes, ni les différences qu'elles présentent dans l'une

La racine et la plus grande partie de l'épaisseur de la couronne sont formées par une substance osseuse extrêmement dure ; la surface de la couronne est revêtue par une couche blanche beaucoup plus dure encore, à laquelle on donne le nom d'*émail ;* et entre l'émail et le tissu osseux on distingue une lame jaunâtre, demi-transparente, très-mince, que sa ressemblance, sous le rapport de la couleur avec la corne fondue, a fait nommer *substance cornée*. M. *Cuvier* en admet l'existence sur la surface externe de la racine.

Chez le fœtus et l'enfant nouveau-né, les dents sont renfermées dans l'épaisseur des os maxillaires. Leurs premiers rudimens, encore entièrement muqueux, peuvent être aperçus sur des embryons de trois à quatre mois. Cinq à six mois après la conception, la pulpe, ainsi que les follicules dentaires, sont plus distincts ; ces follicules sont considérés par *Bichat* comme des petits sacs membraneux sans ouverture, qui tapissent toutes les alvéoles, et se réfléchissent sur eux-mêmes du fond de ces cavités pour former un repli terminé au cul-de-sac, dans lequel

---

et l'autre mâchoire, la manière dont se correspondent les arcades dentaires dans les différens points de leur étendue ; mais l'élève studieux observera soigneusement ces particularités, en exécutant, sur les dents et sur les bords alvéolaires, les préparations que j'indique dans cet article.

pénètrent les nerfs et les vaisseaux dentaires. Ce repli doit, après l'ossification de la dent, tapisser la cavité de sa couronne et de sa racine, et c'est dans la cavité du follicule que la dent elle-même se forme. On trouve aussi à cette époque des points d'ossification très-petits et flexibles, qui correspondent à l'extrémité libre des couronnes des incisives, des canines, des premières petites molaires de lait, et l'on peut distinguer les follicules des secondes. Des cloisons très-minces séparent alors les alvéoles; mais l'ossification des couronnes n'est complète que quelque temps avant l'éruption des dents auxquelles elles appartiennent; elle précède d'ailleurs toujours celle de leurs racines (1).

L'éruption des dents temporaires a ordinairement lieu dans l'ordre suivant : les incisives inférieures paroissent le plus souvent à quinze ou vingt jours d'intervalle l'une de l'autre, vers la

---

(1) Consultez, relativement à la disposition des follicules dentaires et à la formation des diverses substances qui composent les dents, *Hérissant* : Mém. de l'Acad. des Sciences, année 1754. = *Cuvier* : Anatom. comparée, tom. III, XVIIe leçon. = *Bichat* : Anatomie générale, tom. III. = *Hunter* : Historia naturalis dentium humanorum. = *Fox* : The natural history of the human teeth, chap. III. = *Sœmmerring* et nos meilleurs anatomistes françois : vous acquerrez la conviction que cette partie de l'ostéogénie présente encore une foule de doutes à éclaircir.

fin du sixième, ou au commencement du septième mois, après la naissance; et quelques semaines plus tard, les incisives supérieures moyennes. Dans le huitième ou dans le neuvième mois, l'éruption des incisives latérales a lieu : tantôt ce sont les inférieures, tantôt ce sont les supérieures qui sortent les premières. Vers la fin de la première année, ou un peu plus tard, les premières molaires percent les gencives; à celles-ci succèdent vers l'âge de vingt à vingt-quatre mois les dents canines. Ce sont presque toujours les inférieures qui sortent les premières, et il est assez rare que l'issue des canines précède celle des premières molaires; enfin, dans le cours de la deuxième année, ou au commencement de la troisième, on aperçoit les secondes petites molaires.

Vers l'âge de sept ans, on observe l'éruption des troisièmes molaires : celles-ci sont des dents permanentes. A la même époque, les dents de lait commencent à tomber, et sont remplacées immédiatement après leur chute, phénomène qui est toujours précédé de l'absorption de leurs racines et d'une portion de la substance osseuse de leurs couronnes. Les incisives inférieures tombent ordinairement dans la septième année, les supérieures dans la huitième, et de dix à douze ans les canines et les deux premières molaires : en tout vingt.

L'éruption des troisièmes molaires a lieu, comme il a été dit précédemment, à sept ans. Les quatrièmes, dont on découvre les couronnes dans les mâchoires vers l'âge de quatre à cinq ans, paroissent entre douze et quatorze, quelquefois plus tard; enfin, les dents de sagesse, qui commencent à se former vers huit ou neuf ans, traversent les gencives entre la vingtième et la trentième année, et chez quelques sujets restent ensevelies dans les bords alvéolaires. Il est important de noter que les dents permanentes sont séparées, dans les os maxillaires, des dents temporaires, par des cloisons osseuses, et qu'elles ne sont pas situées perpendiculairement les unes au-dessus des autres. On voit même sur les os maxillaires, derrière les incisives et les canines, des trous très-exactement indiqués par *Fallope*, et dont nos anatomistes n'ont pas fait mention, à travers lesquels les membranes des follicules des dents de la seconde dentition se trouvent en rapport avec les gencives.

On pourra s'occuper de l'étude des dents en adoptant l'ordre et les procédés suivans : 1°. on enlèvera d'abord sur une tête d'adulte, dont les rangées dentaires seront complètes et régulières, les lèvres, les joues, la langue et le voile du palais, après quoi on sciera transversalement la tête derrière l'articulation temporo-maxillaire. Sur cette première pièce, on observera l'étendue, la direction et les rapports des deux arcades dentaires; la forme et le volume des couronnes de chaque espèce de dents; les rapports des dents avec les orifices externes des canaux sous orbitaires et maxillaires inférieurs (1), après quoi on procédera à la dissection des gencives.

2°. On détruira avec un fort scalpel, ou avec un petit ciseau la partie antérieure de toutes les alvéoles, de manière que l'on puisse voir les racines des dents dans toute leur longueur et dans leur position naturelle, ainsi que leurs rapports avec les canaux qui y transmettent les vaisseaux et les nerfs. Lorsqu'on n'aura pas entamé trop profondément les os maxillaires en devant, on pourra mettre aussi les dents à découvert par la partie postérieure des bords alvéolaires.

---

(1) M. *Duval*, chirurgien dentiste, membre de l'ancienne Académie de Chirurgie, est le premier qui ait indiqué d'une manière exacte les rapports dont il s'agit: à l'époque de la naissance, le trou mentonnier répond à la cloison inter-alvéolaire qui sépare la canine de la première petite molaire; plus tard il correspond successivement à la racine de cette dent et à la cloison qui est placée entre elle et la seconde petite molaire; enfin chez l'adulte et chez les vieillards, il est constamment situé vis-à-vis la racine de celle-ci. M. *Duval* assure que le trou sous-orbitaire offre, à quelque différence près, les mêmes rapports de position, soit du côté de l'épine nasale, soit du côté de l'éminence molaire, soit enfin à l'égard de l'arcade alvéolaire. (*Bulletin de la Société de la Faculté de Méd. de Paris*, n° 1, an 1812).

Si on se proposoit d'exécuter une préparation très-soignée, on pourroit, comme je l'ai fait plusieurs fois, injecter d'abord les vaisseaux dentaires, en poussant l'injection par la carotide primitive; ouvrir ensuite, à l'imitation de *Jancke*, les alvéoles en devant et en arrière, en conservant intacts leurs orifices, ainsi que les gencives, les vaisseaux et les nerfs.

Les deux préparations que je viens d'indiquer doivent être répétées, si faire se peut, sur des mâchoires de jeunes sujets, avant la première dentition, aux diverses époques de l'éruption des dents, et sur des cadavres d'individus très-avancés en âge.

Chez les embryons et les enfans très-jeunes, il n'est pas nécessaire de détruire la paroi antérieure des alvéoles pour mettre à découvert les follicules dentaires. On les voit distinctement dès qu'on soulève les gencives; on peut même, en séparant celles-ci avec précaution des bords alvéolaires, enlever avec elles les follicules qui y sont toujours adhérens.

En exécutant ces préparations, on verra les petits trous qui sont situés derrière les dents incisives et canines de la première dentition, et qui correspondent aux cavités où sont contenus les follicules des dents permanentes; on s'assurera du mode de développement de la mâchoire inférieure, qui est tel que les alvéoles de la première, de la seconde, de la troisième grosses molaires, se rapprochent successivement du trou mentonnier, en même temps qu'elles s'éloignent de la base de l'apophyse coronoïde, à la face interne de laquelle elles commencent à se développer. Enfin, on pourra étudier la structure et les connexions des follicules de la première et de la seconde dentition.

Ces follicules, et toutes les pièces sur lesquelles on aura disséqué les vaisseaux injectés ou les nerfs, pourront être conservés dans de l'alcool affoibli. Lorsque les follicules et les nerfs de la seconde dentition devront être l'objet spécial des recherches, avant d'entamer les os maxillaires devenus déjà très-durs, on les fera macérer pendant quelque temps dans un mélange d'acide nitrique ou muriatique et d'esprit de vin.

L'étude des cavités intérieures et de la structure intime des dents suivra celle de leurs formes extérieures et de leurs connexions.

A l'instant où l'on viendra de procéder à l'extraction d'une dent, sur un jeune sujet préalablement injecté, on trouvera sur sa racine et dans l'alvéole des lambeaux d'une membrane fine, vasculaire, dont la texture et les usages paroissent être essentiellement les mêmes que ceux du périoste.

Si après avoir scié ou fracturé quelques dents, on examine les surfaces des solutions de continuité avec une bonne loupe, on distingue extérieurement sur la couronne la couche d'émail formée de filets parallèles entre eux, et perpendiculaires aux surfaces de la cavité dentaire; au-dessous de l'émail, la lame très-mince de substance cornée; plus profondément encore la substance osseuse ou ostéo-dentaire, composée de fibres obliques qui suivent la longueur de la dent, et se terminent à différentes hauteurs sur la surface de la racine, sans y être revêtues d'émail; enfin la cavité dentaire qui commence dans la couronne, et se continue jusqu'au sommet des racines simples ou composées. Cette cavité très-grande dans les dents de lait, et dans les dents permanentes des jeunes sujets, est occupée par une membrane vasculaire très-fine, et par la pulpe dentaire, qui est elle-même formée par l'épanouissement des vaisseaux et des nerfs.

Les injections fines des vaisseaux dentaires, l'immersion des dents dans des acides minéraux affoiblis, l'action du feu sur elles, leur exposition long-temps prolongée à l'air libre, aideront encore l'anatomiste dans ses recherches sur leur structure, et le convaincront, en dernier résultat que des diverses substances qui les composent, l'émail est la plus dure, la moins altérable par les divers réactifs, et celle qui se rapproche le plus des corps inorganisés, si même elle n'est pas entièrement inorganique.

Des glandes salivaires.

Les glandes salivaires sont au nombre de trois de chaque côté : la parotide, la maxillaire, la sublinguale.

§. I.

La parotide (*parotis*) est la plus volumineuse; elle est située en partie au-devant, et en partie au-dessous de l'oricule : sa forme est celle d'un ovoïde assez régulier en dehors, mais comprimé profondément, de devant en arrière; de sorte qu'on peut y distinguer *trois faces, trois bords, deux extrémités.*

Sa face externe est légèrement convexe, et en rapport avec la peau, une couche assez épaisse de tissu cellulaire, le muscle thoraco-facial, quelques ganglions lymphatiques, et des filets de nerfs qui proviennent des branches antérieures et supérieures du plexus cervical superficiel.

Sa face antérieure correspond aux bords postérieurs du muscle masseter; de la branche de la mâchoire, du ptérygoïdien interne.

Sa face postérieure est en rapport avec le conduit auditif, l'apophyse mastoïde et le bord antérieur du sterno-mastoïdien.

Son bord antérieur ou *massétérin* est mince, convexe, couché sur la partie postérieure de la face externe du muscle masseter, dont il est séparé par quelques-unes des branches du nerf facial. C'est environ a un travers de doigt au-dessous de l'arcade zygomatique que l'on voit se séparer de ce bord le *canal parotidien*, qui est ordinairement surmonté en arrière par un prolongement de la glande, ou par une petite glande isolée dont le volume présente beaucoup de variétés. *Haller* lui a donné le nom d'*accessoire de la parotide*.

Le bord postérieur ou mastoïdien offre plus d'épaisseur et moins de longueur; il est couché sur l'apophyse mastoïde et le sterno-mastoïdien.

Le bord interne ou styloïdien est encore plus épais; il correspond à l'apophyse styloïde, aux muscles qui s'y insèrent, au digastrique; et, chez quelques sujets, à l'artère carotide externe.

L'extrémité supérieure est large et aplatie; elle couvre le côté externe de l'articulation temporo-maxillaire, et se prolonge sous le tiers postérieur de l'arcade zygomatique.

L'extrémité inferieure se termine ordinairement en pointe mousse, au niveau de l'angle de la mâchoire; quelquefois elle se trouve immédiatement en contact avec la glande maxillaire.

On trouve constamment dans l'épaisseur de la parotide le plus grand nombre des branches du nerf facial, l'artère transversale de la face, l'oriculaire postérieure et une veine volumineuse, mais assez courte, qui établit une communication immédiate entre les jugulaires externe et interne. Chez le plus grand nombre des sujets, on y rencontre aussi la carotide externe.

La parotide présente la texture suivante : extérieurement elle est environnée par une capsule celluleuse, dense, peu extensible, au-dessous de laquelle on trouve une couche mince, d'un tissu cellulaire plus lâche. Le parenchyme de la glande est lui-même formé par des granulations arrondies, très-petites, d'un gris rougeâtre, unies entre elles par du tissu cellulaire filamenteux, et forment des lobules dans les interstices desquels sont placés des vaisseaux et des nerfs. Chaque granulation, assez volumineuse pour être disséquée, paroît recevoir une artériole, quelques filamens nerveux, et donner naissance à une petite veine ainsi qu'à une des radicules du canal excréteur.

Le canal excréteur de la parotide auquel on donne aussi les nom de *conduit de Sténon*, de *conduit parotidien*, de *conduit salivaire supérieur* (*ductus Stenonianus*, D. *parotideus*, D. *salivalis superior*) formé par des ramuscules nombreux dans l'épaisseur de la glande, s'en dégage, comme il a été dit précédemment, à huit à dix lignes au-dessous de l'arcade zygomatique, reçoit sous cet arcade une ou deux branches principales fournies par le prolongement glandulaire, situé au-dessus de lui ; se porte presqu'horizontalement en avant sur la face externe du muscle masseter, entre l'artère transversale de la face et l'un des rameaux du nerf facial; se contourne ensuite sur le bord du masseter, s'enfonce dans le tissu graisseux qui couvre la face externe du buccinateur en se courbant légèrement en bas, et traverse obliquement ce muscle pour s'ouvrir dans la bouche au niveau de la deuxième petite molaire supérieure, ou vis-à-vis l'intervalle qui la sépare de la troisième, et à trois lignes environ de l'arcade alvéolaire.

Le conduit parotidien et toutes ses ramifications sont revêtus intérieurement par un prolongement de la membrane muqueuse de la bouche; extérieurement, il est formé par une membrane celluleuse, remarquable par son épaisseur, sa densité et son peu d'extensibilité.

La parotide est pourvue d'une infinité de petites artères fournies par la carotide externe, l'oriculaire postérieure, la transversale de la face, et la temporale; mais elle n'a pas de tronc artériel qui lui soit propre.

Ses veines se rendent dans l'articulaire postérieure, l'oriculaire, la transversale de la face; plusieurs d'entre elles s'ouvrent immédiatement dans le tronc veineux qui traverse sa partie inférieure.

Ses nerfs sont fournis par le facial, le maxillaire inférieur de la cinquième paire, et le plexus cervical superficiel.

Ses lympathiques assez nombreux communiquent avec ceux qui descendent de la face, de la tempe et de la région occipitale; quelques-uns traversent les ganglions placés sur sa face externe; les autres se rendent dans les ganglions situés sous le bord inférieur et derrière l'angle de la mâchoire (1).

Une préparation complète de la parotide ne se compose pas seulement de la dissection de la glande proprement dite, mais encore de celle des vaisseaux et des nerfs qui s'y distribuent. On y procèdera en faisant une incision à la peau, depuis la partie moyenne de la base de l'apophyse mastoïde, jusque vers la partie postérieure et inférieure de l'angle de la mâchoire. Les tégumens et le muscle peaucier seront renversés d'arrière en avant jusqu'au-devant de l'insertion du canal de Sténon dans la bouche, en même temps que l'on isolera du tissu cellulaire qui les environne, les filets parotidiens du plexus cervical, et les branches du nerf facial prises à leur sortie de la glande. Celle-ci sera ensuite dégagée, avec précaution, en devant et en arrière, pour aller à la recherche de ses vaisseaux et de ses nerfs profonds, aussi bien que pour voir ses connexions avec l'artère carotide, l'apophyse styloïde et les muscles qui s'y insèrent.

---

(1) Mascagni: *Tabul.* XXIV.

On sondera le canal parotidien après y avoir fait une petite incision longitudinale; ou ce qui vaut encore mieux, on cherchera à introduire un stylet dans son orifice buccal, en tirant en avant et en dehors la commissure des lèvres, pour effacer un léger coude que forme le canal avant de s'ouvrir dans la bouche.

§. II.

La glande maxillaire ou *sous-maxillaire* (*gland. sub-maxillaris, G. Warthoni :* Haller.) est située au côté interne de la branche et du corps de l'os maxillaire inférieur, au-dessus de l'anse formée par le muscle digastrique.

Cette glande est très-irrégulièrement ovoïde, plus volumineuse du côté de la symphyse du menton que vers l'angle de la mâchoire, et souvent bifurquée à son extrémité antérieure. Elle correspond, dans son contour, au muscle peaucier, à des ganglions lymphatiques nombreux, à la face interne de l'os maxillaire et du grand ptérygoïdien, à l'artère faciale, aux muscles mylo-hyoïdien, hyo-glosse, stylo-glosse, au rameau lingual de la cinquième paire, et médiatement à la membrane muqueuse de la bouche. La portion superficielle de son extrémité antérieure s'avance vers le digastrique; la portion profonde s'engage au-dessus du mylo-hyoïdien, et touche la glande sublinguale. Son extrémité postérieure est unie à la parotide par du tissu cellulaire, ou se trouve immédiatement en contact avec elle.

Le conduit excréteur de la glande sous-maxillaire (*ductus Warthonianus*, sive *D. excret. gland. sub-maxil.*) est moins volumineux que celui de Sténon, mais ses parois sont beaucoup plus minces et plus extensibles. Il naît aussi par des radicules très-déliées dans les lobules de la glande, s'engage entre le mylo-hyoïdien et l'hyo-glosse, puis entre le génio-glosse et la glande sublinguale dont il reçoit souvent plusieurs canaux excréteurs, et s'ouvre dans la bouche près de la partie antérieure et latérale du frein de la langue, par un orifice très-étroit situé au milieu d'un tubercule légèrement saillant.

Les artères des glandes sous-maxillaires sont peu volumineuses, mais en grand nombre; elles sont fournies par le tronc de la faciale et par les rameaux de la linguale. Ses veines suivent le trajet de ses artères. Ses nerfs proviennent du rameau lingual et du filet myloïdien de la troisième branche de la cinquième paire.

La texture de ces glandes ne diffère pas essentiellement de celle des parotides; il est cependant assez important de faire observer que leur capsule celluleuse est relativement beaucoup plus mince.

§. III.

Les glandes sublinguales (*gland. sublinguales*) ne sont en quelque sorte que des appendices des précédentes (1); elles sont situées au-dessous de la partie antérieure de la langue et de la membrane muqueuse de la bouche; au-dessus des muscles mylo-hyoïdiens et des glandes maxillaires, en dehors des muscles génio-glosses, derrière les parties latérales de la symphyse du menton. Ces glandes représentent deux crêtes oblongues, obliques en arrière et en dehors, et saillantes dans la bouche. On trouve quelquefois vers leurs extrémités antérieure et postérieure quelques grains glanduleux qui peuvent en être facilement séparés.

Chaque glande sublinguale a plusieurs conduits excréteurs. Il n'est pas rare de voir sortir de chacune d'elles un conduit principal (*duct. Bartholinianus*) qui ressemble beaucoup à celui de Warthon, et qui s'ouvre tantôt dans ce canal, et chez d'autres sujets dans la bouche. D'autres fois, on trouve deux ou trois conduits qui, après un trajet très-court, aboutissent dans le canal de Warthon. Dans ces deux cas, on voit toujours

(1) *Continua semper priòri* (sub-maxillaris), *et eadem, si naturam potius, quam morem consulas. Ita rectè egregius* Waltherus *de linguâ, et olim* Warthonus : *Adenographia.* Haller, *Icon. anatom. fascic. III*, pag. 1.

naître, de la partie supérieure de la glande, de quatre à huit petits canaux très-déliés, qui aboutissent dans la bouche sur les parties latérales du frein de la langue; enfin, cinq à six autres conduits très-petits, provenant des granulations voisines du corps de chaque sublinguale, traversent isolément la membrane qui revêt le plancher de cette cavité.

Les artères des sublinguales sont fournies par la linguale et la maxillaire externe; leurs nerfs par le lingual de la cinquième paire et le grand hypoglosse.

§. IV.

On divise ordinairement l'os maxillaire inférieur sur le trajet de sa symphyse, et à la réunion de son corps avec sa branche, pour mettre à découvert les glandes maxillaire et sublinguale; mais on peut aussi les disséquer facilement après avoir pratiqué à cet os les coupes nécessaires pour l'étude de la langue.

Ces coupes exécutées, on détachera le peaucier de haut en bas; le ventre antérieur du digastrique et le mylo-hyoïdien seront séparés de l'os maxillaire et renversés dans le même sens, et il sera ensuite facile de trouver au-dessus du dernier de ces muscles, et près du nerf lingual, le canal de Warthon, dans lequel on introduira un stylet que l'on fera pénétrer dans la bouche. La membrane interne de cette cavité sera ensuite incisée près du bord alvéolaire, et renversée vers le frein de la glande pour mettre à découvert la langue sublinguale. On procédera à la recherche de ses canaux excréteurs, et on cherchera à y faire pénétrer des soies déliées, en les faisant tourner sur elles-mêmes entre les doigts, ainsi que le conseille *Siebold* (1).

Du Pharynx.

Le pharynx (*pharynx*, *fauces*, *guttur*, *gosier*, *arrière-bouche*) est un canal musculo-membraneux, symétrique, irrégulièrement infundibuli-

---

(1) Auteurs principaux à consulter sur la langue, les voies salivaires et les dents :

Malpighi : *Exercitatio epistolic. de linguâ.*

Fracassati : *De linguâ.*

Bellini : *Gustus organum.* Ces trois dissertations se trouvent dans la *Biblioth. anatomiq. de* Manget.

Walter : *De linguâ humanâ.*

Trew : *De vasis linguæ salivalibus atque sanguiferis.*

Duverney : *Œuvres anatomiques.*

Haller : *Elementa physiolog.*, tom. V.

Meckel : *De quinto pari nervorum.* = *Collection de* Ludwig.

Boehmer : *De nono pari nervorum.* = *Collection de* Ludwig.

Scarpa : *Tabulæ nevrologic.*

Cuvier : *Anatom. comparée*, tom. III.

forme, qui fait partie des voies alimentaires. Il est situé au-dessous de la partie moyenne de la base du crâne; au-dessus de l'œsophage; derrière les fosses nasales, le voile du palais, l'isthme du gosier et le larynx; au-devant de la colonne vertébrale, des muscles longs du cou, des grands et petits droits antérieurs de la tête; entre les troncs nerveux et vasculaires principaux du cou. Du tissu cellulaire lamelleux, dépourvu de graisse, très-extensible, l'unit aux parties qui correspondent à ses parois postérieures et latérales. Quant à sa paroi antérieure, elle manque au niveau des ouvertures postérieures des fosses nasales et de la bouche; plus bas, elle est accolée à la partie postérieure du larynx.

Sœmmerring : *Icones organorum humanorum gustus et vocis.*

Nuck : *Sialographia.*

Siebold : *Historia systematis salivalis*, etc. On trouve dans cette dissertation une exposition succincte de toutes les recherches faites antérieurement à sa publication, sur les organes salivaires.

Dissertatio osteologica de dentitione secunda, *Præsid.* Hebenstreit, *autor respond.* Ungebar. *Lipsiæ*, 1738.

Jancke : *De ossibus mandibularum puerorum septennium.* Lipsiæ, 1751.

Hunter : *Histor. natur. dent. humanor.* Hagæ-Comitis, 1780.

Fox : *The natural history of the human teeth.* London, 1803.

Bichat : *Anat. gener.*, tom. III.

Les objets les plus importans à remarquer dans la cavité du pharynx, sont, en haut et en devant, les narines postérieures ; vers le milieu du bord externe de chacune d'elles, les orifices des trompes gutturales du tympan ; un peu plus bas, la face postérieure du voile du palais ; au-dessous de lui, l'ouverture postérieure de la bouche, la base de la langue, l'épiglotte, l'ouverture supérieure du larynx ; enfin, au niveau de la partie supérieure de la trachée-artère, l'orifice supérieur de l'œsophage, au-dessus duquel la cavité pharyngienne présente toujours une coarctation brusque.

Les parties qui entrent dans la composition du pharynx sont *trois muscles constricteurs* pairs, distingués en *inférieurs, moyens, supérieurs ;* les *stylo-pharyngiens ;* une portion des *palato-pharyngiens* (1) ; *une membrane muqueuse,* rougeâtre, pourvue d'un assez grand nombre de follicules muqueux, et sur laquelle les villosités sont peu apparentes ; en haut et en arrière *une aponévrose* mince, couverte par la muqueuse, et insérée à l'apophyse basilaire de l'occipital ; *des artères* nombreuses, mais d'un petit volume, fournies par la carotide externe, la thyroïdienne supérieure, la labiale, la linguale, la maxillaire interne ; *des veines* qui se rendent dans les divi-

(1) Tom. I, pag. 139.

sions de la jugulaire interne; *des nerfs* provenant du glosso-pharyngien, du pneumo-gastrique, du tri-facial; enfin une petite quantité de tissu cellulaire membraniforme, et des lymphatiques qui aboutissent dans les glandes placées près de la bifurcation de la veine jugulaire interne (1).

On préparera le pharynx en disséquant d'abord ses muscles, comme je l'ai indiqué précédemment; on le fendra ensuite de haut en bas par sa paroi postérieure pour étudier sa membrane muqueuse, et voir les ouvertures qui aboutissent dans sa cavité.

Du larynx et de ses annexes.

§. I.

Le larynx (*larynx*) est un organe creux, symétrique, mobile, irrégulièrement conoïde, à parois cartilagineuses et membraneuses, pourvu de plusieurs muscles, situé à la partie antérieure du cou, au-dessous de la base de la langue, au-dessus de la trachée-artère, au-devant de la moitié inférieure du pharynx, entre les artères carotides primitives, les veines jugulaires internes, les nerfs pneumo-gastriques et grands sympathiques, destiné à donner continuellement

(1) Mascagni, *Tabul.* XXVI.

passage à l'air qui pénètre dans les poumons ou en sort, et servant en outre essentiellement à la production de la voix.

Son volume, sa forme, ses dimensions intérieures, et même la texture de plusieurs de ses parties intégrantes, présentent des différences remarquables chez l'homme et chez la femme, chez l'enfant, l'individu pubère, l'adulte et le vieillard.

On distingue au larynx, considéré en général, une surface extérieure, une cavité, une base et un sommet.

La surface extérieure est très-étendue; antérieurement elle est très-saillante, formée dans ses deux tiers supérieurs par le cartilage thyroïde; dans son tiers inférieur, par la membrane crico-thyroïdienne, et une partie du cartilage cricoïde. Cette région antérieure est en rapport avec les muscles sterno-hyoïdiens, thyro-hyoïdiens, hyo-thyroïdiens, crico-thyroïdiens, et la glande thyroïde. Sur la ligne médiane, on y remarque, de haut en bas, l'échancrure triangulaire tronquée du cartilage thyroïde, la crête saillante de ce cartilage, et la portion la plus large de la membrane crico-thyroïdienne. Sur les côtés de cette ligne, les insertions des muscles thyro-hyoïdiens, sterno-thyroïdiens, crico-thyroïdiens, les articulations du cartilage thyroïde avec le cricoïde.

La région postérieure de la même surface offre,

de dehors en dedans, les bords postérieurs du cartilage thyroïde, deux gouttières triangulaires larges en haut, étroites en bas, la partie postérieure des cartilages aryténoïdes et du cricoïde, les articulations de ces cartilages, les muscles aryténoïdiens, crico-aryténoïdens postérieurs, crico-aryténoïdiens latéraux, thyro-aryténoïdiens. Toute cette région est revêtue de la membrane muqueuse du pharynx.

La cavité, ou la *surface intérieure* du larynx, est bornée en haut par l'épiglotte; en bas, elle est continue avec la trachée-artère. Son tiers supérieur est assez évasé, et plus large en avant qu'en arrière; sa moitié inférieure est cylindrique, et formée principalement par le cartilage cricoïde. Entre ces deux portions, on remarque *la glotte* (*glottis*), espèce de fente triangulaire, susceptible de changer de dimensions, dont le sommet correspond à-peu-près à la moitié de la hauteur de l'angle rentrant du cartilage thyroïde, et la base à la partie antérieure des cartilages aryténoïdes. De chaque côté de la glotte sont placés deux replis membraneux, séparés de haut en bas par les excavations semi-lunaires, appelées *sinus* ou *ventricules laryngés* (*ventriculi, sinus laryngis*). Ces replis, auxquels on donne le nom de *ligamens de la glotte* ou du *larynx*, sont distingués en *supérieurs* et en *inférieurs* : les premiers sont formés par une simple duplicature de la membrane muqueuse ; les seconds contiennent en outre, dans leur épaisseur, une bande fibreuse assez épaisse : les uns et les autres sont fixés aux cartilages thyroïdes et aryténoïde.

La base du larynx est unie à l'os hyoïde par une membrane celluleuse plus étroite à sa partie moyenne qu'à ses parties latérales, et par deux ligamens qui se rendent aux extrémités des grandes cornes de cet os. La membrane thyro-hyoïdienne correspond, par la partie moyenne de sa face postérieure, à l'épiglotte et à la glande épiglottique.

On remarque sur cette base le bord supérieur du cartilage thyroïde, ses prolongemens postérieurs et supérieurs, l'épiglotte, les ligamens aryténo-épiglottiques, et l'ouverture supérieure du larynx.

Le sommet est formé par le bord inférieur du cartilage cricoïde, et uni ordinairement au premier anneau fibro-cartilagineux de la trachée-artère par une membrane fibreuse ; chez quelques sujets, cet anneau et le cartilage cricoïde sont immédiatement continus.

Les parties qui entrent dans la composition du larynx sont très-nombreuses : 1°. le cartilage thyroïde, le cricoïde, les aryténoïdes, l'épiglotte ; 2°. des ligamens et des membranes destinés à unir ces cartilages ; 3°. quatre muscles pairs et un muscle impair ; 4°. une membrane muqueuse; 5°. la glande épiglottique et les glandes aryténoïdes; 6°. des nerfs et des vaisseaux nombreux.

Le cartilage thyroïde (*C. thyreoïdea, scutiformis*) est placé au-dessous et au-devant de l'épiglotte, au-dessus et au-devant du cartilage cricoïde. Sa figure est telle qu'il paroît composé de deux parallélogrammes, adossés l'un à l'autre, sur la ligne médiane, en formant un angle tronqué et échancré supérieurement, et qui divergeroient ensuite en arrière et en dehors pour embrasser une partie du cartilage cricoïde, et couvrir les aryténoïdes.

On remarque sur *la face antérieure* du cartilage thyroïde la saillie médiane résultant de l'adossement de ses parties latérales; sur chacun des côtés de cette saillie une surface plane, inclinée en avant et en dehors, traversée par une ligne oblique qui donne insertion aux muscles thyro-hyoïdien, sterno-thyroïdien, et au constricteur inférieur du pharynx.

Sa face postérieure présente, dans son milieu, un angle rentrant, auquel s'insèrent l'extrémité inférieure de l'épiglotte, les ligamens de la glotte, les muscles thyro-aryténoïdiens; latéralement deux surfaces planes auxquelles s'attachent inférieurement quelques fibres des muscles crico-thyroïdiens.

Son bord supérieur donne attache à la *mem-*

brane thyro-hyoïdienne, et on y voit trois échancrures séparées par deux saillies arrondies.

Son bord inférieur moins long, offre aussi trois échancrures et deux saillies latérales; il donne attache à la membrane et aux muscles crico-thyroïdiens.

Ses bords postérieurs sont épais, arrondis, obliques, et donnent insertion à des fibres des muscles stylo-pharyngiens et palato-pharyngiens.

Les angles supérieurs, connus sous le nom de *grandes cornes*, sont inclinés en arrière et en dedans; les ligamens thyro-hyoïdiens s'y fixent par leur extrémité inférieure.

Les angles inférieurs ou *les petites cornes* sont plus courts et plus épais; ils s'articulent avec le cartilage cricoïde.

Le cartilage cricoïde (*cartil. cricoïdes*, *annularis*) est situé à la partie inférieure et postérieure du larynx, au-dessous des aryténoïdes, au-dessus de la trachée-artère. L'anneau qu'il représente est beaucoup moins élevé en avant qu'en arrière.

Sa circonférence extérieure présente, en devant sur la ligne médiane, une légère saillie; latéralement les surfaces d'insertion des muscles crico-thyroïdiens; plus en dehors les facettes qui doivent s'articuler avec les cornes inférieures du thyroïde; en arrière, deux surfaces concaves, séparées par une crête verticale, occupées par les muscles crico-aryténoïdiens postérieurs.

La circonférence intérieure est revêtue de la membrane du larynx, et forme en grande partie la cavité de cet organe.

Le bord supérieur, échancré en devant, donne insertion antérieurement à la membrane crico-thyroïdienne, en dehors aux muscles crico-aryténoïdiens latéraux, et en arrière il s'articule avec les cartilages aryténoïdiens.

Le bord inférieur est légèrement ondulé, et uni à la partie supérieure de la trachée-artère.

Les cartilages aryténoïdes (*cartil. arytænoïdeæ, triquetræ, gutturinæ, gutturales*) sont situés au-dessus de la partie postérieure du cricoïde; ils ressemblent à une pyramide triangulaire courbée en arrière et en dedans.

Ils correspondent en arrière au muscle aryténoïdien, en dedans à eux-mêmes, en devant aux glandes aryténoïdes. Leur base est articulée avec le bord supérieur du cricoïde; elle donne insertion aux muscles crico-aryténoïdiens postérieurs et latéraux, ainsi qu'aux muscles et aux ligamens thyro-aryténoïdiens. Leur sommet très-mince est incliné en dedans, et surmonté par un petit tubercule cartilagineux très-mobile (*corniculum laryngis*).

Les cartilages laryngés sont entièrement cartilagineux chez les enfans; chez les adultes, ils commencent à s'ossifier, et il n'est pas rare de rencontrer le thyroïde et le cricoïde entièrement osseux chez des sujets mâles de quarante-cinq à cinquante ans.

L'épiglotte (*epiglottis*) est située entre la base de la langue et l'ouverture supérieure du larynx. Ce fibro-cartilage est large, ovale supérieurement, et terminé inférieurement par une pointe allongée. On y distingue deux faces, deux bords, deux extrémités.

La face antérieure ou *linguale* est convexe transversalement, libre dans sa portion supérieure; fixée, vers sa partie moyenne, à la base de la langue par trois replis membraneux improprement nommés *ligamens glosso-épiglottiques*, et à l'os hyoïde par un tissu cellulaire dense et serré : cette face est séparée de la membrane hyo-thyroïdienne par la glande épiglottique.

La face postérieure ou *laryngée* est concave de droite à gauche. *L'extrémité supérieure* est arrondie, et légèrement renversée en devant. *L'extrémité inférieure* se termine en une pointe aiguë, fixée dans l'angle rentrant du cartilage thyroïde, par un faisceau fibreux long de cinq à six lignes. *Les bords* sont libres supérieurement, et inférieurement ils sont unis aux cartilages aryténoïdes par deux replis membraneux, désignés sous le nom de ligamens *aryténo-épiglottiques*.

L'épiglotte est revêtue en devant par la muqueuse de la bouche, en arrière par celle du larynx; le fibro-cartilage qui la compose essentiellement est mince, plus fibreux que cartilagineux, et criblé d'un grand nombre de trous occupés par des cryptes.

Les ligamens du larynx sont les suivans : 1°. *la mambrane thyro-hyoïdienne*, plutôt celluleuse que fibreuse; 2°. *les deux ligamens thyro-hyoïdiens* manifestement fibreux, et contenant quelquefois dans leur épaisseur des granulations cartilagineuses; 3°. *la membrane crico-thyroïdienne* fibreuse et large en devant, étroite et celluleuse près de ses extrémités; 4°. *les trousseaux fibreux des articulations crico-thyroïdiennes*, et *crico-aryténoïdiennes*; 5°. *les ligamens thyro-aryténoïdiens* placés dans l'épaisseur des cordes vocales; 6°. *les ligamens hyo-épiglottique* et *thyro-épiglottique*; 7°. enfin, *les replis purement membraneux* qui s'étendent de l'épiglotte à la langue, et aux cartilages aryténoïdes.

Les muscles intrinsèques du larynx sont: 1°. *les crico-thyroïdiens* insérés inférieurement aux parties latérales antérieures du cartilage cricoïde, se dirigeant de là en haut et en dehors pour se terminer sur les petites cornes, le bord inférieur et une petite portion de la face postérieure du cartilage thyroïde.

2°. *Les crico-aryténoïdiens postérieurs* étendus

entre la partie externe et postérieure de la base des cartilages aryténoïdes, et les enfoncemens présentés par la partie postérieure du cartilage cricoïde.

3°. *Les crico-aryténoïdiens latéraux* fixés à la partie antérieure externe de la base des cartilages aryténoïdes, et les parties latérales du bord supérieur du cricoïde.

4°. *Les thyro-aryténoïdiens* situés au-dessous des précédens, insérés dans l'angle rentrant du cartilage thyroïde, et à la partie antérieure et inférieure des cartilages aryténoïdes.

5°. *L'aryténoïdien* formé de plusieurs plans de fibres à directions différentes, placé derrière les cartilages aryténoïdes, et s'attachant à la partie postérieure externe de chacun d'eux.

La membrane interne du larynx appartient au système des muqueuses; sa couleur naturelle est le rose pâle; son épaisseur est peu considérable, quoiqu'elle soit pourvue d'un assez grand nombre de follicules. Au niveau des cartilages, elle est intimement unie au périchondre; c'est elle qui forme, en se repliant sur elle-même, les ligamens supérieurs de la glotte, une partie de l'épaisseur des cordes vocales, et les replis qui fixent l'épiglotte à la langue et aux cartilages aryténoïdes.

La glande épiglottique (*gland. epiglottidis, periglottis*) est un amas de cryptes, situé au-devant de la partie inférieure de l'épiglotte, derrière la membrane thyro-hyoïdienne, et environné par une assez grande quantité de tissu cellulaire graisseux. Ces cryptes envoient des prolongemens à travers l'épiglotte, et ils s'ouvrent sur la partie inférieure de sa face laryngée.

Les glandes aryténoïdes (*gland. arytœnoïdeœ*) sont aussi formées de cryptes muqueux agglomérés. Ces glandes ont la forme d'une équerre, dont la branche verticale seroit placée dans l'épaisseur des replis aryténo-épiglottiques, au-devant des cartilages aryténoïdes, tandis que la branche horizontale se prolongeroit d'arrière en avant le long de la partie supérieure et postérieure des ligamens supérieurs de la glotte.

Les artères du larynx sont fournies par les linguales, les thyroïdiennes supérieures et inférieures. Ses veines accompagnent les artères. Ses nerfs proviennent des glosso-pharyngiens, des pneumo-gastriques et des grands sympathiques.

§. II.

La glande thyroïde (*glandula thyroïdea*) est considérée par les anatomistes, à cause de sa situation, comme une annexe du larynx : elle correspond à sa partie antérieure et inférieure, ainsi qu'aux premiers anneaux de la trachée-artère. Ce corps est formé de deux lobes ovoïdes comprimés d'avant en arrière, quelquefois réunis dans la plus grande partie de leur hauteur, d'autres fois bien distincts, et seulement unis par un tubercule transversal plus ou moins large et épais, qu'Eustachi a le premier indiqué, et auquel on a donné le nom *d'isthme* de la thyroïde.

Le corps thyroïde, convexe en devant, correspond aux muscles peauciers, sterno-hyoïdiens, sterno-thyroïdiens, omo-hyoïdiens ; et lorsque son volume est augmenté, il s'avance sous les sterno-mastoïdiens.

Sa face postérieure est concave, unie par du tissu cellulaire filamenteux au larynx ainsi qu'à la trachée. Son bord supérieur, échancré à sa partie moyenne, est cotoyé par les branches transversales des artères thyroïdiennes supérieures. Son bord inférieur est convexe, et cotoyé comme le supérieur par des branches artérielles : on en voit sortir plusieurs veines d'un assez grand volume. Les bords postérieurs, épais, arrondis, avoisinent les artères carotides primitives, les jugulaires internes, les nerfs grands sympathiques, pneumo-gastriques, récurrens, et du côté gauche l'œsophage.

Le corps thyroïde est enveloppé dans une capsule celluleuse peu épaisse. Son tissu est ordinairement assez mou, d'un brun-rougeâtre, très-foncé chez les enfans, et il paroît formé de lobules unis entre eux par du tissu cellulaire rare, et séparés les uns des autres par des vaisseaux. Entre ces lobules on distingue des vésicules remplies d'un fluide incolore ou jaunâtre, mais toujours visqueux. Quelquefois ces vésicules ne sont pas apparentes, parce qu'elles sont affaissées sur elles-mêmes, ou d'un trop petit volume.

Le corps thyroïde reçoit quatre artères principales fournies par les sous-clavières et les carotides externes. Chez quelques sujets il existe une cinquième artère thyroïdienne fournie par la crosse de l'aorte, et qui remonte au-devant de la trachée-artère. Ses veines sont très-nombreuses; outre celles qui accompagnent les artères, on en trouve encore plusieurs qui sortent de son bord inférieur, et vont s'ouvrir dans la sous-clavière gauche et dans la bifurcation de la veine-cave supérieure. Elle reçoit plusieurs filets nerveux des pneumo-gastriques et des grands sympathiques. Ses lymphatiques aboutissent dans les glandes situées autour des veines jugulaires internes. On ne lui a pas encore découvert de canal excréteur.

§. III.

Préparation. Pour voir complétement le larynx sur une seule pièce, il faut, 1°. disséquer et enlever successivement les muscles derrière lesquels il est situé; 2°. examiner ses rapports ainsi que ceux du corps thyroïde avec les nerfs et les vaisseaux situés dans leur voisinage; 3°. insuffler le corps thyroïde, l'entamer avec le scalpel, le déchirer avec les doigts, et même le soumettre à l'action de quelques agens chimiques pour tâcher de reconnoître sa texture; 4°. scier la base du crâne, comme si l'on se proposoit d'étudier le pharynx; ou bien, lorsqu'on ne veut pas entamer la tête, couper en travers, près de leur attache supérieure, les muscles insérés au bord inférieur et à la face interne de l'os maxillaire, ainsi que ceux qui se fixent à l'apophyse styloïde; 5°. dans l'un ou dans l'autre cas, renverser vers la poitrine la langue restée intacte, le larynx et le pharynx; 6°. fendre celui-ci en arrière, et étudier la forme du larynx vu par sa surface postérieure; 7°. disséquer les muscles laryngés intrinsèques (1), les membranes et les ligamens qui unissent entre eux les différens cartilages; 8°. couper de haut en bas le cartilage cricoïde par sa partie moyenne postérieure, pour voir la glotte, ses ligamens et les ventricules; 9°. enfin, séparer les uns des autres tous les cartilages, afin de pouvoir étudier chacun d'eux en particulier (2).

---

(1) Tom. I, pag. 143.

(2) Auteurs à consulter :

Casserius : *De vocis auditusque organis*. Ferrariæ, 1600.

Fabricius : *Ab Aquapend. Opera omnia anatom. et physiol. Lugd. Batav.*

Des Mamelles.

Les mamelles (*mammæ*) considérées chez une femme adulte, sont deux organes glanduleux, cellulaires, hémi-sphéroïdes, surmontés par une papille conique, situés sur les parties latérales antérieures de la poitrine, entre les aisselles et le sternum, au-devant du grand pectoral, du petit pectoral, du grand dentelé, et dont l'usage est de sécréter le lait.

Avant l'époque de la puberté, les mamelles sont peu développées; leur volume et leur rénitence diminuent chez les femmes avancées en

---

Santorini : *Observation. anatomic.* = *Septem-decim tabul. quas edidit* Girardi.

Albinus : *Historia musculorum.*

Weitbrecht : *Syndesmologia.*

Morgagni : *Advers. anatom.* I.

Dodart et Ferrein : *Mémoires de l'Acad. des Sciences*, années 1700, 1701, 1706, 1707 — 1741.

Lalouette : *Mémoires des Savans étrangers*, tom. I.

Haller : *Element. physiolog.*, tom. III.

Sœmmerring : *Icones organ. human. gustus et vocis.*

Cuvier : *Anat. comparée*, tom. IV.

Rullier : *Recherches sur quelques sujets de Médecine et de Chirurgie.* Cette dissertation se trouve dans la *Collection des Thèses de la Faculté de Médecine de Paris*, année 1808, nº 110.

Magendie : *Mémoire sur l'usage de l'épiglotte dans la déglutition.* Paris, 1813.

âge ; chez quelques-unes, cependant, elles restent très-volumineuses, mais en même-temps très-flasques. Ces organes présentent d'ailleurs, sous le rapport de leurs conditions physiques, un grand nombre de différences qui dépendent de leurs sympathies avec l'utérus, des tempéramens, des habitudes, et de plusieurs autres causes indiquées par les physiologistes et par les pathologistes.

On doit successivement étudier dans les mamelles les tégumens, le tissu cellulaire, la papille, la glande, ses canaux excréteurs, et les élémens organiques communs.

La peau qui couvre le corps des mamelles est mince, unie, demi-transparente, très-extensible, mais elle ne jouit pas dans la même proportion de la contractilité de tissu.

Le tissu cellulaire qui la sépare de la surface de la glande mammaire est en général très-abondant; et chez un grand nombre de femmes, son volume l'emporte de beaucoup sur celui de la glande, dans laquelle il envoie un grand nombre de prolongemens qui pénètrent entre ses lobes et entre ses lobules. Ses cellules sont remplies de sérosité onctueuse ; il est en outre parsemé d'un assez grand nombre de pelotons graisseux, toujours isolés les uns des autres dans le voisinage de l'aréole, tandis qu'ils sont très-rapprochés, ou qu'ils se touchent près de la circonférence du corps glanduleux. Plusieurs de ces pelotons graisseux s'enfoncent dans son épaisseur à diverses profondeurs, et ils offrent beaucoup de variétés sous le rapport de leur volume et de leur direction.

Le tissu cellulaire qui unit la base de la mamelle aux parties subjacentes, ne contient que très-peu de graisse; il est formé de filamens courts et peu extensibles.

On donne le nom d'*aréole* (*areola*) au cercle coloré qui environne la base de la papille. Sa couleur est le rose chez les jeunes filles, et le rouge obscur ou le brun plus ou moins foncé chez la plupart des femmes adultes. La peau de l'aréole est remarquable par sa ténuité. On distingue sur sa surface externe, notamment chez les femmes enceintes ou qui allaitent, des tubercules qui sont tantôt disséminés irrégulièrement sur toute l'aréole, et qui d'autres fois forment un cercle régulier près de sa circonférence : le nombre de ces tubercules varie de quatre à dix. On en a vu quelquefois un ou deux situés hors de l'aréole : les uns et les autres offrent, près de leur sommet, deux, trois ou quatre petites ouvertures : ce sont les orifices des canaux excréteurs de quelques petites glandes situées sous la peau. *Morgagni* et *Cuboli*, l'un de ses élèves, avancent qu'elles secrètent du lait; *Cuboli* assure même avoir vu plusieurs fois couler ce liquide par les orifices dont je viens de parler. Des recherches plus récentes paroissent avoir prouvé que ces corps glanduleux ne séparent du sang qu'un liquide onctueux, destiné à prévenir le ramollissement et les excoriations des tégumens.

Le tissu de l'aréole, entamé avec le scalpel, paroît spongieux; il n'existe pas de graisse au-dessous de lui. Pendant la vie, il est susceptible d'une forte érection, qui a surtout lieu lorsque l'enfant prend le sein, ou que cet organe est rempli de lait.

Le mamelon ou *la papille* (*papilla*) occupe la partie la plus saillante de la mamelle, de telle manière cependant qu'il correspond au côté interne et inférieur de son centre. Sa couleur est la même que celle de l'aréole. Sa forme est celle d'un cône court, terminé par un sommet tronqué et arrondi, sur la surface duquel viennent s'ouvrir les vaisseaux galactophores. Sa base se continue superficiellement avec l'aréole; profondément elle est occupée par les vaisseaux dont je viens de parler. Pendant la vie, la papille est affaissée et plissée sur elle-même, lorsqu'elle n'éprouve aucune excitation; dans le cas contraire, elle s'allonge, s'érige, et devient ordinairement plus rouge.

La peau du mamelon est rugueuse, réticulée, et pourvue de papilles nombreuses très-petites; elle enveloppe le faisceau des vaisseaux galactophores; ceux-ci sont unis entre eux et aux tégumens par un tissu qui paroît légèrement spongieux, mais qui l'est cependant beaucoup moins que celui que l'on trouve dans les corps caverneux du clitoris ou du pénis.

La glande mammaire (*gland. mammæ*) représente un demi-sphéroïde comprimé d'avant en arrière, dont la base très-irrégulièrement circonscrite, surtout chez les femmes qui ont allaité plusieurs enfans, se prolonge plus loin en haut et en dehors qu'en bas et en dedans.

La surface antérieure de cette glande n'est pas lisse et unie, comme l'ont avancé plusieurs anatomistes. Lorsque l'on a enlevé soigneusement le tissu cellulaire et les pelotons graisseux qui la recouvrent, elle présente plusieurs saillies en forme de crêtes, dont le volume et la direction varient; elle offre également des enfoncemens plus ou moins profonds, dans lesquels étoient engagés plusieurs de ces pelotons graisseux.

La glande mammaire est formée de plusieurs lobes de différent volume, tellement unis entre eux, qu'il est presque impossible de les isoler sans déchirer leur tissu, mais dont on peut distinguer les limites dès qu'on a poussé dans les vaisseaux galactophores des injections de diverses couleurs. Chaque lobe contient plusieurs lobules; ceux-ci sont composés de grains arrondis, de couleur blanche légèrement nuancée de rose, dont le volume n'excède pas celui d'une graine de millet ou de pavot. Suivant *Cuboli*, on voit, à l'aide d'un bon microscope, que ces grains glanduleux sont eux-mêmes formés de petites vésicules; elles sont d'autant plus apparentes que les mamelles contiennent plus de lait, et ce liquide s'en échappe quand on y fait une légère piqûre.

La partie centrale de la glande mammaire n'est pas occupée par du tissu glanduleux; on n'y trouve que les troncs des vaisseaux lactifères réunis par du tissu cellulaire filamenteux.

Les grains glanduleux donnent naissance aux radicules des vaisseaux excréteurs; les radicules forment des ramuscules, ceux-ci des rameaux, et de ces derniers naissent des troncs qui convergent vers le centre de l'organe, et aboutissent dans des sinus placés près de la base du mamelon. Il est à remarquer que tous ces vaisseaux sont flexueux, très-extensibles, très-minces, pellucides; que ceux d'un même lobe ne communiquent en aucune manière avec ceux des lobes voisins (1), et par conséquent qu'il doit exister autant de sinus et autant de séries de vaisseaux qui y aboutissent, qu'il y a de lobes dans la glande. Leur nombre est ordinairement

(1) Defendere cogor, *quod nulla existat anastomosis, neque inter truncos majores, neque inter minutissimos surculos tubulorum lactiferorum mammæ muliebris.* J. G. Walteri, Obs. anatom. *Berolini*, 1775.

de quinze; chez quelques sujets on en trouve un plus grand nombre.

Pour se faire une idée de cette structure de la mamelle, on peut comparer, comme l'a fait *Cuboli*, chacun de ses lobes à une grappe de raisin, et toute la masse de la glande à la réunion de plusieurs grappes de ce fruit, dont les pédoncules convergeroient vers un point central, sans communiquer entre eux. Les sinus dans lesquels se rendent les diverses séries des vaisseaux lactifères n'ont pas tous la même capacité; les plus grands n'ont guère que deux à trois lignes de large, et il en est plusieurs qui n'ont guère plus de diamètre que les troncs dont ils proviennent. Ces sinus sont très-courts, le plus ordinairement coniques, et unis entre eux par du tissu cellulaire. C'est de leur sommet que naissent brusquement les troncs des excréteurs dont le faisceau occupe le centre du mamelon, et qui viennent tous s'ouvrir sur son extrémité, sans avoir communiqué entre eux dans son épaisseur. Ces vaisseaux ont la forme d'un cône grêle et allongé; quelquefois on en trouve quelques-uns qui sont renflés vers le milieu de leur longueur. Ils sont plissés sur eux-mêmes quand la papille est affaissée, et s'allongent lorsqu'elle s'érige; ils sont d'ailleurs dépourvus de valvules, aussi bien que ceux qui vont se rendre dans les sinus. *Haller*, et, d'après lui, quelques autres anatomistes, admettent dans la mamelle d'autres canaux excréteurs qui prennent naissance dans le tissu cellulaire qui l'environne et la pénètre. Des recherches multipliées faites par *Cuboli* pour constater leur existence, ont été vaines. Il est probable que ces prétendus vaisseaux excréteurs n'étoient autre chose que des vaisseaux lymphatiques.

Nuck (1), et, depuis lui, *Boehmer* (2), *Meckel* (3), ont admis des anastomoses entre les ramuscules des conduits excréteurs des différens lobes de la glande mammaire. *Cuboli* (4) et *Walter* assurent absolument qu'elles n'existent pas; ce dernier indique même la cause qui peut induire en erreur à cet égard; c'est, suivant lui, une piqûre faite aux parties latérales d'un vaisseau voisin de celui sur lequel on opère, par l'extrémité du tube avec lequel on pousse l'injection. *Sabatier* (5) essaie de concilier les deux opinions opposées, et dit que ces anastomoses n'existent que lorsque la grossesse est un peu avancée, et quand la sécrétion du lait commence à se faire; il n'a fait d'ailleurs aucune recherche à l'appui de son assertion.

---

(1) *Adenographia.*

(2) *De ductibus mammorum lactiferis.*

(3) *De finibus venarum ac vasor. lymph., etc.*

(4) *De structura mammarum;* in septem decim tabulis Santorini.

(5) *Splanchnologie.*

Nuck (1) assure avoir vu le mercure poussé dans les conduits de la papille, passer dans les artères, et réciproquement. Aucun autre anatomiste n'a, je crois, observé ce phénomène.

Meckel (2) et *Walter* (3) admettent la communication des radicules des vaisseaux lactifères avec les lymphatiques et les veines sanguines; mais ce dernier n'en pense pas moins pour cela que la résorption du lait se fait par les lymphatiques, qui ne communiquent avec les veines mammaires que par des branches latérales (4); tandis que *Meckel* prétend que les veines repompent la partie la plus épaisse de ce liquide.

Les expériences de *Mascagni* sur les anastomoses des vaisseaux lactifères avec les lymphatiques et les veines, offrent des résultats opposés. Cet illustre anatomiste ayant injecté avec du mercure les vaisseaux lactifères sur les mamelles de deux femmes, ne le vit pénétrer ni dans les lymphatiques ni dans les veines, quoiqu'il en eût entièrement rempli les vésicules de la glande; d'où il conclut que les anastomoses admises par *Meckel* n'existent pas, et que les injections ne

(1) *Loc. cit.*

(2) *Loc. cit.*

(3) *Obs. anat.*

(4) *Concludo, venas lymphaticas resorbere lac ex tubulis lactiferis, et per ramos laterales anastomosim habere cum ipsis venis sanguiferis.* Loc. cit. pag. 39.

passent des lactifères dans les veines et dans les lymphatiques qu'à la suite de rupture (1).

Les mamelles reçoivent leurs artères des thoraciques, des axillaires, des intercostales, des mammaires internes. Leurs veines profondes accompagnent les artères; elles ont aussi plusieurs veines sous-cutanées que l'on distingue à travers les tégumens. Leurs nerfs sont fournis par le plexus brachial et les intercostaux. Leurs lymphatiques sont nombreux et forment deux couches, l'une superficielle, l'autre profonde; ils communiquent avec ceux des parois abdomidales et thoraciques, ainsi qu'avec les mammaires internes, et se rendent dans les glandes axillaires.

§. II.

On ne peut faire qu'un petit nombre de recherches sur la texture des mamelles, lorsqu'elles ne sont pas remplies de lait; ce sera donc celles de femmes mortes vers la fin de leur grossesse, peu de temps après leurs couches ou en allaitant, qu'il faudra choisir pour ce genre d'étude.

Lorsque l'on aura étudié les formes extérieures de ces organes, on injectera leurs vaisseaux excré-

---

(1) *Quibus observationibus..... Facile deduci potest in Mekelianis experimentis mercurium ex tubulis lactiferis in venas ac vasa lymphatica per lacerationem sibi viam fecisse.* Vas. lymph. hist. pag. 17.

teurs, et on se servira, pour cette opération, du tube ou de la seringue de verre en usage pour les injections des vaisseaux lymphatiques. Les matières avec lesquelles on pourra plus facilement remplir les conduits lactifères, sont le mercure purifié, et même les huiles combinées avec les cires colorées, les solutions gélatineuses, les vernis chargés de substances colorantes très-divisées.

Walter conseille de faire macérer quelque temps, dans de l'eau tiède, tout le sujet, ou seulement les mamelles séparées du tronc pour les disposer à recevoir l'injection. Le même anatomiste recommande d'exprimer le lait qu'elles peuvent contenir, et surtout d'enlever avec précaution la peau qui environne la base de la papille, pour mettre à découvert les vaisseaux que l'on doit injecter, afin que l'on ne soit pas exposé, dans l'instant où l'on engage l'extrémité du tube dans leur cavité, à blesser ceux qui les environnent. *Meckel* et *Girardi* plaçoient l'extrémité du tube dans les orifices papillaires des excréteurs, quoiqu'ils n'offrent qu'une lumière très-étroite. Ce procédé, d'une exécution un peu plus difficile, me paroît cependant devoir être préféré, parce que l'on obtient l'appareil excréteur injecté dans toute sa longueur.

Quand on sera parvenu à pousser dans les divers sinus ou bien dans les vaisseaux lactifères du mamelon des matières de différente couleur, on pourra, si on le juge convenable, injecter les artères mammaires par l'aorte; après quoi on enlèvera successivement les tégumens, le tissu cellulaire sous-cutané, en conservant les vaisseaux et les nerfs. Il ne restera plus ensuite qu'à isoler les uns des autres les lobes de la glande, et à séparer, dans chacun d'eux, les lobules et les grains glanduleux qui les composent (1).

Ouverture du Thorax.

Cette ouverture doit être pratiquée de diverses manières, suivant les recherches que l'on se propose de faire.

Veut-on, avant de mettre à découvert le cœur et les poumons, étudier la disposition de la surface extérieure des plèvres, il faut d'abord inciser les tégumens depuis la partie inférieure médiane du cou jusqu'au bas de l'appendice abdominale du sternum, et y faire ensuite deux autres incisions : l'une, le long du bord postérieur des deux clavicules et de l'extrémité supérieure du sternum : l'autre, le long de la troisième côte a-sternale de chaque côté. Les clavicules seront séparées du sternum, et renversées en dehors et

(1) J'ai indiqué dans plusieurs notes de cet article les auteurs principaux à consulter sur les mamelles.

en arrière avec les deux lambeaux formés par les incisions. Le thorax étant dénudé jusque sur les parties latérales de la colonne vertébrale, on coupera de chaque côté, ou d'un côté seulement, et près de leurs extrémités antérieures et postérieures, les côtes correspondantes aux nombres pairs, depuis la deuxième inclusivement jusqu'à la dixième. Cette section sera faite, soit avec des tenailles tranchantes, soit avec un ciseau, soit enfin avec une petite scie; il ne restera plus, après l'avoir pratiquée, qu'à enlever les côtes coupées, les muscles intercostaux, la partie inférieure des scalènes, et le tissu cellulaire qui correspond au sommet du thorax.

Lorsque l'on a exécuté la préparation que je viens de décrire, on voit les plèvres se réfléchir sur les parties latérales du corps des vertèbres, et derrière le sternum pour former le médiastin; on voit aussi ces membranes former, au niveau de la première côte, de chaque côté, une espèce de cul-de-sac qui couvre le sommet du poumon, et abandonner inférieurement les parois latérales du thorax pour se porter sur le diaphragme. Si on enlève ensuite, soit à droite, soit à gauche, les cartilages et la moitié ou les deux tiers antérieurs de la portion osseuse des six dernières côtes vertébro-sternales avec la plèvre qui les revêt, le médiastin devient apparent dans toute l'étendue de sa face latérale correspondante.

Ludwig(1) a exécuté sur le cadavre d'un enfant deux préparations, que l'on pourroit aussi employer pour les adultes, et qui peuvent être utiles pour voir la partie postérieure du médiastin, la cavité des plèvres, les rapports des poumons avec le diaphragme, la surface postérieure et les connexions de plusieurs viscères abdominaux. La première consiste à enlever les parties molles qui couvrent la partie postérieure du thorax et de l'abdomen, et à couper ensuite les onze premières côtes vers le milieu de leur longueur, et sur les parties latérales de la colonne vertébrale. La seconde n'est qu'une suite de la première, puisqu'il ne reste plus, après avoir exécuté celle-ci, qu'à enlever la colonne vertébrale et le sacrum, en conservant les vaisseaux et les autres parties qui y correspondent en devant (2).

Lorsqu'on ne se propose pas de voir la surface extérieure des plèvres, on procède à l'ouverture

---

(1) *Icones cavitatum thoracis et abdominis à tergo apertarum.* Lips., 1789.

(2) *Ludwig* trouve, dans cette manière d'ouvrir le thorax et l'abdomen, quelques autres avantages que je n'ai pas indiqués. « *Adspersisse juvabit, ad diagnosim vulnerum, abscessuum, ulcerum, et aliorum vitiorum ventriculi, renum et cæterorum viscerum hanc administrationem anatomicam non inutilem fore, atque empyematis, nephrotomiæ et variarum aliarum curationum, quæ manu fiunt, rationem et modum illustrare* ». Loc. cit. pag. 20.

du thorax, en faisant d'abord aux parties molles qui le recouvrent une incision parabolique qui doit passer sur l'extrémité supérieure du sternum, sous les deux tiers internes des clavicules, et descendre de chaque côté jusqu'à la base de la poitrine, en suivant le trajet d'une ligne tirée de l'apophyse coracoïde à l'épine antérieure et supérieure de l'os des îles. Les clavicules seront ensuite désarticulées, ou mieux encore sciées vers le milieu de leur longueur, ainsi que les neuf ou dix premières côtes, après quoi on renversera de haut en bas le sternum, en examinant soigneusement la disposition du médiastin.

La plupart des auteurs qui ont décrit la manière de procéder à l'ouverture du thorax, recommandent de pratiquer une incision cruciale aux tégumens de sa paroi antérieure, et de disséquer ensuite les lambeaux pour mettre à découvert les côtes jusqu'à l'endroit où elles doivent être sciées. Cette méthode, encore assez souvent employée, est cependant, sous plusieurs rapports, moins avantageuse que la précédente.

Des Plèvres.

Les plèvres (*pleuræ, membranæ succingentes*) sont deux membranes minces, demi-transparentes, perspirables, sans ouverture, et par conséquent sans communication entre elles; elles appartiennent au système séreux, revêtent intérieurement le thorax, le divisent en deux cavités latérales, en s'adossant médiatement l'une à l'autre pour former le médiastin, et se déploient sur les poumons qu'elles recouvrent presqu'entièrement, sans toutefois les contenir.

Pour se former une idée exacte de la disposition de ces membranes, on peut supposer chacune d'elles naissant sur le trajet d'une ligne perpendiculaire aux côtes, après quoi il faut les poursuivre dans toute leur étendue, jusqu'à ce qu'on soit revenu de chaque côté à la ligne de départ. En admettant, par exemple, que les plèvres naissent vis-à-vis le sommet des apophyses transverses des vertèbres dorsales, elles se comportent de la manière suivante : d'abord elles se portent en avant et revêtent les côtes, leurs cartilages, les muscles, les vaisseaux et les nerfs intercostaux, se prolongent en bas sur la partie charnue du diaphragme, et forment supérieurement un cul-de-sac au niveau de la première côte. Parvenues près des parties latérales du sternum, elles se trouvent en rapport avec plusieurs glandes lymphatiques et les vaisseaux mammaires internes, puis elles se réfléchissent d'avant en arrière, en laissant entre elles un espace oblique de haut en bas et de droite à gauche, plus large inférieurement que supérieurement, très-étroit à sa partie moyenne, et qui, comme l'a très-bien indiqué *Buisson* (1),

(1) Anat. descript. de *Bichat*, tom. IV.

représente une espèce d'X, dont les branches inférieures seroient plus écartées que les supérieures. Le thymus et du tissu cellulaire en occupent la partie supérieure, tandis qu'inférieurement on n'y trouve que du tissu cellulaire graisseux qui correspond à la partie antérieure du péricarde. C'est à cet espace que la plupart des anatomistes ont donné improprement le nom de *médiastin antérieur* (*mediastinum anterius*, *S. pectorale*).

Les plèvres parvenues sur le péricarde s'étendent sur ses parties latérales, contractent avec lui une adhérence assez intime, se réfléchissent au-devant des vaisseaux pulmonaires pour aller revêtir la partie antérieure de la face interne des poumons, le bord mince, la face externe, le bord obtus, la base, le sommet, les scissures de ces organes, et revenir ensuite sur leur face interne jusque derrière leurs vaisseaux; de là, elles regagnent la partie postérieure du péricarde, en se rapprochant l'une de l'autre, après quoi elles s'écartent de nouveau, se dirigent vers les parties latérales antérieures du corps des vertèbres, et parviennent enfin de chaque côté à la ligne où nous avons supposé leur origine, après avoir couvert les ganglions dorsaux des tri-splanchniques. L'intervalle que les plèvres laissent entre elles au-devant de la colonne vertébrale est irrégulièrement triangulaire, sa base correspond aux vertèbres, son sommet au péricarde; son extrémité supérieure se trouve à la hauteur de la première vertèbre dorsale, et l'inférieure au niveau de la face supérieure du diaphragme, sur laquelle les plèvres se réfléchissent en abandonnant les parties latérales inférieures du péricarde. On nomme ordinairement cet intervalle *médiastin postérieur* (*mediastinum posterius*, S. *dorsale*); il renferme l'aorte, la veine azygos, le canal thoracique, la plus grande partie de l'œsophage, la partie inférieure de la trachée-artère, l'origine des bronches, du tissu cellulaire et un assez grand nombre de glandes lymphatiques.

Le tissu cellulaire qui correspond à la face extérieure des plèvres n'existe qu'en petite quantité au niveau des côtes et sur le diaphragme; il forme une couche un peu plus épaisse vis-à-vis les muscles intercostaux, surtout près des parties latérales du rachis; il est bien plus abondant encore dans les cavités antérieure et postérieure du médiastin, et communique supérieurement avec celui du cou, inférieurement avec celui de l'abdomen. Sur les poumons, il ne se présente plus que sous la forme de filamens très-ténus et très-courts qui pénètrent dans le parenchyme de ces organes, sans former, entre lui et la plèvre, une couche distincte.

Les plèvres sont plus minces sur les poumons que dans le reste de leur étendue; leur surface intérieure est, dans l'état naturel, lisse, polie, sans adhérences, et lubréfiée par une vapeur ténue, albumineuse, que les absorbans repompent à mesure qu'elle est exhalée.

Les élémens organiques qui concourent à former ces membranes sont du tissu cellulaire, des vaisseaux exhalans et absorbans, des artérioles beaucoup moins nombreuses et très-petites fournies par les artères intercostales, thymiques, péricardines, phréniques supérieures, œsophagiennes, bronchiques; enfin des veines qui suivent le trajet des artères. Jusqu'à présent on n'a pas encore trouvé de filets nerveux dans leur épaisseur, quoiqu'elles se trouvent en rapport, par leur surface extérieure, avec beaucoup de nerfs d'un assez grand volume.

Du Thymus (*thymus*).

Cet organe parenchymateux, bilobé, est situé derrière la partie supérieure du sternum et le tiers inférieur des muscles sterno-hyoïdiens et sterno-thyroïdiens. Il occupe la partie supérieure antérieure du médiastin, et correspond en arrière à la trachée-artère, aux veines thyroïdiennes inférieures, à la veine sous-clavière gauche, à la veine-cave supérieure, à la crosse de l'aorte et au péricarde. Chez les fœtus et les enfans très-jeunes le thymus se prolonge jusque sous le bord inférieur ou même sur la face antérieure du corps thyroïde, et jusque vers le diaphragme. Peu de temps après la naissance il commence à diminuer de volume ; chez les adultes il n'en existe plus que quelques vestiges, et chez les vieillards on ne trouve que du tissu cellulaire graisseux dans le lieu qu'il occupoit.

Les deux extrémités du thymus sont échancrées ; l'inférieure est plus volumineuse que la supérieure. Ses parties latérales sont en rapport avec les lames du médiastin.

Cet organe n'a d'autre enveloppe qu'une espèce de capsule celluleuse très-mince qui envoie des prolongemens dans son épaisseur. Son parenchyme, assez mou, est jaunâtre chez les enfans, plus blanc et nuancé de rouge chez les fœtus. Il est composé de lobules unis entre eux par du tissu cellulaire, dans chacun desquels on distingue plusieurs vésicules remplies d'un liquide blanchâtre légèrement visqueux. Les artères thymiques sont assez nombreuses, mais d'un petit volume. Elles proviennent des thyroïdiennes inférieures, des mammaires internes et des bronchiques : les veines suivent leur trajet. Les nerfs sont fournis par le tri-splanchnique et le pneumo-gastrique. Les lymphatiques se rendent dans les glandes bronchiques et dans celles qui sont situées sur les parties latérales de la trachée-artère. Jusqu'à présent on n'a pas encore trouvé de conduit excréteur à cet organe, et ses usages n'ont pu être assignés avec précision.

Pour mettre à découvert le thymus il suffit d'enlever le sternum, de renverser de bas en haut les muscles qui s'insèrent à la partie postérieure supérieure de cet os, et d'écarter l'une de l'autre les lames du médiastin.

Du Péricarde (*pericardium*).

§. I.

Le péricarde est un sac membraneux composé de deux feuillets, qui enveloppe le cœur et une portion des troncs artériels et veineux qui s'ouvrent dans cet organe. Il est situé au-dessus de l'aponévrose centrale du diaphragme; au-dessous de la crosse de l'aorte; derrière le thymus, le tissu cellulaire qui occupe la cavité antérieure inférieure du médiastin, le sternum et les cartilages de la troisième, de la quatrième, de la cinquième côte du côté gauche; au-devant des bronches, de l'œsophage, de l'aorte descendante; entre les lames du médiastin qui le séparent des poumons.

La forme du péricarde est celle d'un cône tronqué très-irrégulier; il emprunte d'ailleurs sa conformation de celle des parties qu'il recouvre. Des deux lames qui le composent l'une est *externe* et fibreuse, l'autre est *interne* et séreuse.

La lame fibreuse est dense, épaisse, peu extensible, assez intimement unie aux parois du médiastin dans le voisinage de la racine des poumons. Elle correspond par sa surface interne au feuillet séreux, auquel elle adhère, excepté dans les endroits où celui-ci se réfléchit sur les gros vaisseaux, et près de l'aponévrose du diaphragme. Cette lame est formée de fibres blanchâtres entrecroisées dans diverses directions; plusieurs d'entre elles naissent de l'aponévrose centrale du diaphragme, et sont à peu près parallèles à l'axe du péricarde. Cette lame fibreuse est, suivant plusieurs anatomistes, perforée pour donner passage à l'aorte, aux vaisseaux pulmonaires, à la veine-cave supérieure; cependant elle n'offre aucune ouverture réelle, et ne fait que se prolonger sur ces troncs vasculaires, sur lesquels elle disparoît insensiblement après un trajet assez court.

Le feuillet séreux est appliqué immédiatement sur l'aponévrose du diaphragme, à laquelle il adhère par du tissu cellulaire assez lâche chez les enfans, mais très-serré chez les adultes; de là il s'étend sur la surface interne de la lame fibreuse, et se réfléchit ensuite sur l'aorte, la veine-cave supérieure, l'artère pulmonaire, le canal artériel, les oreillettes du cœur, les ventricules, les veines pulmonaires et la veine-cave inférieure. Ce feuillet s'enfonce dans tous les intervalles que les vaisseaux laissent entre eux, et dans les sinuosités que présente la surface extérieure du cœur. Il adhère intimement à la lame fibreuse, assez foiblement aux vaisseaux, et il devient si ténu et si transparent sur les ventricules, qu'il est difficile de l'y démontrer dans l'état naturel, si ce n'est dans les points où il est séparé des fibres charnues par du tissu cellulaire graisseux. Comme toutes les membranes séreuses, il représente un sac sans ouverture, dont la surface interne lisse, polie et libre dans l'état de santé, est en contact avec elle-même; elle est sans cesse humectée par un fluide ténu versé par les vaisseaux exhalans, et bientôt après repris par les vaisseaux absorbans. Cette vapeur se condense après la mort; sa couleur est ordinairement citrine, quelquefois rougeâtre. La lame extérieure du péricarde sert à fixer le cœur dans sa situation; l'intérieure, à favoriser les mouvemens de cet organe. Les artères de cette enveloppe membraneuse sont très-petites, et proviennent des thymiques, des phréniques, des bronchiques, des œsophagiennes, des coronaires du cœur et des compagnes des nerfs diaphragmatiques. Ses veines se rendent dans les rameaux veineux du même nom. Ses lymphatiques se dirigent vers les glandes situées dans le voisinage de l'aorte et de la veine-cave supérieure. Jusqu'à présent on n'a pas démontré de nerfs se terminant dans ses lames ; aussi, dans l'état de santé, est-il absolument insensible.

§. II.

On mettra le péricarde à découvert en enlevant le thymus et le tissu cellulaire qui correspondent à sa partie antérieure, après quoi on écartera à droite et à gauche les lames du médiastin. Si on veut ensuite reconnoître sa forme et sa capacité, on y insufflera de l'air ou on y injectera de l'eau. Pour reconnoître sa texture, on poursuivra son feuillet fibreux depuis son origine jusque sur l'aorte, la veine-cave et les vaisseaux pulmonaires ; après quoi on pratiquera une incision cruciale à sa partie antérieure pour voir sa surface interne et sa lame séreuse. Celle-ci est bien plus apparente et bien plus facile à distinguer de la fibreuse lorsqu'elle a perdu sa transparence et acquis plus d'épaisseur, ce qui a lieu à la suite de ses inflammations (1).

Du Cœur (cor).

Le cœur, organe principal de la circulation, est un muscle creux, conoïde, aplati sur une face, situé obliquement de droite à gauche et de

(1) Auteurs à consulter :

Senac : *Traité de la structure du cœur.*

Haller : *Element. physiol.*, tom. I.

haut en bas dans le thorax entre les lames du médiastin. Il est disposé de telle manière qu'il forme quatre cavités distinguées en droites et en gauches : deux d'entre elles, inférieures et antérieures, à parois épaisses, essentiellement musculeuses, nommées *ventricules*, donnent naissance, l'une à l'aorte, l'autre à l'artère pulmonaire ; les deux autres, supérieures et postérieures, appelées *oreillettes*, reçoivent, la gauche, les veines pulmonaires ; la droite, les veines-caves et les veines cardiaques.

Le cœur, quoique fixé par le péricarde et par le médiastin, est cependant susceptible d'éprouver habituellement des changemens de situation produits par sa pesanteur, par les mouvemens du diaphragme, des poumons ; par le redressement des vaisseaux qui naissent de sa base. Il peut être déplacé accidentellement par les tumeurs solides ou par les collections de liquides qui se forment dans son voisinage, et présenter des connexions insolites à la suite de ses maladies organiques. Chez les sujets dont les viscères sont transposés, la pointe de cet organe se trouve placée derrière les cartilages des côtes droites. *Haller* en cite plusieurs exemples (1) ; *Gavard* en rapporte une observation (2), et je pourrais

---

(1) *Element. physiol.*, tom. I, pag. 303.

(2) Ostéol., tom. II, 2e édit. pag. 130.

aussi en ajouter une à celles qui sont déjà connues.

Le cœur présente à considérer extérieurement : une face supérieure, antérieure ou convexe; une face inférieure, postérieure ou plane, un bord droit ou inférieur tranchant; un bord gauche ou supérieur obtus; une base et un sommet.

La face convexe est inclinée en haut, en avant et à droite.

La face plane regarde en bas, en arrière, à gauche, et repose sur le diaphragme. On remarque sur chacune de ces faces un sillon longitudinal qui correspond à la cloison des ventricules, et un sillon transversal qui sépare ces cavités des oreillettes. Ils sont, l'un et l'autre, occupés par des vaisseaux.

Le bord tranchant est plus long que le bord obtus, plus ou moins chargé de graisse, et couché sur le diaphragme.

Le bord obtus est légèrement dirigé en arrière, et côtoyé par une branche de l'artère cardiaque gauche.

La base est oblique et regarde en haut, en arrière, à droite; elle est placée au-devant de la colonne vertébrale, vis-à-vis la huitième vertèbre dorsale.

Le sommet, plus mousse chez les enfans que chez les adultes, offre une sinuosité peu profonde, et répond à l'intervalle des cartilages de la cinquième et de la sixième côtes.

Après avoir observé la disposition extérieure que je viens d'indiquer, il faut étudier successivement les cavités droites et les cavités gauches du cœur.

L'oreillette droite (*auricula vel auris dextra, seu anterior.* = *Atrium dextrum.* = *Sinus dexter* (1). = *Sinus venarum cavarum*) occupe la partie inférieure, antérieure droite de la base du cœur, et repose sur le diaphragme. Sa forme est presque impossible à déterminer : *Haller* cependant la compare à un ellipsoïde, et quelques autres anatomistes à une portion d'ovoïde.

Sa surface extérieure, libre en devant et en dehors, présente en haut et à gauche l'appendice auriculaire; plus bas, elle est continue avec le ventricule; en dedans, elle correspond à l'oreillette gauche, et en arrière aux veines-caves. Sa surface intérieure, plus grande que celle du sinus des veines pulmonaires, offre plusieurs objets à considérer. Pour les voir distinctement, on sui-

(1) *Sinum Boerhaavius vocat, atrii cordis eam partem, quæ levi membrana continetur, aurem vero eam partem atrii, quæ eminentes habet lacertos rubros super membranam pectinatim ordinatos. Alii aliter, et plerumque solet auris nomine sumi totum atrium cordis, cujuscumque demum fabricæ fuerit.* Boerh. prælec. Acad., cum notis Haller, tom. I, pag. 343.

vra le procédé indiqué par *Buisson* (1). « 1°. Il faut » laisser le cœur en place, afin de ne point dé» ranger la disposition des deux veines-caves ; » 2°. ouvrir l'oreillette par deux incisions ; l'une » transversale, étendue depuis l'endroit où les » deux veines-caves se réunissent, jusqu'à l'ap» pendice inclusivement ; l'autre, commencée au » milieu de la lèvre supérieure du rebord de la » première, et prolongée de bas en haut indéfi» niment dans la veine-cave supérieure qu'on » ouvre ainsi antérieurement ; 3°. mettre le cœur » dans sa position naturelle, et distendre l'oreil» lette en introduisant les doigts dans son inté» rieur, pour la voir telle qu'elle est dans son » état de plénitude ».

Cette opération étant terminée, on voit en haut et en arrière l'orifice de la veine-cave supérieure, dirigé en avant et en bas vers l'ouverture auriculo-ventriculaire. Le contour de cet orifice offre un rebord arrondi, plus saillant en arrière qu'en devant ; en bas et en arrière se trouve l'orifice de la veine-cave inférieure ; il regarde en haut et en dedans ; sa moitié antérieure est garnie d'un repli membraneux connu sous le nom de *valvule d'Eustachi*. Cette valvule, plus grande chez les fœtus que chez les adultes, souvent réticulée chez ceux-ci, est disposée de telle manière

(1) *Bichat*, Anat. descript., tom. IV.

qu'elle représente un croissant dont le bord convexe est adhérent, le bord libre concave, l'une des faces tournée vers l'oreillette, l'autre vers la veine-cave, l'extrémité droite adhérente à cette veine, un peu au-devant de l'extrémité externe de son diamètre transversal, et l'extrémité gauche continue avec le pilier antérieur de la fosse ovale.

Entre la valvule d'Eustachi et l'ouverture auriculo-ventriculaire, se rencontre l'orifice de la grande veine cardiaque; il est également pourvu d'une valvule quelquefois perforée comme celle de la veine-cave.

La portion de l'oreillette comprise entre les deux veines-caves est lisse, et ne présente pas de colonnes charnues : c'est à elle que *Boerhaave* appliquoit spécialement la dénomination de *sinus*.

Le côté externe de la surface intérieure de l'oreillette n'offre que quelques colonnes charnues.

Son côté antérieur et supérieur est formé par la cavité de l'appendice, dans laquelle les colonnes charnues sont très-multipliées.

Son côté interne est formé par la cloison inter-auriculaire, sur laquelle on remarque inférieurement un enfoncement nommé *fosse ovale*, limité par deux piliers qui se réunissent supérieurement en formant une arcade saillante (*isthmus* sive *annulus fossæ ovalis*). Le pilier antérieur est continu avec la valvule d'Eustachi ; le postérieur moins saillant se dirige vers l'intervalle qui sépare les orifices des deux veines-caves. L'espace occupé chez l'adulte par la fosse ovale, l'est chez le fœtus par une ouverture de communication entre les oreillettes, à laquelle on donne le nom de *trou de Botal* ou d'*ouverture inter-auriculaire* (*foramen ovale*). Ce trou ovale de haut en bas, est borné par deux replis valvulaires : l'un postérieur, situé du côté de l'oreillette gauche, plus large ; l'autre antérieur, saillant dans l'oreillette droite, plus étroit. Ce sont ces deux replis qui, en se rapprochant, ferment le trou de Botal après la naissance ; mais on peut parvenir à les séparer en introduisant entre eux le manche d'un scalpel d'arrière en avant, et de droite à gauche.

En bas et en avant la cavité de l'oreillette s'ouvre dans le ventricule. L'orifice auriculo-ventriculaire est elliptique ; son plus grand diamètre est de douze à quinze lignes, et son contour présente un cercle blanchâtre, assez dur, que l'on nomme *zône tendineuse*, quoiqu'elle ne doive sa couleur blanche et sa dureté qu'à la présence d'une petite quantité de graisse, et au rapprochement des fibres musculaires qui la forment. Cet orifice est garni d'une valvule trifide qui sera décrite avec le ventricule.

Le ventricule droit (*ventriculus dexter, anterior, pulmonalis, primus*) est situé au-devant et à gauche du ventricule aortique ; sa forme, assez difficile à déterminer, se rapproche de celle d'une pyramide triangulaire, ou, suivant *Haller*, de celle d'une portion d'un cône que l'on auroit divisé en quatre parties. Sa capacité l'emporte toujours, dans l'état sain, sur celle du ventricule gauche, quoiqu'il soit un peu moins long; mais leurs rapports de grandeur varient d'ailleurs, comme ceux des oreillettes, chez les différens individus, suivant le genre de mort auquel ils ont succombé. Sa surface extérieure est presque toujours recouverte d'une assez grande quantité de graisse jaunâtre plus ou moins dense, placée sous le feuillet séreux du péricarde.

Pour voir les objets contenus dans ce ventricule, on peut le fendre suivant sa longueur, depuis le côté droit de l'aorte ou de l'artère pulmonaire, jusque vers la pointe du cœur; ou bien on pratiquera une double incision représentant un V, dont le sommet correspondra vers le milieu de sa paroi antérieure, et la base à la partie moyenne antérieure de l'orifice ventriculaire de l'oreillette et de l'origine de l'artère pulmonaire; enfin, on obtient encore un résultat plus avantageux en incisant ce ventricule le long de son bord libre, et du bord antérieur de la cloison inter-ventriculaire.

Le ventricule étant ouvert, on remarque, 1°. que ses parois sont assez minces, et qu'elles ont une épaisseur inégale dans les différentes parties de leur étendue ; c'est la partie interne et moyenne de la paroi postérieure qui est la moins épaisse ; 2°. que la paroi antérieure est très-concave, tandis que la paroi postérieure forme une espèce de saillie semi-ovoïde ; 3°. que toute la surface intérieure de ces parois, surtout dans le voisinage du sommet du cœur, donne naissance à un grand nombre de colonnes charnues, qui à cause de leur disposition différente peuvent être rapportées à trois ordres : les unes, adhérentes par leurs deux extrémités aux parois du ventricule, sont libres par leur circonférence ; d'autres, plus nombreuses, sont adhérentes par leurs deux extrémités et par un de leurs côtés ; enfin, les dernières se réunissent pour former trois ou quatre faisceaux volumineux, irrégulièrement cylindriques, dirigés du sommet du ventricule vers la base, et terminés brusquement par des petits tendons qui s'insèrent à l'extrémité des pointes de la valvule tricuspide. Les colonnes charnues des deux premiers ordres sont tellement entrecroisées entre elles, qu'elles forment une espèce de réseau inextricable. 4°. On voit vers la partie supérieure et gauche du ventricule, sa cavité prendre la forme d'une espèce d'entonnoir, et les faisceaux charnus devenir plus larges, plus épais et moins nombreux. C'est dans la partie la plus élevée de cet enfoncement infundibuliforme que se trouve l'orifice de l'artère pulmonaire. Si on ouvre longitudinalement ce vaisseau, on découvre dans sa cavité, très-près du ventricule, trois replis membraneux, représentant des petites poches transversalement semi-ovoïdes, dont la convexité est tournée du côté du cœur, et qui sont en contact entre elles par leurs extrémités : on leur donne le nom de *valvules sigmoïdes*. Au milieu du bord droit ou libre de chacune d'elles, on voit un petit tubercule dur et arrondi, qu'*Haller* désigne collectivement sous le nom de *noduli*. L'usage de ces valvules est d'empêcher le mouvement rétrograde du sang de l'artère dans le ventricule. 5°. A droite de l'orifice de l'artère pulmonaire, on aperçoit l'ouverture auriculo-ventriculaire garnie d'une valvule à trois pointes, nommée *tricuspide* ou *triglochine* (*valvulæ tricuspides sive triglogines*). Celle de ses pointes qui est la plus large, correspond à l'artère pulmonaire. Cette valvule entièrement membraneuse obture presque complétement l'ouverture à laquelle elle appartient dans l'instant de la contraction du ventricule, tandis qu'elle la laisse entièrement libre quand l'oreillette se contracte.

L'oreillette gauche (*auricula vel auris sinistra posterior, superior. = Sinus sinister. = Sinus venarum pulmonalium. = Sinus pulmonalis. = Atrium cordis sinistrum*), est située à la partie supérieure, postérieure et gauche du cœur, de telle manière que lorsque cet organe et les gros vaisseaux qui en naissent sont dans leur situation naturelle, on n'aperçoit que l'appendice auriculaire placée au côté gauche de l'artère pulmonaire; sa forme, si on fait abstraction de cet appendice, est à peu près celle d'un cube. En arrière, elle correspond au péricarde, et médiatement à la colonne vertébrale; en devant, à l'aorte, au tronc de l'artère pulmonaire et à sa branche droite; sa capacité est de $\frac{1}{7}$ à $\frac{1}{5}$ moindre que celle de l'oreillette gauche.

Pour voir sa surface intérieure, *Buisson* conseille de couper l'aorte au-dessus de sa courbure, et les deux divisions de l'artère pulmonaire près de leur entrée dans les poumons; d'abaisser ensuite ces vaisseaux sur la partie antérieure du cœur, et d'ouvrir l'oreillette dans toute sa longueur par une incision transversale qui n'intéresse pas les veines pulmonaires. Si l'on vouloit conserver les artères pulmonaires, il faudroit couper le tronc d'où elles naissent près du cœur, et le renverser ensuite de bas en haut.

Lorsque l'oreillette est ouverte, on remarque que la plus grande partie de sa surface intérieure est lisse, et qu'elle n'offre des colonnes charnues que dans l'appendice qui est plus épais que celui du côté droit. Sa paroi postérieure présente les orifices des quatre veines pulmonaires qui ne sont pourvues d'aucune valvule. Les orifices des veines du côté gauche sont très-rapprochés, quelquefois même ces deux veines n'ont qu'une embouchure commune. Sa paroi interne, inclinée à droite en devant, répond à la cloison inter-auriculaire; c'est sur elle que l'on trouve, chez le fœtus, le trou ovale, et après la naisssance, l'espèce de valvule qui ferme cette ouverture en arrière. La paroi antérieure offre à gauche la cavité de l'appendice; enfin, la paroi inférieure présente l'ouverture auriculo-ventriculaire, à laquelle répond la valvule mitrale.

Le ventricule gauche (*ventriculus sinister, superior, posterior, aorticus, secundus*) est situé au-dessus, en arrière et à gauche du ventricule droit: sa forme est celle d'un ovoïde ou d'un cône tronqué. Chez l'adulte, il est un peu plus long que le droit; mais ses parois sont trois fois plus épaisses, d'où il résulte qu'il présente un peu moins de capacité.

On ouvrira ce ventricule en y pratiquant deux incisions courbes, réunies inférieurement, dont l'une cotoyera le bord gauche de la cloison, et l'autre le bord obtus du cœur. Par ce procédé, on laisse intacte la cloison; et en renversant le lambeau vers l'oreillette, on met à découvert toutes les parties que présente à considérer la surface intérieure du ventricule, sans que le cœur soit déformé; et si on a ouvert le droit par l'incision en V que j'ai indiquée, on peut juger d'un seul coup-d'œil de la forme, de la situation relative de ces deux cavités, de l'épaisseur de leurs parois, ainsi que de la disposition de leurs colonnes charnues et de leurs valvules.

On trouve dans l'intérieur du ventricule gauche des colonnes charnues de trois ordres, ainsi que dans le droit; mais elles sont moins nombreuses, et en général disposées plus régulièrement du sommet vers la base du cœur. Deux faisceaux charnus principaux, libres par leur circonférence, et remarquables par leur volume, naissent, l'un en devant, l'autre en arrière, un peu au-dessous de la partie moyenne du ventricule, et se terminent par des tendons grêles, nombreux, souvent entre-croisés, qui vont s'insérer aux extrémités de la valvule de l'ouverture auriculo-ventriculaire.

Cette ouverture est située vers la partie postérieure externe de la base du ventricule; elle est à peu près elliptique. Du côté de l'oreillette, son contour présente un cercle blanchâtre, dur et épais, d'où naît *la valvule mitrale* (*valvula mitralis*), composée de deux prolongemens triangulaires qui descendent dans le ventricule. L'un de ces prolongemens, remarquables par son étendue, est situé en haut et en devant: il correspond à l'orifice de l'aorte.

A droite et en devant de l'ouverture auriculo-ventriculaire, on trouve l'orifice de l'aorte garni de *trois valvules sigmoïdes* ou *semi-lunaires*, disposées comme celles de l'artère pulmonaire. C'est au-dessus du bord libre de ces valvules que se trouvent les orifices des deux artères cardiaques. L'aorte n'est unie au cœur que par ses tuniques interne et externe. Sa tunique moyenne ou propre, se termine brusquement par trois petits festons, qui ne sont pas continus avec les fibres charnues du ventricule. On peut facilement s'en assurer en isolant ce vaisseau près de sa base, et en l'examinant à contre-jour après l'avoir fendu suivant sa longueur.

Le cœur est composé de fibres musculaires, de plusieurs membranes, de vaisseaux et de nerfs.

Les fibres charnues de l'oreillette droite forment un plan continu entre les deux veines-caves; elles offrent à peu près la même disposition sur la cloison; mais dans le reste des parois de cette cavité, elles sont réunies en petits faisceaux qui s'entre-croisent sous différens angles, et entre lesquels on remarque des espèces de cellules, dont le fond n'est formé que par les membranes qui revêtent le cœur intérieurement et extérieurement.

Dans le ventricule du même côté, la couche musculaire est plus épaisse. Ses fibres superficielles sont, pour la plupart, transversales; quelques-unes d'elles se prolongent sur le ventricule aortique. Ses fibres profondes forment un tissu inextricable; les plus intérieures appartiennent aux trois genres des colonnes dont il a été fait mention.

Les fibres charnues sont plus nombreuses dans l'oreillette gauche que dans la droite; elles se prolongent sur les veines pulmonaires jusque dans le voisinage des poumons. Ce n'est que dans l'appendice qu'elles sont réunies en faisceaux; et dans les intervalles de ceux-ci, on trouve encore un plan musculeux très-mince.

Le ventricule gauche doit son excès d'épaisseur sur le ventricule droit à sa couche musculaire; celle-ci présente extérieurement un assez grand nombre de fibres obliques; au-dessous d'elles, des fibres entre-croisées dans toutes les directions, et plus profondément encore les colonnes charnues saillantes dans l'intérieur de la cavité ventriculaire.

La membrane extérieure du cœur est un repli du feuillet séreux du péricarde : elle offre un peu plus d'épaisseur sur les oreillettes que sur les ventricules. On trouve entre elle et le tissu musculaire, près de la base du cœur, le long de son bord droit et dans le voisinage des vaisseaux cardiaques une assez grande quantité de tissu cellulaire graisseux.

La membrane intérieure de l'oreillette et du ventricule droit est une continuation de la tunique interne des veines-caves. Le ventricule aortique et l'oreillette qui lui correspond, sont tapissés par la membrane du système artériel ; et quoique elle offre en apparence les mêmes caractères physiques que celle qui se déploie dans les cavités droites, elle en diffère sûrement par sa texture intime et par ses propriétés, puisque ses affections organiques sont différentes et s'observent plus fréquemment. Les valvules tricuspide, mitrale, ainsi que les valvules sigmoïdes de l'aorte et de l'artère pulmonaire sont formées par les membranes intérieures repliées sur elles-mêmes.

Les artères du cœur sont au nombre de deux; elles naissent de l'aorte au-dessus des valvules sigmoïdes ; les veines aboutissent presque toutes dans un tronc principal appelé *veine coronaire ;* elles se terminent dans l'oreillette droite, entre l'orifice de la veine-cave inférieure et l'ouverture auriculaire; souvent on trouve une veine postérieure médiane assez volumineuse, et constamment plusieurs rameaux veineux assez petits, nés de l'oreillette et du ventricule droit; ils aboutissent aussi dans cette oreillette. Les nerfs cardiaques sont assez nombreux et fournis par les tri-splanchniques, les glosso-pharyngiens et les pneumo-gastriques. Ses lymphatiques sont aussi en grand nombre : ceux de sa face antérieure se réunissent en deux ou trois troncs près de l'origine de l'aorte et de l'artère pulmonaire ; ils se rendent dans des glandes situées au-devant de la crosse de l'aorte, de l'artère et de la veine sous-clavière gauche : ceux de sa face postérieure aboutissent dans d'autres glandes situées au-devant de la bronche gauche.

J'ai indiqué, en décrivant chacune des cavités du cœur, la manière de procéder à leur ouverture; mais on peut encore exécuter sur cet organe plusieurs préparations utiles pour son étude.

L'une d'elles a été imaginée par *Thomas Bartholin*, pour mettre en évidence les valvules. M. *Tenon* qui, l'a décrite (1), la tient de *Winslow*. « Pour la faire, on commencera par enlever les graisses qui sont à la base du cœur, ensuite on fendra par le milieu le ventricule droit de la pointe à la base, jusqu'aux valvules triglochines sans les intéresser; là, et à deux à trois lignes au-dessous de ces valvules, on fend orbiculairement le ventricule, puis on désadosse les deux oreillettes; enfin, on incise le haut de la cloison des ventricules, de manière qu'après toutes ces sections on découvre une valvule orbiculaire, aboutissante par sa base ou son extrémité supérieure à l'oreillette droite, et par les tendons de son bord inférieur au ventricule droit. Pour mettre en évidence les valvules mitrales, on fen-

(1) Observations sur les obstacles qui s'opposent aux progrès de l'anatomie. *Paris*, 1785.

dra de même le ventricule gauche de la pointe à la base. Parvenu à l'attache supérieure des valvules mitrales, on coupera orbiculairement à deux lignes au-dessous de ces valvules la substance du ventricule gauche, puis le côté droit de l'aorte, auquel aboutit de ce même côté une portion de ces valvules mitrales : cela fait, remplissez de coton sec et cardé les deux oreillettes, et l'on verra autour de l'ouverture inférieure de chacune d'elles une belle valvule annulaire, que prolongent une multitude de tendons terminés inférieurement à la paroi inférieure des ventricules, sans qu'aucun d'eux, ni que ces valvules aient été intéressées en quoi que ce soit; et c'est en cela que consiste le mérite de cette coupe ».

On recommande des sections transversales, faites à différentes hauteurs, dans toute l'épaisseur des parois des ventricules, pour voir comparativement la forme intérieure de l'un et de l'autre.

Veut-on s'assurer de leur capacité, on les remplit successivement avec de l'eau ou avec du mercure; en pesant ensuite séparément ces substances, on obtient, par la différence du poids des deux doses employées, le résultat que l'on cherche.

Pour injecter les cavités du cœur, ses artères, ses veines, le tronc de l'aorte et les vaisseaux pulmonaires avec des substances dont la couleur ait quelque analogie avec celle des liquides contenus dans ces parties, on poussera en même-temps par la carotide primitive de l'injection rouge, et par la veine jugulaire de l'injection pourpre ou bleue. On peut aussi pratiquer ces injections par l'aorte abdominale et la veine-cave inférieure.

Si l'on se propose de conserver le cœur par dessication, il faudra le laver soigneusement, absorber autant que possible l'humidité dont il est pénétré, en le pressant entre des linges secs; remplir ses cavités avec du coton trempé dans une solution alcoolique de sublimé, le suspendre ensuite à l'ombre exposé à un courant d'air, et l'arroser de temps en temps, pendant qu'il sèche, avec de l'alcool pur ou de l'essence de térébenthine (1).

---

(1) Auteurs principaux à consulter :

Harveius : *De motu cordis et sanguinis.*

Senac : *Traité de la structure du cœur.*

Haller : *Elem. physiol.*, tom. I. = *Formation du cœur dans le poulet, etc.*

Aurivillius : *Dissert. physiologic. de vasorum pulmonal. et cavitatum cordis inæqualis amplitudine.*

Weiss : *De dextro cordis ventriculo post mortem amplior.*

Sabatier : *Ergo in vivis animalibus ventriculorum cordis eadem capacitas.* Paris, 1772.

Wolf : *Commentationes novem de structura cordis :* In novis actis Academiæ Scientiarum Petropolitanæ ab anno 1781, ad annum 1787.

Des Poumons, des Bronches et de la Trachée-artère.

Les poumons (*pulmones*), organes principaux de la respiration, sont deux viscères vasculaires, celluleux, vésiculaires, expansibles, renfermés dans les parties latérales du thorax qu'ils remplissent exactement. Séparés l'un de l'autre par le médiastin et par le cœur, unis à cet organe par l'artère et les veines pulmonaires, fixés à la trachée-artère par les bronches, enveloppés presque complétement par les plèvres, les poumons sont maintenus dans leur situation par ces membranes, par les bronches et par les troncs vasculaires qui accompagnent ces canaux.

L'obliquité du médiastin et la saillie inégale de la face supérieure du diaphragme dans les deux parties latérales de sa poitrine, font que le poumon droit présente plus d'épaisseur que le gauche, tandis que celui-ci offre un peu plus d'étendue de haut en bas. Le premier est divisé en trois lobes inégaux, par deux scissures obliques; le second n'a ordinairement qu'une scissure et deux lobes.

Scarpa : *Tabul. nevrologic.*

Cuvier : *Anat. compar.*

Legallois et Mérat, art. *Cœur*, dans le *Dictionn. des Sc. médic.*, tom. V.

La forme de ces organes est celle d'un cône très-irrégulier, aplati en dedans, auquel on peut distinguer une face externe, une face interne, un bord antérieur, un bord postérieur, une base et un sommet.

La face externe est convexe, surtout en arrière, libre dans toute son étendue, en contact avec la portion de la plèvre qui recouvre les côtes et les muscles intercostaux internes; c'est sur elle que l'on remarque les scissures qui séparent les lobes.

La face interne ou *plane* correspond en arrière à la partie latérale postérieure du médiastin, et à la colonne vertébrale. Vers le milieu de sa hauteur, elle offre l'insertion des bronches et des vaisseaux pulmonaires; ses deux tiers antérieurs, légèrement concaves, sont médiatement en rapport avec le péricarde et avec le thymus.

Le bord antérieur est mince, tranchant, oblique, sinueux, et échancré du côté gauche pour recevoir la pointe du cœur.

Le bord postérieur, épais, arrondi, presque vertical, occupe la partie la plus reculée de la cavité thoracique.

La base, légèrement concave pour s'accommoder à la convexité du diaphragme sur laquelle elle repose, est circonscrite par un bord mince, sinueux, oblique en bas et en dehors.

Le sommet, mousse, arrondi, légèrement bosselé, est couvert par le cul-de-sac de la plèvre et situé au-dessous ou au niveau de la première côte; il la surmonte même ordinairement chez les sujets dont le thorax est étroit.

La couleur des poumons parfaitement sains et non gorgés de sang, est différente aux diverses époques de la vie; chez les fœtus ils sont d'un rouge obscur; chez les jeunes enfans, ils sont ordinairement d'un fauve clair, ou d'un blanc grisâtre uniforme. Vers l'âge de dix à douze ans, leur couleur est plus obscure, et leur surface commence déjà à être marquetée de taches et de stries bleuâtres; enfin, chez les adultes et chez les vieillards, on trouve presque toujours ces stries, ces taches plus nombreuses, plus larges, masquant en quelque sorte le fond grisâtre qui occupe leurs intervalles. Les maladies aiguës ou chroniques qui ont leur siége dans le tissu de ces organes, les affections qui, sans les intéresser primitivement, peuvent cependant donner lieu à la stase du sang dans leurs vaisseaux capillaires pendant les derniers momens de la vie, leur font prendre des couleurs plus ou moins foncées, et plus ou moins difficiles à faire disparoître par des lotions répétées. On observe aussi constamment que leurs régions, qui se trouvent déclives après la mort s'engorgent, et présentent une teinte plus obscure que celles dont le sang a pu s'écouler en obéissant à sa pesanteur.

Le parenchyme des poumons, dans son état parfait d'intégrité, est souple, élastique, très-compressible, crépitant sous la pression, et spécifiquement très-léger. Ces conditions, cependant, n'existent pas chez les enfans qui n'ont pas encore respiré; leurs poumons, s'ils n'ont pas été insufflés après la mort, ou s'ils n'ont pas été altérés par la putréfaction, sont presque compactes, peu volumineux, non crépitans, plus pesans que l'eau de rivière, et cependant d'un poids absolu, moitié moindre que ceux d'un enfant chez lequel la respiration a eu lieu pendant quelque temps. *Ploucquet* (1) a constaté, par diverses observations, que le poids des poumons des enfans à terme qui n'ont pas respiré, est environ à celui du corps comme 1 à 70, tandis que lorsqu'ils ont vécu quelque temps, ce rapport est de 1 à 35. Des recherches nombreuses faites à Paris par les professeurs *Chaussier*, *Leclerc*, *Dupuytren* ont donné des résultats, à peu de chose près, semblables.

La structure des poumons est très-complexe : les parties qui concourent à les former sont les plèvres, des conduits aérifères, l'artère et les veines pulmonaires, les artères et les veines bronchiques, des vaisseaux lymphatiques nombreux, des nerfs et du tissu cellulaire.

(1) *Commentarius medicus.*

La portion de plèvre qui revêt les poumons recouvre aussi la partie antérieure et la partie postérieure des vaisseaux pulmonaires en se prolongeant vers le médiastin et le péricarde. Elle est remarquable par son adhérence intime au parenchyme sur lequel elle se déploie, par sa ténuité qui est telle que l'on peut distinguer, à travers son épaisseur, la couleur de ce parenchyme, ainsi que les lobules dont il est composé.

Les conduits aérifères sont la trachée-artère, les bronches, leurs ramifications et les vésicules qui les terminent.

La trachée-artère (*trachea, fistula spiritalis, arteria aspera, bronchus*) est un canal fibro-cartilagineux et membraneux, légèrement mobile et extensible, cylindroïde dans la plus grande partie de son contour, aplati en arrière, communiquant supérieurement avec le larynx, et inférieurement avec les bronches. En devant, elle correspond au corps thyroïde, aux veines thyroïdiennes moyennes, à l'artère thyroïdienne inférieure médiane, (que l'on ne rencontre que chez un très-petit nombre de sujets), aux muscles sterno-hyoïdiens et sterno-thyroïdiens, à la veine sous-clavière gauche, au tronc brachio-céphalique, au thymus, et à la partie postérieure de la crosse de l'aorte. En arrière, elle est en rapport avec l'œsophage, qui s'incline vers son côté gauche. Ses parties latérales sont cotoyées par les artères carotides primitives, les veines jugulaires internes, les nerfs pneumo-gastriques, récurrens, tri-splanchniques, des ganglions et des vaisseaux lymphatiques assez nombreux. Son extrémité inférieure se trouve à la hauteur de la deuxième ou de la troisième vertèbre dorsale.

C. *Les bronches* (*bronchi*, *bronchia*, *syringes*) sont deux conduits qui résultent de la bifurcation de la trachée-artère, et s'étendent depuis ce canal jusque dans l'épaisseur des poumons. La droite plus courte, plus volumineuse, plus horizontale et un peu plus antérieure que la gauche, pénètre dans le poumon à la hauteur de la quatrième vertèbre dorsale : elle est embrassée dans son trajet par la crosse de la veine azygos, et par l'arcade formée par la branche droite de l'artère pulmonaire. La gauche parcourt un trajet un peu plus long en se rendant dans le poumon; et comme elle est embrassée par l'aorte, elle est plus fixe dans sa situation que celle du côté opposé. Cette bronche est aussi en rapport avec la branche gauche de l'artère pulmonaire, qui correspond à sa partie antérieure supérieure ; et suivant M. *Portal*, elle est plus oblique, et en même temps plus inclinée en arrière dans le fœtus que chez l'enfant qui a respiré.

Les bronches parvenues dans les poumons se divisent en deux branches : chacune de celles-ci donne, après un trajet très-court, deux rameaux qui se comportent de la même manière, ainsi que leurs subdivisions nombreuses que l'on voit se répandre dans toutes les parties de l'épaisseur de ces organes, en formant des lobules séparés les uns des autres par du tissu cellulaire. Suivant *Malpighi* (1), les dernières ramifications des bronches se terminent par des vésicules membraneuses arrondies, sur les parois desquelles se distribuent et s'anastomosent les ramuscules capillaires de l'artère et des veines pulmonaires. *Willis* (2) prétend que ces vésicules tiennent aux bronches par des pédicules très-étroits. *Senac* (3) pense que les lobules des poumons sont composés de vésicules, dans chacune desquelles s'enfonce un rameau des bronches, et qu'elles sont toutes formées de cellules polyèdres, dont la largeur n'excède pas un sixième de ligne. *Helvétius* (4) soutient que l'on ne trouve dans les poumons que du tissu cellulaire, dans lequel les vaisseaux se ramifient, et dont les cellules reçoivent l'air qui y parvient par les extrémités des bronches. Les meilleurs anatomistes, et entre autre M. *Cuvier*, rejettent cette opinion, dont plusieurs faits démontrent le peu de fondement. Les recherches de ce célèbre professeur sur un grand nombre de mammi-

(1) *Epistola prima.*

(2) *Pharmaceutica rationalis*, page 4.

(3) Traité de la struct. du Cœur, tome II.

(4) Mém. de l'Acad. des Sciences, année 1718.

fères prouvent que dans cette classe d'animaux il existe dans les poumons des vésicules distinctes du tissu cellulaire, et qu'elles n'ont aucune communication avec ses cellules. « Ces vésicules » ne sont que les extrémités des bronches qui, » après s'être ramifiées à l'infini dans le tissu des » poumons dont elles composent une grande par» tie, et lorsqu'elles n'ont plus qu'un très-petit » diamètre, se terminent enfin par un petit cul» de-sac, sans que celui-ci éprouve une dilatation » bien sensible. Il en résulte que les vésicules ne » communiquent entre elles qu'au moyen des ra» meaux bronchiques dont elles sont la termi» naison. Un certain nombre de ces rameaux, » réunis entre eux d'une manière plus intime » qu'avec les rameaux voisins, par le tissu cellu» laire dans lequel ils sont plongés, forment ce » que l'on appelle *un lobule pulmonaire* ». Les vésicules de chaque lobule n'ont d'autres communications que celles que nous venons d'indiquer (1).

La trachée-artère, ainsi que les deux troncs des bronches sont composés de fibro-cartilages, de plusieurs plans membraneux, de vaisseaux et de nerfs; un grand nombre de ganglions lymphatiques, connus sous le nom de *glandes trachéales* et *bronchiques*, sont situés dans le voisinage im-

(1) Anat. comp., tom. IV, pag. 326.

médiat de ces canaux, et doivent être étudiés conjointement avec eux.

Les fibro-cartilages de la trachée et des troncs des bronches représentent des anneaux incomplets, interrompus dans leur tiers postérieur, placés de champ les uns au-dessus des autres, et séparés par des intervalles étroits occupés par les ligamens destinés à les unir. Leur nombre varie de seize à vingt; leur forme se rapproche de celle d'un rectangle très-allongé, courbé dans le sens de sa longueur; mais ils ne sont pas exactement symétriques, et on en trouve quelquefois plusieurs unis, par paires, dans une partie de leur longueur. Ils sont pour la plupart plus épais en devant que près de leurs extrémités; quelques-unes de celle-ci son bifurquées, mais d'un côté seulement. Le premier de la trachée est ordinairement très-large, le dernier l'est encore davantage; il est en outre triangulaire, et coupé obliquement à droite et à gauche, afin de pouvoir se trouver en rapport avec les deux bronches.

Les fibro-cartilages sont unis entre eux par le périchondre qui les revêt, et se prolonge sans être interrompu sur toute la longueur de la trachée et des bronches. On trouve aussi entre eux des trousseaux fibro-celluleux insérés à leurs bords, et difficiles à séparer du périchondre; mais on n'y rencontre pas les fibres musculaires que quelques anatomistes y ont admises.

L'intervalle qui existe en arrière entre les extrémités des fibro-cartilages est occupé par une bande membraneuse, dans laquelle on peut distinguer plusieurs plans. Le plus superficiel est une couche de tissu cellulaire assez dense; le second, est formé de fibres transversales, rougeâtres, insérées aux extrémités des anneaux, et considérées comme musculeuses par la plupart des auteurs; le troisième, souvent peu apparent, est composé de fibres longitudinales, sur la nature desquelles il est très-difficile de prononcer.

La trachée-artère et les bronches sont revêtues intérieurement d'une membrane muqueuse, blanchâtre, aussi mince que celle du larynx, et cependant pourvue d'un assez grand nombre de cryptes très-petits et de villosités très-fines.

Les premières ramifications des bronches offrent la même structure que leurs troncs, à cette différence près que leurs anneaux fibro-cartilagineux sont plus minces, plus petits, et souvent formés de plusieurs pièces. Dans les dernières divisions de ces canaux, les fibro-cartilages disparoissent entièrement, et les parois de ces conduits deviennent si minces, qu'il est impossible de distinguer si elles sont encore composées de plusieurs couches membraneuses de nature différente.

Les glandes trachéales et bronchiques (*glandulæ tracheales, bronchiales*) sont en très-grand nombre; elles sont situées au-devant de la partie inférieure de la trachée, dans l'angle de sa bifurcation, autour des bronches, entre leurs divisions. Leur forme est ovoïde ou arrondie; les plus volumineuses se trouvent immédiatement au-dessous de la trachée-artère, et les plus petites entre les rameaux des bronches. Leur tissu est rougeâtre, pulpeux et très-mou chez les enfans. Chez les adultes, il offre un peu plus de fermeté, et il est presque toujours pénétré d'un fluide épais et noir qui leur communique sa couleur. La plupart des anatomistes rangent toutes ces glandes au nombre des ganglions lymphatiques, quoique quelques auteurs, et entre autres *Senac*, assurent que plusieurs d'entre elles sont pourvues de canaux excréteurs qui s'ouvrent dans la trachée-artère, dans les bronches, où elles peuvent verser la liqueur noirâtre qu'elles contiennent, et que quelques personnes rendent habituellement avec leurs crachats.

Le système vasculaire sanguin des poumons se compose, comme il a été dit précédemment, de l'artère et des veines pulmonaires, des artères et des veines bronchiques.

L'artère pulmonaire (A. *pulmonalis*) naît de la partie supérieure et gauche du ventricule droit. Chez l'adulte, elle est un peu plus petite que l'aorte; le contraire a lieu dans le fœtus, et chez lui elle présente un volume relatif d'autant plus considérable que l'on se rapproche davantage du terme de la conception. La texture de ce vaisseau est essentiellement la même que celle des autres troncs artériels ; mais sa tunique moyenne a si peu d'épaisseur, que lorsqu'on le coupe en travers, ses parois s'affaissent à peu près comme celles des veines.

Cette artère est garnie intérieurement de trois valvules sigmoïdes ; aussitôt après son origine elle croise obliquement l'aorte, gagne son côté gauche, et, après un trajet de deux pouces environ, parvenue à la hauteur de la deuxième vertèbre dorsale, elle se divise en deux branches, distinguées en droite et en gauche. La branche droite plus volumineuse et un peu plus longue que la gauche, se dirige presque transversalement vers le poumon en passant derrière l'aorte, la veine cave supérieure, au-devant de la bronche droite, et après avoir formé une arcade qui embrasse ce canal, elle se divise ordinairement en trois rameaux principaux. La branche gauche passe obliquement au-devant de l'aorte, immédiatement au-dessous de sa crosse, à laquelle elle est fixée par l'espèce de ligament que forme le canal artériel oblitéré. Parvenue près du poumon, elle embrasse comme la droite la bronche de son côté, et se divise en deux rameaux. Les premières divisions et les ramifications successives des branches de l'artère pulmonaire accompagnent les bronches jusqu'à leur terminaison; les veines pulmonaires suivent le même trajet; les extrémités capillaires de ces vaisseaux s'épanouissent sur les parois des vésicules bronchiques, et communiquent entre elles immédiatement.

Chez le fœtus, l'artère pulmonaire, après avoir fourni pour les poumons deux branches peu volumineuses, se continue sous le nom de *canal artériel*, et va s'ouvrir dans l'aorte, au-dessous de l'origine de l'artère sous-clavière gauche. Ce canal se rétrécit dans les derniers mois de la grossesse; il s'oblitère complétement dès que la respiration est établie, et à mesure qu'il perd de son calibre, les branches de l'artère qui se rendent aux poumons deviennent plus volumineuses.

Les veines pulmonaires (V. *pulmonales*) sont au nombre de quatre. Les supérieures de chaque côté sont obliques en haut, en arrière et en dehors, et les inférieures le sont en bas. Celles-ci sont les plus volumineuses. Les veines du côté droit passent derrière l'oreillette droite du cœur, et la veine-cave supérieure; les gauches parcourent un trajet plus court. Les unes et les autres sont situées au-devant des branches de l'artère pulmonaire, et parvenues près de la racine des poumons, elles pénètrent dans cet organe avec les bronches et les rameaux des artères.

Les artères bronchiques (*arteriæ bronchiales*)

sont au nombre de deux, de trois ou de quatre. Elles naissent souvent de l'aorte thoracique, mais il n'est pas rare de les voir fournies par quelques-unes des branches que fournit cette artère au-dessous de sa crosse. Les veines du même nom aboutissent dans l'azygos et l'intercostale supérieure du côté gauche. Ces artères, destinées à porter aux poumons le sang qui sert à leur nutrition, et ces veines qui l'en rapportent, accompagnent aussi les bronches ; mais une chose digne de remarque, c'est que ces vaisseaux ne communiquent pas seulement entre eux par leurs extrémités, mais qu'ils s'anastomosent aussi avec les artères et les veines pulmonaires.

Les vaisseaux lymphatiques des poumons sont distingués en *superficiels* et en *profonds*. Les superficiels forment à la surface de ces organes un réseau à mailles rhomboïdales, s'anastomosent fréquemment avec les profonds, et traversent, en se rendant vers les troncs des bronches, des petites glandes situées dans le fond des incisures, et dans le voisinage de la racine des poumons. Les profonds, nés des parois des bronches des vésicules bronchiques, du tissu cellulaire interlobulaire, suivent le trajet des bronches et des vaisseaux sanguins, traversent d'abord les glandes bronchiques intérieures, et réunis avec les superficiels, parviennent avec eux dans les glandes volumineuses situées près de la bifurcation de la trachée-artère. C'est dans ces glandes que la plupart des lymphatiques des deux poumons s'unissent, en formant une espèce de plexus; les rameaux qui sortent de leur épaisseur sont assez nombreux; les uns communiquent avec les œsophagiens, les hépatiques, les intercostaux, et parviennent au canal thoracique dans la poitrine; d'autres remontent au-devant de la trachée-artère jusqu'aux glandes cervicales inférieures, s'anastomosent avec les thyroïdiens, et se terminent aussi dans le canal thoracique. Trois ou quatre rameaux provenant du poumon droit restent distincts des lymphatiques du poumon gauche, et se rendent dans le grand tronc lymphatique droit; enfin plusieurs branches analogues appartenant au poumon gauche s'ouvrent dans le canal thoracique, après avoir traversé plusieurs glandes situées au-devant de la colonne vertébrale et vers le sommet de la poitrine.

Le tissu cellulaire qui entre dans la composition des poumons est très-abondant, et ne contient pas de graisse. Il est immédiatement continu avec le tissu cellulaire du médiastin, et accompagne jusqu'à leurs terminaisons les bronches, les vaisseaux pulmonaires et bronchiques. Il forme à ces différens canaux une sorte d'enveloppe commune, s'introduit entre les lobules pulmonaires, et les sépare ainsi les uns des autres.

Ses cellules n'ont dans l'état naturel aucune communication avec les vésicules qui terminent les bronches.

Les préparations qu'il est convenable d'exécuter pour étudier les poumons sont assez nombreuses.

Si l'on opère sur un sujet encore intact, il faut d'abord chercher à s'assurer des rapports de ces organes avec la plèvre qui revêt les parois thoraciques : pour cela on enlèvera, comme le conseille *Haller* (1), les muscles intercostaux dans une certaine étendue, sans intéresser la plèvre, et on verra à travers cette membrane que le poumon lui est immédiatement contigu. Si l'on plonge le cadavre dans de l'eau, et qu'on fasse ensuite une ouverture à la plèvre, on ne verra monter à la surface du liquide aucune bulle d'air; nouvelle preuve que le poumon est en contact immédiat avec cette membrane. Si on incise la plèvre hors de l'eau, l'air pénètre aussitôt dans la poitrine; et si le poumon n'est pas adhérent, on le voit s'affaisser sur lui-même.

Ces expériences étant terminées, on fera, par le tronc de la veine-cave abdominale, une injection destinée à remplir les cavités droites du cœur, l'artère pulmonaire, ainsi que les veines trachéales et bronchiques. Une seconde injec-

(1) *Element. physiol.*, tom. III, pag. 127.

tion, d'une autre couleur, sera poussée par l'aorte abdominale jusque dans les cavités gauches du cœur, les artères bronchiques et les veines pulmonaires. On procédera ensuite à l'ouverture du thorax, et on disséquera soigneusement les différens vaisseaux que je viens d'indiquer.

On pourroit, de prime-abord, ouvrir le thorax, et injecter ensuite successivement l'artère et les veines pulmonaires d'un côté; mais il seroit très-difficile, en suivant ce procédé, de remplir les vaisseaux bronchiques correspondans, à moins de pousser l'injection dans chacun d'eux en particulier. Cette préparation est plus difficile à exécuter que la précédente : elle n'est d'aucune utilité pour l'étude des vaisseaux de la trachée-artère; mais elle est très-avantageuse pour démontrer les anastomoses des vaisseaux bronchiques et pulmonaires, et en outre elle laisse dans son état naturel l'un des poumons, sur lequel on peut faire d'autres recherches.

Après avoir injecté les vaisseaux, on étudiera la conformation des poumons, et leurs rapports avec les parties qui les environnent; puis on s'occupera de la dissection de la trachée-artère, des troncs des bronches, et des différens vaisseaux injectés.

Ces vaisseaux seront poursuivis aussi loin que possible dans l'épaisseur du parenchyme pulmonaire; mais il est très-difficile de les suivre jusqu'à leurs terminaisons, à moins d'avoir fait macérer le poumon jusqu'à ce que la putréfaction commence à s'en emparer.

Le poumon non injecté sera enlevé de la poitrine et plongé dans de l'eau, pour le dégorger du sang qu'il peut contenir et s'assurer de sa pesanteur spécifique. Cet organe sera ensuite comprimé entre les mains, afin d'expulser la plus grande partie de l'air que renferment les bronches et les vésicules bronchiques; après quoi on poussera, par le tronc de sa bronche, de l'air renfermé dans une vessie, pour reconnoître quelle est la capacité des canaux aériens, et s'assurer qu'ils ne communiquent pas avec le tissu cellulaire interlobulaire. On peut aussi, pour obtenir le même résultat, pousser, dans le tronc de la bronche, une injection ordinaire, ou bien de l'alliage fusible de *Darcet;* mais cette composition, quoique fluide à un degré assez foible de température, fait presque toujours raccornir les parois des ramifications des bronches, ou bien les distend outre mesure, et les déchire par son poids.

Il est presque inutile de faire observer qu'il est de la plus haute importance d'étudier comparativement, toutes les fois que l'occasion s'en présente, des poumons de fœtus et d'individus qui ont respiré; qu'il est également utile de ne pas négliger d'observer la disposition des lymphatiques de ces organes lorsqu'ils se trouvent naturellement distendus par de la sérosité, et d'étudier soigneusement les altérations qu'ils peuvent offrir à la suite de diverses maladies (1).

De l'Œsophage (gula, œsophagus).

L'œsophage est un conduit musculo-membraneux qui s'étend de l'extrémité inférieure du pharynx jusqu'à l'orifice supérieur de l'estomac. Ce conduit est cylindroïde et légèrement comprimé de devant en arrière dans l'état de vacuité, et plus exactement cylindrique lorsqu'il est distendu par quelque liquide. Sa portion cervicale correspond en arrière à la colonne vertébrale; en devant, à la trachée-artère qu'elle déborde à

---

(1) Auteurs principaux à consulter :

Mémoires de l'Académie des Sciences, 1718.

Haller : *Element. physiol.*, tom. III.

Hildebrand : *Dissertatio de pulmonibus.* Argentor. 1742.

Walter : *Tabul. nervor. thorac. et abdom.*

Mascagni : *Iconographia vasor. lymphatic.*

Scarpa : *Tabul. Nevrologic.*

Reiseissen : *De structur. pulmon.* Argent., *an XI.*

Rampon : *De la Voix et de la Parole.* Paris, 1803. J'aurois dû indiquer cette excellente dissertation en traitant du larynx, quoique ce savant médecin ait aussi exposé la structure de la trachée-artère dans plusieurs animaux.

Cuvier : *Anatomie comparée.*

Plouquet : *Commentarius medicus.*

Marc : *Mémoire sur la Docimasie pulmonaire.*

gauche; latéralement, elle avoisine les nerfs récurrens, les carotides primitives et les veines jugulaires internes. Il est important de remarquer que les artères thyroïdiennes inférieures croisent la direction de ce canal en se rendant au corps thyroïde. L'œsophage pénètre dans la poitrine avec la trachée-artère, et conserve avec elle les mêmes rapports jusque vers la quatrième vertèbre dorsale; puis il descend derrière le péricarde dans la cavité postérieure du médiastin, placé au côté droit de l'aorte jusque vers la neuvième ou la dixième vertèbre dorsale; il se dirige de nouveau à gauche, en se portant en même temps en devant, traverse le diaphragme, se dilate légèrement, et parvient à l'estomac après un trajet très-court dans la cavité abdominale.

L'œsophage est uni aux parties qui l'avoisinent par du tissu cellulaire extensible, assez abondant, et dans lequel on trouve plusieurs ganglions lymphatiques. Sa texture est essentiellement la même que celle du pharynx : extérieurement il est formé par une tunique musculeuse assez épaisse, dans laquelle on distingue deux ordres de fibres : les unes, superficielles, sont longitudinales et très-nombreuses; les autres, situées plus profondément, sont transversales ou obliques, mais ne décrivent pas des cercles complets. Au-dessous de cette première tunique on trouve une couche de tissu cellulaire dense, serré, et cependant extensible ; enfin une dernière membrane villeuse ou muqueuse, pourvue d'un assez grand nombre de cryptes, remarquable par sa couleur pâle, par le peu de développement de ses villosités, et par ses rides longitudinales destinées à favoriser son ampliation lorsque l'œsophage est distendu par les alimens. Quoique cette membrane se continue immédiatement avec celle qui revêt l'intérieur de l'estomac, elle prend tout à coup un autre aspect en pénétrant dans ce viscère, et l'on distingue bien facilement leurs limites.

Les artères de l'œsophage sont fournies par les thyroïdiennes inférieures, les sous-clavières, les mammaires internes, les bronchiques, les intercostales, les diaphragmatiques et la coronaire stomacique. Ses veines se rendent dans les troncs veineux du même nom. Ses lymphatiques sont en très-grand nombre ; et après avoir traversé plusieurs glandes situées dans son voisinage, ils aboutissent pour la plupart dans le canal thoracique. Ses nerfs sont aussi très-nombreux, et proviennent des pneumo-gastriques.

Pour mettre à découvert l'œsophage, il faut ouvrir la cavité postérieure du médiastin à gauche seulement, ou des deux côtés, si on le juge convenable ; enlever ensuite les poumons et le cœur, ou bien se contenter de renverser à droite le cœur et le poumon gauche. On peut aussi pour étudier les connexions de l'œsophage, enlever, sur un cadavre encore intact, la colonne vertébrale, ainsi que je l'ai indiqué, d'après *Ludwig*, en exposant les diverses méthodes de procéder à l'ouverture de la poitrine.

Après avoir observé la forme de ce conduit, ses connexions, on isolera les unes des autres les tuniques qui le composent, et on le fendra suivant sa longueur, pour voir la surface libre de sa membrane muqueuse, les rides de cette membrane, les orifices de ses follicules (1).

De la Cavité abdominale et des Procédés à suivre en pratiquant son ouverture.

La cavité abdominale est la plus grande des trois cavités splanchniques. Sa forme est celle d'un ovoïde très-saillant en devant et sur les côtés; aplati, irrégulier en arrière, dont la grosse extrémité correspond au diaphragme, et la petite au périnée. Ses parois supérieure, inférieure, antérieure et latérales moyennes, sont essentiellement musculaires; la partie moyenne de sa paroi postérieure est formée par la colonne vertébrale et des muscles très-épais; ses parois latérales sont supérieurement et inférieurement osseuses et musculeuses. L'antérieure, ainsi que

(1) J. Bleuland : *Observat. medic. de sanâ et morbosâ œsophagi structurâ, cum fig.*

les latérales contiennent dans leur épaisseur une assez grande quantité de tissu cellulaire graisseux, et sont très-extensibles ; l'inférieure moins étendue, plus épaisse, plus résistante, est aussi pourvue de beaucoup de tissu cellulaire adipeux.

Plusieurs de ces parois présentent des ouvertures remarquables occupées par des gros troncs vasculaires, des nerfs, des muscles et du tissu cellulaire, et qui peuvent pour la plupart livrer passage aux viscères abdominaux déplacés. Ces ouvertures sont, antérieurement, l'*ombilic*, l'*anneau inguinal* ou *sus-pubien*, l'*arcade fémorale*, le trou *sous-pubien* ou *obturateur* ; = supérieurement, les *arcades aponévrotiques du diaphragme*, sous lesquelles passent les psoas et les carrés des lombes ; les *ouvertures triangulaires* de ce muscle situées sur les côtés de l'appendice abdominale du sternum, par lesquelles le tissu cellulaire du médiastin communique antérieurement avec celui de l'abdomen ; enfin, *trois autres ouvertures diaphragmatiques* traversées l'une par la veine-cave, la seconde par l'œsophage, la troisième par l'aorte, l'azygos et le canal prélombo-thoracique. Inférieurement, l'*orifice commun des voies génitales et urinaires*, l'*orifice inférieur du canal intestinal*, les *échancrures ischiatiques* ; = postérieurement et inférieurement, les *trous sacrés*.

Outre ces ouvertures naturelles on en rencontre, chez plusieurs sujets, qui sont accidentelles et occasionnées par l'éraillement des fibres aponévrotiques ou des fibres musculaires; d'autres qui sont le résultat de quelque blessure ou d'escharre gangréneuse profonde. La disposition des unes et des autres doit être observée soigneusement sur chaque sujet que l'on a occasion de disséquer, surtout quand il existe des hernies.

On peut procéder de diverses manières à l'ouverture de l'abdomen : 1°. Lorsque l'on a renversé de haut en bas, à la suite d'une section parabolique, le sternum et la moitié antérieure des côtes, on peut prolonger cette coupe de chaque côté jusqu'à l'épine antérieure et supérieure des os des isles; mais il faut avoir l'attention, si on se propose d'étudier le péritoine, de le laisser intact, et de le séparer de la face postérieure du lambeau auquel il adhère assez intimement dans le voisinage de la ligne blanche. 2°. Assez souvent on ouvre l'abdomen par deux incisions; l'une, prolongée de l'apophyse abdominale du sternum jusqu'à la symphyse du pubis, doit passer au côté gauche de l'ombilic; l'autre coupe perpendiculairement la première vers le milieu de sa hauteur, et s'étend du bord externe du carré des lombes d'un côté jusqu'au muscle semblable du côté opposé. 3°. Quelquefois on procède à cette ouverture en pratiquant deux incisions obliques qui se croisent à l'ombilic, et qui s'étendent de l'épine antérieure supérieure de l'os des isles d'un côté, jusqu'au sommet de la dernière côte du côté opposé. On conserve, si on le juge convenable, l'anneau ombilical, en interrompant les incisions près de sa circonférence. 4°. Enfin, on peut ouvrir la cavité abdominale par la partie moyenne de sa paroi postérieure, ainsi que l'a conseillé *Ludwig*, en enlevant les muscles des gouttières vertébrales, la colonne vertébrale, une petite portion de la crête des os des isles et de leurs tubérosités, ainsi que le sacrum et le coccyx.

Les viscères renfermés dans la cavité abdominale peuvent être rapportés à trois genres : Les premiers servent à la digestion, les seconds à la sécrétion et à l'excrétion de l'urine, les troisièmes à la génération. Comme ces viscères sont très-nombreux, et qu'il est souvent important de déterminer avec précision leur situation absolue et leur situation relative, on a divisé l'abdomen en trois grandes régions, distinguées en *supérieure*, *moyenne* et *inférieure*, et le plus ordinairement désignées sous les noms d'*épigastrique*, *ombilicale* et *hypogastrique*. Deux lignes transversales, dont l'une passe sous le bord inférieur de la dernière côte de chaque côté, et l'autre s'étend d'une crête iliaque à celle du côté opposé, sont les limites communes à ces trois régions. Pour assigner encore d'une manière plus exacte la situation et les rapports des viscères abdominaux, on subdivise chacune de ces régions en trois portions, *une médiane* et *deux latérales*; elles sont séparées les unes des autres par deux lignes verticales tirées des épines antérieures supérieures des os des isles, jusqu'au niveau de la paroi inférieure de la poitrine. La portion moyenne de la région épigastrique est nommée *épigastre*; les parties latérales sont appelées les *hypochondres*. La portion moyenne de la région ombilicale conserve le nom d'*ombilic*, et ses parties latérales reçoivent celui de *flancs* ou de *côtés*; on nomme *hypogastre* le milieu de la région hypogastrique, et *fosses iliaques* ses deux autres portions. La plupart des auteurs désignent aussi sous les noms de *région pubienne* ou *pelvienne*, la partie de l'hypogastre comprise dans le petit bassin, et de *régions inguinales*, les deux excavations superficielles obliques, parallèles aux ligamens de Fallope, et qui correspondent à l'union de la partie antérieure supérieure des cuisses avec la paroi antérieure de l'abdomen. Les parties que l'on trouve dans ces diverses régions sont les suivantes :

1°. *Dans l'épigastre*, la partie moyenne de l'estomac, son extrémité pylorique, l'épiploon gastro-hépatique, le lobe gauche du foie; un peu plus bas, une portion du mésocolon transverse, du pancréas, du duodénum; plus profondément, l'aorte, les artères diaphragmatiques, le tronc cœliaque, l'origine de la mésentérique supérieure, la veine-porte ventrale, la veine-cave inférieure, l'origine de la veine azygos et du canal thoracique, les ganglions semi-lunaires et les plexus solaire des grands sympathiques.

2°. L'*hypochondre droit* contient le grand lobe du foie et son lobe profond, les vaisseaux hépatiques, les canaux et la vésicule biliaires, une portion du duodénum et de l'intestin colon, la capsule surrénale droite et la partie supérieure du rein droit.

3°. L'*hypochondre gauche* renferme la tubérosité de l'estomac, la rate, les vaisseaux spléniques, l'épiploon gastro-splénique, une portion du pancréas, du colon, la capsule surrénale et la partie supérieure du rein.

Il est important de remarquer que la portion transversale du colon descend souvent dans la région ombilicale, et que d'autres fois elle remonte dans la région épigastrique; mais ces deux régions sont toujours exactement séparées l'une de l'autre par le mésocolon transverse qui partage l'abdomen en deux cavités inégales, l'une supérieure plus petite, l'autre inférieure beaucoup plus étendue.

4°. Dans la partie moyenne de la *région ombi-*

licale, on découvre d'abord le grand épiploon qui s'étend à droite et à gauche vers les portions ascendante et descendante du colon. Derrière cette membrane se présentent successivement l'extrémité inférieure du duodénum, le jéjunum, la plus grande partie du mésentère, l'aorte, la veine-cave, les troncs des artères et des veines rénales, l'origine des artères spermatiques.

5°. *Le côté ou le flanc droit* renferme une portion du grand épiploon, le colon ascendant, une partie du jéjunum, les trois quarts inférieurs du rein, ses artères et ses veines, une petite portion de l'uretère, le plexus rénal droit.

6°. *Dans le côté gauche* on aperçoit une portion du grand épiploon, le colon descendant, une partie du jéjunum, le rein, ses artères et ses veines, la partie supérieure de l'uretère et le plexus rénal gauche.

7°. *Dans l'hypogastre*, le bord inférieur de l'épiploon, une grande partie de l'iléum, l'extrémité rectale du colon, l'extrémité inférieure de l'aorte et de la veine-cave abdominale, les vaisseaux mésentériques inférieurs, les artères lombaires, l'origine des vaisseaux iliaques primitifs, des ganglions lymphatiques nombreux. On trouve aussi dans cette région la vessie des enfans; la vessie des adultes quand elle est distendue par l'urine; l'utérus occupé par le produit de la conception.

8°. *La fosse iliaque droite* correspond à l'extrémité cœcale de l'iléum, au cœcum, à l'uretère, aux vaisseaux spermatiques, aux vaisseaux iliaques externes; et chez la femme, à l'ovaire et au pavillon de la trompe utérine.

9°. *La fosse iliaque gauche* est en rapport avec la circonvolution ou l'S iliaque du colon, l'uretère, les vaisseaux spermatiques, les vaisseaux iliaques externes, l'ovaire et la trompe.

10°. *La région pubienne* ou *pelvienne* contient, chez l'homme, la vessie, la prostate, les vésicules spermatiques, une partie des conduits déférens, le rectum, le plexus ischiatique, le plexus hypogastrique et les vaisseaux du même nom. Chez la femme, on y trouve la vessie, l'utérus, ses ligamens larges, le vagin, le rectum, les mêmes vaisseaux et les mêmes nerfs que chez l'homme.

11°. *Dans les régions inguinales* se trouvent l'anneau sus-pubien, le canal inguinal, l'arcade fémorale, le cordon testiculaire chez l'homme; chez la femme, le ligament rond de l'utérus; en outre, dans les individus des deux sexes, le crémaster, l'origine des artères épigastrique et circonflexe de l'ilion, des glandes lymphatiques nombreuses, la partie supérieure des vaisseaux fémoraux.

Du Péritoine (*peritonæum*).

Le péritoine est une membrane séreuse, mince, sémi-diaphane, extensible, très-étendue, qui revêt la surface interne des parois de l'abdomen, se prolonge sur la plupart des viscères qui y sont renfermés, leur fournit une enveloppe partielle, et forme plusieurs replis destinés à fixer ces viscères, ou à remplir d'autres usages relatifs à la digestion et à la circulation abdominale.

Considéré chez l'homme, le péritoine n'offre aucune ouverture : partout il est continu avec lui-même ; et sa surface interne, lisse, humectée par une vapeur ténue, albumineuse, odorante, est absolument libre. Chez la femme, il présente la même disposition générale, à cette différence près, qu'il se trouve continu avec la membrane interne des trompes utérines qui s'ouvrent par des orifices très-étroits dans sa cavité. Dans les individus de l'un et de l'autre sexe, sa surface externe est adhérente dans la plus grande partie de son étendue ; ses connexions sont très-nombreuses, importantes à connoître, et on ne peut les indiquer avec précision qu'en décrivant son trajet très-compliqué.

Pour procéder plus aisément à cette description, et surtout afin de la rendre d'une intelligence plus facile pour les élèves, on a coutume de supposer le péritoine formé de trois portions :

l'une, *ombilicale* ou *moyenne*, représentant un cercle ou plutôt une portion de cylindre placée horizontalement entre la base de la poitrine et les crêtes iliaques; la seconde, *supérieure* ou *épigastrique*; la troisième, *inférieure* ou *hypogastrique*, représentant chacune un segment d'ovoïde continu par la circonférence de sa base, l'un avec le bord supérieur de la portion moyenne, l'autre avec le bord inférieur de cette même portion.

La portion ombilicale ou moyenne du péritoine revêt la partie postérieure de la ligne blanche, obture l'orifice postérieur de l'anneau ombilical, et adhère assez intimement, dans son voisinage, aux feuillets aponévrotiques qui revêtent la face abdominale des muscles droits. En se prolongeant de l'ombilic vers le bord inférieur du foie et l'appendice xiphoïde du sternum, le péritoine forme un repli triangulaire saillant en arrière, oblique en haut et à droite, auquel on donne les noms de *grande faux du péritoine*, de *faux de la veine ombilicale*, de *ligament suspenseur du foie* (*ligamentum falciforme peritonæi*; = *ligamentum latum sive suspensorium hepatis*). Ce repli convexe en devant, concave en arrière, est disposé de telle sorte, qu'il contient dans l'épaisseur de son bord postérieur la veine ombilicale, et que cette veine reste libre entre la face externe du péritoine et les muscles abdominaux, lorsqu'on écarte l'une de l'autre les deux lames de la duplicature membraneuse entre lesquelles elle est située. La grande faux du péritoine, parvenue au bord inférieur du foie, se divise en deux portions : l'une, inférieure, s'enfonce dans la scissure antéro-postérieure ou horizontale de ce viscère, en accompagnant la veine ombilicale; l'autre, supérieure, plus large, remonte entre la face concave du diaphragme et la face convexe du foie, qu'elle divise en deux lobes de grandeur inégale.

Le péritoine descendant de l'ombilic vers les pubis, revêt la partie postérieure de l'ouraque et des artères ombilicales, qui lui font aussi former trois replis saillans en arrière, que l'on désigne collectivement sous le nom de *petites faux péritonéales*, ou de *ligamens supérieurs* ou *suspenseurs de la vessie* (*ligamenta falciformia inferiora peritonæi*). Cette membrane reste en même temps appliquée contre la face postérieure des muscles droits, jusqu'à deux pouces environ au-dessus des pubis; parvenue là, elle se dirige en arrière vers le sommet de la vessie.

La portion moyenne du péritoine, considérée dans le reste de son trajet, présente la disposition suivante : Si nous la supposons partir du milieu de la ligne blanche, nous la verrons revêtir la face profonde des muscles droits et transverses; passer au devant des reins dont elle est séparée par une assez grande quantité de tissu cellulaire graisseux; couvrir le côté externe, le côté antérieur, le côté interne du colon ascendant et du colon descendant; fixer ainsi ces intestins immédiatement contre la paroi postérieure de l'abdomen, ou ne les y assujettir que foiblement par deux larges replis, connus sous le nom de *mésocolon ascendant* et *descendant*. Parvenu au-delà du bord interne de ces deux portions du colon, le péritoine s'avance de chaque côté vers la colonne vertébrale, couvre partiellement l'aorte et la veine-cave abdominale; se réfléchit d'arrière en avant sur les côtés des vaisseaux mésentériques pour former le mésentère, et termine son trajet en se déployant sur les parties latérales, ainsi que sur le bord convexe du jéjunum et de l'iléum.

La portion hypogastrique du péritoine revêt la partie supérieure de la face antérieure de la vessie, le sommet de cet organe, la plus grande partie de sa face postérieure et de ses régions latérales. Parvenue, chez l'homme, vers la base des vésicules séminales, elle se réfléchit sur le rectum, le recouvre en devant et sur les côtés, et s'adosse à elle-même au devant du sacrum pour former le mésorectum, dont l'extrémité supérieure est continue avec le mésocolon iliaque. Sur les parties latérales de la vessie et du rectum le péritoine recouvre les vaisseaux sacrés et hypogastriques, et remonte jusque dans les fosses iliaques et inguinales.

Les fosses inguinales, placées derrière le ligament de Fallope, ont été distinguées par *Heisseelbach*, et depuis par *Scarpa*, en *interne* et en *externe*. Elles sont séparées l'une de l'autre par le repli péritonéal dans l'épaisseur duquel est placée l'artère ombilicale.

La fosse inguinale interne est située à peu de distance du pubis, à peu près vis-à-vis le lieu où le cordon spermatique croise l'artère épigastrique. L'externe, plus large, est ordinairement triangulaire; sa base est dirigée en haut et en dehors; son sommet, tourné en bas et en dedans, correspond à la réunion des deux cinquièmes internes avec les trois cinquièmes externes de l'arcade inguinale. On remarque dans la partie la plus déclive de ce sommet, un enfoncement infundibuliforme du péritoine, correspondant à l'orifice interne du canal inguinal; la circonférence de cet enfoncement est environnée d'un petit replis valvulaire, toujours plus apparent chez les jeunes sujets que chez les individus avancés en âge.

La portion supérieure du péritoine présente une disposition bien plus compliquée que les deux précédentes; elle se comporte différemment du côté gauche, dans le voisinage de la ligne médiane et du côté droit.

A gauche elle revêt d'abord une grande partie de la face abdominale du diaphragme, et s'enfonce jusque dans la partie la plus reculée de l'hypochondre. Parvenue près de l'origine des vaisseaux spléniques, cette portion se réfléchit de dedans en dehors sur la face postérieure de ces vaisseaux, recouvre successivement la partie postérieure de la face interne de la rate, son bord postérieur, sa face convexe, son bord antérieur. Arrivée à la scissure de cet organe, elle se prolonge au devant des vaisseaux spléniques, et parvient jusque sur la tubérosité de l'estomac et à l'épiploon gastro-hépatique. Au-dessous de la rate elle est continue avec la portion qui revêt le flanc gauche. Les feuillets du péritoine compris entre la rate et l'estomac, sont connus sous le nom d'*épiploon gastro-splénique*.

Sur les parties latérales de la ligne médiane, le péritoine revêt aussi le diaphragme, descend au devant de l'ouverture œsophagienne de ce muscle sur l'extrémité inférieure de l'œsophage jusque sur la face antérieure de l'estomac; plus à droite il forme le feuillet gauche du ligament suspenseur du foie, parvient au bord convexe de cet organe, forme son ligament latéral gauche, descend sur la face antérieure de son lobe moyen, recouvre son bord libre, et s'avance jusqu'au bord antérieur de sa scissure transversale; il se réfléchit alors de haut en bas et d'arrière en avant, descend au devant de l'artère hépatique et de la coronaire stomachique, jusque sur la face diaphragmatique de l'estomac, en formant ainsi le feuillet antérieur de l'épiploon gastro-hépatique. Le péritoine se déploie ensuite sur toute la face supérieure du ventricule, passe au devant des vaisseaux gastro-épiploïques, descend jusque vers la partie inférieure de l'abdomen, et se réfléchit de bas en haut jusqu'au bord convexe de l'arc du colon. Cette lame, dont je viens d'indiquer le trajet, concourt ainsi à la formation du grand épiploon ou épiploon gastro-colique, après quoi elle revêt la face inférieure de l'arc du colon, abandonne cet intestin, passe au-dessous du duodénum et du pancréas, et se réunit aux deux lames du mésentère après avoir formé le feuillet inférieur du mésocolon transverse.

Dans l'hypochondre droit, le péritoine, après avoir revêtu en devant la face inférieure du diaphragme et formé le feuillet droit du ligament suspenseur du foie, ainsi que son ligament triangulaire ou latéral droit, se réfléchit de haut en bas sur la face convexe de ce viscère, en passant au devant de sa portion adhérente au diaphragme. Il recouvre toute cette face, l'extrémité droite, le bord tranchant du grand lobe, toute l'étendue de sa face concave, la vésicule biliaire, et redescend sur la partie postérieure du diaphragme pour se continuer avec la portion ombilicale. Cette portion fournit aussi un prolongement qui, de la vésicule biliaire, se porte sur le colon en passant au devant du duodénum. Lorsque le péritoine est parvenu sur la face concave du grand lobe du foie, il s'engage dans une ouverture triangulaire située au-dessous du col de la vésicule biliaire et au devant de la veine-cave abdominale. Cette ouverture est ordinairement désignée sous le nom de *hiatus* de *Winslow*; quelquefois elle est très-rétrécie, ou même oblitérée complétement à la suite d'adhérences contre nature. Le prolongement péritonéal qui y pénètre représente une grande cavité ovoïde, et parcourt le trajet suivant : Il s'étend d'abord de haut en bas jusqu'à la petite courbure de l'estomac, en passant derrière les vaisseaux biliaires et hépatiques, et forme ainsi le feuillet inférieur ou postérieur de l'épiploon gastro-hépatique. Plus bas il revêt la face postérieure de l'estomac, descend derrière les vaisseaux gastro-épiploïques gauches et droits jusqu'au bord inférieur du grand épiploon, dont il tapisse intérieurement le feuillet antérieur. Ce prolongement remonte ensuite, appliqué immédiatement sur le feuillet postérieur de la même membrane, jusque vers le bord convexe de l'arc du colon, revêt la face supérieure de cet intestin, et forme le feuillet supérieur du mésocolon transverse, en passant au-dessus de l'arcade anastomotique des branches supérieures des artères et des veines mésentériques, au-dessus du pancréas et du duodénum. Cette portion termine son trajet en se déployant sur la partie la plus reculée du diaphragme et sur le petit lobe du foie jusqu'au bord postérieur de sa scissure transverse.

Des Epiploons, de leur arrière-cavité, des Mésentères, des Appendices graisseux des intestins, des Ligamens larges de l'utérus, etc.

L'épiploon gastro-hépatique ou *le petit épiploon* (*omentum minus* sive *hepatico gastricum*) s'étend transversalement depuis le côté droit de l'extrémité de l'œsophage jusqu'à l'extrémité droite de la scissure transversale du foie, et de haut en bas depuis la face inférieure du diaphragme et cette scissure jusqu'à la petite courbure de l'estomac, au pylore et au duodénum. Il est composé de deux feuillets simples, séparés l'un de l'autre par les vaisseaux hépatiques, pyloriques, coronaires stomachiques, et correspond en arrière, dans une partie de son étendue, au petit lobe du foie. Il contient moins de graisse que le grand épiploon.

L'épiploon gastro-colique ou *le grand épiploon* (*omentum majus* sive *colico gastricum*) est irrégulièrement quadrilatère, et ordinairement plus long du côté gauche que du côté droit. Sa base est fixée en devant à la grande courbure du ventricule, en arrière à l'arc du colon; son bord inférieur est libre; ses bords latéraux sont continus, supérieurement, l'un à l'épiploon gastro-splénique, l'autre à l'épiploon colique; plus bas ils sont fixés dans une partie de leur hauteur aux portions lombaires de l'intestin colon.

Le grand épiploon est formé de deux feuillets, et chacun de ceux-ci est lui-même composé de deux lames, l'une superficielle, l'autre profonde. Les deux lames du feuillet antérieur sont bien distinctes l'une de l'autre entre la grande courbure de l'estomac et les vaisseaux gastro-épiploïques; plus bas elles deviennent intimement adhérentes, et remontent ensemble pour former le feuillet postérieur. Près du bord convexe de l'arc du colon, elles s'écartent de nouveau pour se prolonger sur cet intestin. La lame superficielle le couvre inférieurement, et forme le feuillet inférieur du mésocolon transverse; la profonde revêt l'arc du colon supérieurement, et se continue avec le feuillet supérieur du mésocolon. Cette lame profonde appartient au prolongement du péritoine qui s'engage dans l'hiatus de Winslow.

L'épiploon colique (*omentum colicum*) est formé par un prolongement de la tunique péritonéale du cœcum, du colon lombaire droit et du colon transverse. Il correspond au côté interne du cœcum, du colon ascendant et à la partie inférieure du colon transverse. Assez souvent on le voit se prolonger derrière l'épiploon gastro-colique jusque vers la rate. Les deux feuillets simples dont il est composé sont séparés l'un de l'autre par des rameaux des artères et des veines coliques.

L'épiploon gastro-splénique (*omentum gastro-splenicum*) n'est qu'une portion du grand épiploon qui s'étend de la tubérosité de l'estomac à la scissure de la rate, et contient dans son épaisseur les vaisseaux courts.

Outre ces quatre replis adipeux que l'on désigne génériquement sous le nom d'*épiploons*, la portion du péritoine qui revêt le canal intestinal fournit encore sur le cœcum, le colon et la partie supérieure du rectum, un grand nombre d'*appendices graisseux* ou *épiploïques* de forme conique : leur texture est la même que celle des épiploons. Ces appendices paroissent aussi destinés à remplir les mêmes usages.

La cavité des épiploons ou l'arrière-cavité du péritoine, est à peu près, à l'égard de cette membrane, ce qu'est la cavité de la portion d'arachnoïde qui pénètre dans les ventricules du cerveau à la portion de cette méninge qui se déploie sur cet organe et sur la surface interne de la dure-mère. Les parois de la cavité épiploïque sont disposées de la manière suivante : l'antérieure est formée par l'épiploon gastro-hépatique, la face inférieure de l'estomac, et au-dessous de ce viscère par le feuillet antérieur de l'épiploon, composé lui-même des deux lames du péritoine qui recouvrent les deux faces du ventricule. Depuis le bord inférieur de l'épiploon jusqu'au colon transverse, la paroi postérieure de cette cavité est formée par le feuillet postérieur du grand épiploon; plus haut, par la face supérieure de l'arc du colon, la lame supérieure du mésocolon transverse, et le prolongement de cette lame qui s'étend jusque sur le lobe de Spigel. C'est, comme je l'ai déjà dit précédemment, dans le voisinage du col de la vésicule biliaire, que se rencontre l'*hiatus* de Winslow (*omentorum communis porta*), ouverture par laquelle la cavité des épiploons communique avec la grande cavité du péritoine.

On désigne collectivement sous le nom de *mésentères*, les replis du péritoine qui servent à fixer dans leur situation les différentes portions du canal intestinal, tout en laissant à chacune d'elles plus ou moins de mobilité. Le duodénum et la partie inférieure du rectum sont dépourvus de *mésentère*, et assujettis contre les parois abdominales.

Le mésentère, considéré en général, présente deux portions : l'une appartient à la dernière extrémité du duodénum, au jéjunum et à l'iléon :

c'est le *mésentère proprement dit ;* l'autre correspond au colon ascendant, au colon transverse, au colon descendant, à la circonvolution iliaque de cet intestin, à la moitié supérieure du rectum : celle-ci prend, dans les diverses parties de son étendue, différentes dénominations qui indiquent à quelle partie du gros intestin elle doit correspondre. Ces dénominations sont celles de *mésocolon lombaire droit, mésocolon transverse, mésocolon lombaire gauche, mésocolon iliaque, méso-rectum.* Le cœcum n'a pas de mésentère; le péritoine ne fait en quelque sorte que passer au devant de cet intestin, en fournissant un petit repli mésentérique pour son appendice vermiculaire; mais il laisse libre toute sa surface postérieure et une portion de son côté externe.

Le mésentère (*mesenterium*) s'étend obliquement de la partie antérieure gauche de la seconde vertèbre lombaire jusque dans la partie interne de la fosse iliaque droite. Il est plus étroit supérieurement et inférieurement que vers sa partie moyenne. Son bord postérieur ou vertébral est mesuré par la hauteur des portions du rachis et de l'os coxal auxquelles il correspond. Son bord antérieur ou intestinal est irrégulièrement convexe, onduleux et très-étendu.

Les deux lames dont le mésentère est composé sont distinguées en droite et en gauche ; leur grandeur est inégale; elles sont séparées en arrière par l'aorte et la veine-cave; plus antérieurement par les vaisseaux mésentériques supérieurs, les nerfs qui les accompagnent, des ganglions et des vaisseaux lymphatiques nombreux.

Les mésocolons lombaires droit et gauche (*mesocolon lombale dextrum et sinistrum*) offrent à peu près la même disposition. Chez quelques sujets ils sont assez larges, et les deux portions latérales du colon sont alors presqu'aussi mobiles que l'intestin grêle. D'autres fois ils n'existent que dans le voisinage du colon transverse, et manquent inférieurement des deux côtés ou d'un côté seulement; le péritoine se comporte alors, à l'égard des deux parties latérales du colon, comme il le fait à l'égard du cœcum. On trouve entre les deux lames des mésocolons lombaires, et quand ils n'existent pas derrière la lame du péritoine qui correspond au bord interne de l'intestin, des artères et des veines coliques, des plexus nerveux, des ganglions et des vaisseaux lymphatiques, mais en moindre nombre que dans le mésentère.

Le mésocolon transverse (*mesocolon transversum*) correspond à l'arc du colon. Sa partie moyenne est ordinairement plus étroite que ses extrémités. On trouve dans son épaisseur des vaisseaux sanguins nombreux, quelques glandes lymphatiques. Les deux lames qui le composent sont la continuation des lames du feuillet postérieur du grand épiploon. En s'écartant l'une de l'autre derrière le colon, elles laissent entre elles un espace triangulaire occupé par le pancréas et par la portion horizontale du duodénum.

Le mésocolon iliaque (*mesocolon iliacum*) existe constamment; il est plus ou moins large chez les divers sujets; en haut il est continu avec le mésocolon lombaire gauche, en bas avec le *méso-rectum*. Ce dernier repli, très-étroit de devant en arrière, se termine insensiblement au-dessus du tiers inférieur du sacrum. Il contient dans son épaisseur des rameaux nombreux de l'artère et de la veine mésentériques inférieures, et très-peu de vaisseaux lymphatiques.

Les ligamens larges de l'uterus (*ligam. lata vel lateralia uteri*) sont deux replis triangulaires bilaminés, aplatis de devant en arrière, plus larges supérieurement qu'inférieurement; ils s'étendent des angles supérieurs et des bords de l'utérus jusque dans les fosses iliaques. Leur base présente trois replis secondaires : l'antérieur recouvre un cordon vasculaire, connu sous le nom de *ligament rond de l'uterus*, qui se dirige vers l'anneau inguinal; le moyen fournit une enveloppe partielle à la trompe utérine; le postérieur embrasse les parties supérieure, antérieure et postérieure de l'ovaire et de son ligament.

Outre les divers replis dont je viens d'indiquer la disposition, et ceux qui recouvrent partiellement l'ouraque et les vaisseaux ombilicaux, le péritoine fournit encore, chez les fœtus mâles, deux prolongemens en forme de cul-de-sac qui suivent le testicule à l'instant où cet organe franchit l'anneau inguinal pour se porter dans le scrotum. Ces prolongemens ne tardent pas ordinairement à s'oblitérer dans le voisinage de l'anneau, et la tunique péritonéale du testicule cesse alors de communiquer avec la grande cavité du péritoine. On trouve aussi quelquefois, sur les fœtus femelles, un prolongement analogue du péritoine, beaucoup plus étroit et beaucoup plus court à la vérité, engagé dans le canal et même dans l'anneau inguinal. On désigne ordinairement ce prolongement sous le nom de *canal de Nuck*.

L'organisation générale du péritoine est la même que celle des autres membranes séreuses; mais il offre, dans les diverses parties de son étendue, des modifications de texture très-remarquables: c'est ce dont on peut facilement se convaincre en comparant les épiploons avec les mésentères, et ceux-ci avec le reste de la membrane.

Le péritoine présente aussi plusieurs différences aux diverses époques de la vie; elles sont surtout relatives à l'épaisseur et à la longueur des épiploons et des mésentères, ainsi qu'à la quantité plus ou moins considérable de graisse qu'ils contiennent.

Les vaisseaux artériels du péritoine sont très-nombreux, et pour la plupart capillaires. Ils sont fournis par l'aorte et par les diverses branches auxquelles ce tronc donne naissance dans la cavité abdominale. Les artères épiploïques présentent une disposition toute particulière : leur calibre est beaucoup plus considérable que celui des autres artères péritonéales ; tantôt allongées, tantôt flexueuses, elles doivent dans ces deux états offrir au sang un passage facile, ou bien retarder son cours, et les modifications qu'elles produisent dans la circulation abdominale sont constamment en rapport avec l'état actuel de l'estomac. Les veines péritonéales se rendent dans les branches de la veine-porte.

On trouve autour des artères épiploïques et mésentériques des filets de nerfs qui proviennent des tri-splanchniques ; mais on ne peut les suivre jusque dans l'épaisseur du péritoine.

Les exhalans et les absorbans forment essentiellement la trame de cette membrane. Les premiers deviennent ordinairement visibles dans les inflammations chroniques, et on aperçoit quelquefois les seconds, sans aucune préparation préalable, sur des sujets qui ont succombé à des hydropysies, ou sur des cadavres qui commencent à se putréfier.

Chez les fœtus et les enfans nouveau-nés le péritoine est très-mince, transparent, peu adhérent aux parois abdominales et aux viscères qu'il recouvre. Les épiploons ne contiennent pas de graisse ; le grand est très-court, tandis que celui qui s'étend du foie à l'estomac offre proportionnellement plus de largeur que chez l'adulte. Les replis qui contiennent dans leur épaisseur les vaisseaux ombilicaux et l'ouraque sont très-développés ; les appendices épiploïques des gros intestins sont à peine visibles. Vers l'âge de la virilité décroissante, les épiploons et les mésentères se chargent souvent d'une très-grande quantité de graisse. Cette disposition se retrouve encore chez plusieurs vieillards ; chez d'autres au contraire ces replis paroissent se flétrir : ils deviennent mous, flasques, et ne contiennent plus qu'une petite quantité de sucs adipeux (1).

---

(1) Auteurs à consulter :

Buttner : *Dissert. de Peritonæo.* Regismonti, 1738.

Henninger : *Resp.* Euler : *Theses de Mesenterio.* Premier volume du recueil des Thèses anatomiques de *Haller.*

Buchwald : *Dissertat. sistens novam descript. et iconem omenti*, tome VII. du même recueil.

Haller : *Icones anatomicæ, fascic. primus.* — *Element. physiol.*, tom. VI.

Noemer : *De fabrica et usu omenti.* Lugd. Batav. 1764.

Chaussier : *Essai anatomique sur la structure et les usages des Epiploons*, lu en 1776, imprimé en 1784 dans les Mémoires de l'Acad. de Dijon, tome III, 2e partie.

Wrisberg : *De Peritonæi diverticulis, illisque in primis*

De l'Estomac (*ventriculus*, *stomachus*, *gaster*).

L'estomac est un viscère creux, musculo-membraneux, conoïde, courbé sur lui-même de devant en arrière et de bas en haut, placé obliquement de haut en bas et de droite à gauche dans l'hypocondre gauche et l'épigastre, entre l'œsophage et le duodénum. C'est dans cet organe que se passent une partie des phénomènes les plus importans de la digestion. Il est en rapport avec la face inférieure du diaphragme, le lobe moyen et le petit lobe du foie, la face interne de la rate, l'arc du colon, le mésocolon transverse, les épiploons gastro-hépatique, gastro-colique, gastro-splénique, la fin de l'œsophage et l'origine du duodénum.

---

qui per umbilicum et lineam albam contingunt. Gottingue, 1780.

Walter : *De Morbis peritonæi.* Berol., 1787.

Scarpa : *Observations anat. et pratiq. sur les Hernies*, trad. par *Cayol.* Paris, 1811.

Beckers : *Dissertatio chirurgica de Hernia inguinali.* Paris, 1813. On trouve dans cette dissertation un très-bon extrait des recherches anatomiques et chirurgicales de *Hesselbach*, sur les dispositions du péritoine qui prédisposent aux hernies, et sur ces hernies elles-mêmes. L'ouvrage de *Hesselbach*, intitulé *Anatomisch-chirurgische abhandlung ubër den ursprung der leistenbruche*, Wurzburg, 1806, n'est pas encore traduit en françois.

La forme, le volume, la direction, et même les connexions de l'estomac présentent plusieurs différences remarquables qui dépendent de l'âge et du sexe des divers individus; quelques-unes d'elles sont produites par la quantité et la qualité des alimens dont on fait habituellement usage; d'autres sont le résultat de l'état de vacuité ou de plénitude de cet organe, et de la distension ou de l'affaissement actuel des autres viscères renfermés dans la cavité abdominale.

Avant la naissance, et dans les premières années de la vie, l'estomac est plus cylindrique, et cependant proportionnellement moins long qu'à un âge plus avancé; il est d'ailleurs situé presque verticalement dans la région interne de l'hypocondre gauche. Sa petite courbure forme avec l'œsophage un angle plus obtus, et avec le pylore un angle plus aigu que chez l'adulte. Chez l'homme il est plus arrondi, chez la femme il est plus oblong. Suivant *Sœmmerring*, l'estomac des Ethiopiens est beaucoup plus arrondi que celui des Européens.

On a vu ce viscère acquérir une ampleur énorme et telle qu'il descendoit jusque vers l'ombilic et dans les flancs chez des individus foibles, avancés en âge, et faisant habituellement un usage immodéré des boissons tièdes et débilitantes. On le trouve au contraire très-petit dans les cadavres des personnes mortes de faim, chez celles qui prenoient très-peu d'alimens, et chez les individus qui ont abusé des boissons alcooliques ou acides. L'estomac est refoulé vers le diaphragme lorsque l'intestin se trouve dans un état de plénitude, ou de distension naturelle ou accidentelle ; il l'est aussi dans les derniers mois de la grossesse, dans les hydropisies ascites ou enkystées considérables. Lorsque ce viscère est vide il paroît aplati de devant en arrière, l'une de ses faces regarde en devant, et sa grande courbure en bas. Dans le cas contraire sa face antérieure devient presque supérieure, et sa grande courbure se dirige en avant.

L'estomac présente à considérer une surface extérieure et une surface intérieure. On remarque sur l'extérieure deux faces, deux courbures, une tubérosité et deux orifices.

L'une des faces est antérieure dans l'état de vacuité de l'organe, et devient antérieure et supérieure lorsqu'il est distendu. Cette face est plus large et plus convexe que la postérieure ; elle correspond au diaphragme, aux côtes vertébrales, au lobe gauche du foie, et quelquefois à la partie postérieure des muscles larges de l'abdomen.

La face postérieure devient presque inférieure quand l'estomac est distendu : elle fait partie de la paroi antérieure de l'arrière-cavité des épiploons, et se trouve en rapport avec le mésocolon transverse, quelquefois même avec l'arc du colon.

On distingue à travers le péritoine qui recouvre ces deux faces les branches nombreuses des artères et des veines gastriques.

Les courbures sont distinguées en grande et en petite : elles séparent les deux faces dont je viens de parler.

La grande courbure est convexe ; elle commence près du pylore, en formant une espèce de coude avec cette partie, et se prolonge jusqu'au côté gauche de l'extrémité inférieure de l'œsophage, en embrassant la tubérosité. Cette courbure, qui règne sur toute la longueur de l'estomac, présente sa plus grande convexité dans le voisinage de la rate. Elle donne insertion aux épiploons gastro-splénique et gastro-colique ; elle peut s'élargir et se développer entre les lames du feuillet antérieur du grand épiploon qui ne sont adhérentes entre elles qu'au-dessous des vaisseaux gastro-épiploïques. Cette courbure correspond au mésocolon transverse et à l'arc du colon.

La petite courbure est concave ; elle est dirigée en haut et en arrière, s'étend du pylore au côté droit de l'orifice œsophagien, et correspond à la grande scissure et au petit lobe du foie. Le bord inférieur de l'épiploon gastro-hépatique s'y insère, en laissant dans son épaisseur au-dessous des vaisseaux coronaires stomachiques un espace triangulaire que l'estomac doit occuper lorsqu'il est distendu.

La grosse tubérosité, la protubérance ou *le grand cul-de-sac de l'estomac* commence au côté gauche de l'orifice œsophagien, et se termine sur la portion diamétralement opposée de la grande courbure. Cette tubérosité occupe une grande partie de l'hypocondre gauche : elle est séparée de la rate par l'épiploon gastro-splénique et par les vaisseaux courts. Elle est proportionnellement moins développée chez les jeunes sujets que chez les individus avancés en âge.

Les orifices de l'estomac portent le nom de *cardia* et de *pylore*.

Le cardia ou *l'orifice œsophagien* sépare les deux courbures, et se trouve placé au-dessous du diaphragme à la réunion des deux tiers droits et du tiers gauche de la longueur de l'estomac. Il est environné par un anneau artériel et veineux, et se trouve en rapport avec les nerfs pneumo-gastriques, le lobe de Spigel, la partie latérale antérieure gauche de la colonne vertébrale.

L'extrémité gauche ou *pylorique* est située dans l'épigastre, plus bas et plus en avant que le cardia. Cette extrémité forme le sommet du cône tronqué représenté par l'estomac; elle commence à une espèce de coude que forme ce viscère, et se termine par un rétrécissement circulaire brusque qui correspond à la valvule pylorique. On trouve autour du pylore des vaisseaux et des nerfs nombreux : ses connexions sont en devant et en haut avec le foie ; en bas et en arrière avec le pancréas ; à droite et en haut avec la vésicule biliaire.

La surface intérieure de l'estomac est d'un blanc rougeâtre ; on y remarque, 1°. des rides nombreuses irrégulières qui s'effacent lorsqu'on distend cet organe ; 2°. des villosités très-fines et très-nombreuses qui disparoissent tout à coup au-dessus de l'orifice cardiaque ; 3°. une valvule circulaire qui occupe le contour de l'orifice pylorique. C'est le *pylore* proprement dit. L'une de ses faces répond à la cavité de l'estomac, l'autre au duodénum. L'un de ses bords est épais, large et adhérent à l'estomac ; l'autre plus mince est libre, dirigé vers l'intestin, et forme le contour de l'ouverture que les alimens doivent traverser en passant du ventricule dans le canal intestinal. Cette valvule contient dans son épaisseur une espèce d'anneau fibreux blanchâtre placé entre la membrane muqueuse et la tunique musculaire.

L'estomac est composé de plusieurs membranes, de vaisseaux et de nerfs nombreux.

La première tunique ou *membrane* est séreuse ; elle est la continuation des deux feuillets de l'épiploon gastro-hépatique qui s'écartent l'un de l'autre au-dessus de la petite courbure de l'estomac pour se prolonger, l'un sur sa face antérieure, l'autre sur sa face postérieure, et se réunissent ensuite au-delà de sa grande courbure au-dessous des vaisseaux gastro-épiploïques, en formant le feuillet superficiel du grand épiploon. Il résulte de cette disposition que la tunique péritonéale du ventricule ne doit pas exister le long de ses courbures.

La seconde tunique est musculaire. Son épaisseur est peu considérable; les fibres qui la composent sont ordinairement très-pâles. Chez quelques sujets adultes et robustes elles sont plus prononcées et plus rouges. Ces fibres, considérées relativement à leur direction, peuvent être rapportées à trois genres. Les premières sont longitudinales; elles sont continues avec celles des fibres de l'œsophage qui présentent la même direction. On les voit s'écarter les unes des autres près du pourtour de l'orifice œsophagien; les plus nombreuses d'entre elles forment deux faisceaux plus ou moins distincts qui se prolongent jusqu'au pylore en suivant les deux courbures de l'estomac. Le faisceau supérieur est ordinairement plus épais que l'inférieur. *Gavard* rapporte encore à ce genre deux petites bandelettes longues d'environ un pouce, larges de deux ou trois lignes, placées, l'une sur la face antérieure du ventricule, l'autre sur sa face postérieure, et qui se terminent au pylore. Elles adhèrent intimement au tissu cellulaire sous-muqueux.

Les fibres du second genre sont transversales; elles représentent des segmens de cercle plus ou moins étendus; aucune d'elles ne forme un cercle complet; elles se terminent en s'unissant les unes aux autres, ou en s'insérant au tissu cellulaire sous-muqueux. Peu nombreuses et écartées les unes des autres sur la tubérosité de l'estomac, elles existent en plus grand nombre et très-rapprochées dans le voisinage du pylore.

Les fibres du troisième genre sont obliques. *Gavard* a parfaitement indiqué leur disposition : elles forment deux bandes larges ; l'une s'étend du côté gauche de l'orifice œsophagien sur les deux faces de l'estomac; l'autre se prolonge du côté droit de ce même orifice sur la tubérosité où elles suppléent les fibres transverses, qui ne s'y rencontrent qu'en petit nombre.

La plupart des anatomistes considèrent comme une *troisième tunique* de l'estomac, qu'ils nomment *nerveuse* ou *membraneuse*, une couche de tissu cellulaire filamenteux, dense, serré, qui unit la membrane musculaire à la muqueuse. Cette troisième tunique est extensible, difficile à rompre, imperméable aux liquides que l'on injecte dans le ventricule après la mort. Elle est traversée par les vaisseaux et les nerfs qui se rendent à la tunique interne, mais elle n'en reçoit elle-même qu'un petit nombre relativement à son épaisseur et à son étendue. Quelques follicules muqueux découverts par *Brunner* sont logés dans son épaisseur le long des deux courbures.

La tunique interne, muqueuse, villeuse ou *veloutée*, est entièrement adhérente à la tunique celluleuse par sa surface externe. Sa surface interne est libre, d'un blanc rougeâtre, couverte de villosités nombreuses et très-fines. On y voit, comme je l'ai dit précédemment, des rides irrégulières lorsque l'estomac est vide. Chez quelques sujets elle offre aussi des taches brunâtres ou noirâtres, sans qu'il y ait d'ailleurs aucune altération dans son tissu.

Les artères de l'estomac sont en grand nombre et très-volumineuses, relativement à l'étendue de ce viscère et à l'épaisseur de ses parois. Elles proviennent toutes médiatement ou immédiatement du tronc cœliaque. Les unes, la pylorique et la gastrique supérieure ou coronaire stomachique, sont placées le long de la petite courbure; les autres, la gastro-épiploïque droite, la gastro-épiploïque gauche, et quelques branches du tronc splénique correspondent à sa grande courbure. Elles s'anastomosent entre elles sur les deux faces de l'organe.

Les veines stomachiques vont se terminer dans les branches principales de la veine-porte ventrale, et suivent le trajet des artères. Ces deux ordres de vaisseaux sont flexueux lorsque l'estomac est vide : leurs flexuosités disparoissent à mesure que ce viscère se remplit.

Les vaisseaux lymphatiques de l'estomac naissent de sa surface intérieure et de sa surface extérieure. Leurs branches principales sont pour la plupart placées entre les tuniques séreuse et musculaire. On peut, relativement à leur origine et à leur terminaison, les rapporter à trois ordres : les premiers se dirigent obliquement en haut et à gauche vers les glandes situées le long de la petite courbure. Parvenus près du cardia, ils se réfléchissent à droite, en traversant plusieurs glandes, se réunissent aux lymphatiques inférieurs du foie, descendent derrière le pancréas, se confondent avec les absorbans de la rate et des intestins, et se terminent dans les branches d'origine du canal thoracique.

Les seconds appartiennent spécialement à la tubérosité de l'estomac; ils se portent directement à gauche, suivent le trajet des vaisseaux contenus dans l'épiploon gastro-splénique, et se réunissent aux lymphatiques de la rate.

Les troisièmes sont obliques en bas et à droite; ils gagnent la grande courbure, suivent le trajet de l'artère gastro-épiploïque droite. Après s'être réunis en plusieurs branches principales près du pylore, ils se dirigent vers le pancréas, se réfléchissent sur son bord postérieur, et se terminent dans les glandes situées autour du tronc cœliaque et de l'artère mésentérique supérieure, en se confondant avec les lymphatiques des intestins (1).

Les nerfs de l'estomac sont fournis par les pneumo-gastriques et les tri-splanchniques. On peut les voir et les disséquer assez facilement entre les tuniques séreuse et musculaire, mais il est impossible de les poursuivre jusqu'à leur terminaison dans les papilles de la membrane muqueuse.

Préparations. Il est important de s'assurer d'une manière exacte de la position naturelle de l'estomac; et pour y parvenir, il est très-utile d'ouvrir l'abdomen chez quelques sujets en enlevant sa paroi postérieure. On peut aussi parvenir assez sûrement au même but en se bornant à fendre la ligne blanche dans toute sa longueur, et en écartant ensuite les bords de l'incision pendant que l'on examine la situation des viscères abdominaux, en donnant au sujet diverses positions, et en insufflant peu à peu l'estomac jusqu'à ce qu'il ait acquis le volume qu'il peut présenter dans son état le plus complet de réplétion. Si l'on ouvre largement et de prime-abord la cavité abdominale l'estomac se déplace, et si on l'insuffle il se renverse beaucoup plus qu'il ne peut le faire dans l'état naturel.

---

(1) Mascagni, *Tabul. XVIII.*

Pour insuffler cet organe sans le léser, on pratiquera une incision au côté gauche de la portion cervicale de la trachée-artère pour mettre à découvert l'œsophage, et on introduira dans ce conduit le tube par lequel on se propose de pousser l'air.

Après avoir étudié la forme et les connexions de l'estomac, on pourroit injecter partiellement ses artères et ses veines par les troncs spléniques, après avoir fait une ligature à l'aorte au-dessus du diaphragme, si elle avoit été lésée en disséquant les viscères thoraciques. On obtiendroit une injection plus heureuse et qui s'étendroit à tous les organes digestifs, en poussant celle des artères par l'aorte thoracique, après avoir lié ce vaisseau au-dessous de la mésentérique inférieure : quant aux veines il faudroit les injecter en deux temps, soit par le tronc de la veine-porte ventrale, soit par celui de la splénique.

Ce n'est guère que sur des animaux vivans, que l'on ouvre deux à trois heures après leur avoir fait prendre de la nourriture, ou sur des cadavres d'individus qui meurent subitement quelque temps après leur repas, que l'on peut voir tous les lymphatiques de l'estomac et du canal intestinal remplis de sérosité et de chyle. Sur quelques cadavres on les trouve remplis de sérosité ou distendus par des gaz.

Après avoir observé la forme, les connexions

de l'estomac et la disposition générale de ses vaisseaux, il faudra enlever avec précaution sa tunique péritonéale pour mettre à découvert sa tunique musculeuse, et inciser ensuite cet organe antérieurement entre ses deux courbures pour voir sa surface intérieure et la valvule pylorique, pourvu toutefois que l'on ne veuille pas étudier le canal intestinal sur le même sujet; car si l'on se proposoit de le faire, il faudroit n'ouvrir le ventricule qu'avec le reste du canal digestif (1).

---

(1) Auteurs principaux à consulter :

Fabricius de Aquapendente : *De gulâ, venticulo et intestinis.*

Glisson : *De venticulo et intestinis.*

Santorini : *Tabul. sept. decim a Girardi editæ.*

Ruysch : *Thesaurus anat. secundus, Tabul. V.*

Ludwig : *Icones cavitat. thoracis et abdominis.*

Leveling : *Pylorus anatomico-physiologicè consideratus.* Cette dissertation est insérée dans le 3e volume du recueil de *Sandifort.*

Haller : *Element. physiolog.*

Metzger : *Venticulus humanus anatomicè et physioligè consideratus.* Regione, 1788.

Sœmmerring : *De corpor. humani fabricâ*, tom. VI.

Cuvier : *Anat. compar.*

Magendie : *Mémoire sur le Vomissement.* Paris, 1813.

Maingault : *Mémoire contradictoire sur le même sujet.* Paris, 1813.

Du Canal intestinal.

Ce canal commence immédiatement au-dessous du pylore, et se termine à l'extrémité inférieure du rectum. Sa longueur totale est beaucoup moindre chez les animaux carnivores que chez les herbivores. Chez l'homme elle varie de trente à quarante pieds. Ce canal, considéré dans toute son étendue, présente une grande courbure générale libre par sa convexité, et fixée par son bord concave au moyen des divers replis péritonéaux, connus sous le nom de *mésentères*. Il offre en outre, notamment dans ses deux tiers supérieurs, au-dessous du mésocolon transverse, un grand nombre de courbures secondaires onduleuses, nommées *circonvolutions*. On le divise ordinairement en deux portions : l'une supérieure très-longue qui s'étend du pylore jusqu'à la valvule iléo-cœcale, c'est l'*intestin grêle;* l'autre, qui commence à cette valvule dans la fosse iliaque droite et se termine à l'anus, c'est le *gros intestin.*

De l'Intestin grêle (*intestinum tenue*).

La longueur de l'intestin grêle est ordinairement, à la taille de l'homme, dans le rapport de trois ou de quatre à un. La plupart des auteurs y distinguent trois portions, nommées *duodénum, jéjunum, iléum*. Le duodénum a des limites bien distinctes ; mais il est impossible d'assigner d'une manière précise celles qui séparent le jéjunum de l'iléon ; et plusieurs anatomistes célèbres, entre autres *Haller, Sœmmerring*, et M. le professeur *Chaussier*, les décrivent collectivement sous les dénominations de portion *inférieure* ou *mésentérique de l'intestin grêle*, ou d'*intestin grêle proprement dit.*

Du Duodénum.

Le duodénum tire son nom de sa longueur, que l'on évalue ordinairement à douze travers de doigt. On le désigne quelquefois sous le nom de *ventriculus succenturiatus*. Il commence au-dessous du pylore, et se continue avec le reste de l'intestin grêle sur le côté gauche de la partie inférieure de la seconde vertèbre lombaire. Cet intestin, remarquable par sa largeur, par ses nombreuses courbures, par la profondeur à laquelle il est situé, par la fixité de sa situation, par sa texture intime, et par l'importance de ses usages, présente trois portions à considérer : la première commence au-dessous du rétrécissement qui correspond au pylore, se dirige en arrière et à droite vers le col de la vésicule biliaire. Elle est revêtue dans presque toute sa longueur par le péritoine, et jouit d'une assez grande mobilité. La seconde portion forme un angle presque droit avec la précédente; elle descend au-devant du rein droit et de la colonne vertébrale, derrière le feuillet supérieur du mésocolon transverse jusque vers la troisième vertèbre lombaire. Son côté interne est en contact avec le pancréas.

La troisième portion est presque transversale, et ne forme qu'un coude arrondi avec la seconde. Elle passe transversalement au devant de la colonne vertébrale, derrière les vaisseaux mésentériques supérieurs, au-dessous du pancréas, contenue dans l'écartement des deux feuillets du mésocolon transverse; et parvenue au côté gauche de la colonne vertébrale, elle se dirige en bas et en avant en se terminant à l'extrémité supérieure du mésentère.

La seconde et la troisième portion du duodénum sont absolument immobiles; elles embrassent, concurremment avec la première, une grande partie du pancréas, et vers la partie postérieure du coude que forment ces deux portions en se réunissant, on découvre l'insertion oblique des conduits pancréatique et cholédoque.

Cet intestin est complétement dépourvu de tunique péritonéale au-dessous du pancréas; au devant du rein le péritoine ne correspond qu'à sa partie antérieure; entre la vésicule biliaire et l'estomac, il est en rapport avec cette membrane dans une étendue un peu plus considérable. C'est au défaut partiel de cette tunique séreuse que le duodénum doit la faculté de pouvoir se dilater au point d'acquérir un volume presque égal à celui de l'estomac. Sa tunique musculaire est épaisse, et formée presque entièrement de fibres transversales. Sa membrane interne est rougeâtre, très-villeuse ; elle présente un grand nombre de rides transverses et obliques très-rapprochées les unes des autres, hautes d'une ligne, larges de deux ou de trois, tout aussi saillantes quand l'intestin est distendu que lorsqu'il est resserré sur lui-même. On donne à ces rides le nom de *valvules conniventes*. Leur usage est de retarder le cours du chyme, et d'augmenter la surface absorbante et exhalante de la membrane muqueuse. Cette membrane est pourvue d'un grand nombre de follicules muqueux, connus sous le nom de *glandes de Brunner*.

Les artères du duodénum sont très-nombreuses ; elles proviennent de la mésentérique supérieure, de la pylorique, de la pancréatico-duodénale, des gastro-épiploïques. Ses veines suivent le trajet des artères. Ses nerfs sont fournis par le plexus solaire des grands sympathiques, et ses lymphatiques très-nombreux se réunissent à ceux qui proviennent du canal intestinal dans les glandes situées en arrière et au-dessus du pancréas.

On peut voir la première portion du duodénum en renversant le foie en haut et à droite ; pour mettre à découvert les deux autres, il faut renverser de bas en haut l'arc du colon, et inciser de droite à gauche le feuillet inférieur du mésocolon transverse dans toute sa longueur (1).

De l'Intestin grêle proprement dit (*Intestinum tenue proprium*).

L'intestin grêle proprement dit occupe l'ombilic, une partie des flancs, l'hypogastre, et se prolonge jusque dans les régions iliaques et dans la partie supérieure de l'excavation pelvienne. Il est situé au-dessous du mésocolon transverse et de l'arc du colon, au-dessus de la vessie et de l'utérus, derrière l'épiploon gastro-colique, au-devant du mésentère, entre les portions ascendante et descendante du colon qu'il déborde en devant. Ses deux cinquièmes supérieurs doivent, suivant *Winslow*, être rapportés au jéjunum, et ses trois cinquièmes inférieurs à l'iléon : celui-ci s'ouvre dans le cœcum vers la partie inférieure interne de la fosse iliaque droite. L'intestin grêle paroît

---

(1) Auteurs principaux à consulter :

Brunner : *Glandulæ duodeni.* Francofurt., 1715.

Santorini : *Septem decim tabul.*, *Tab. XII.*

Clausen : *Dissert. de intestini duodeni situ et nexu : recus. in thesauro dissertationum.* Sandifort, tom. III.

Sandifort : *Tabulæ intestini duodeni.* Leydæ, 1780; *recus. in opusculis anatomicis.*

Bleuland : *Icon. tunic. villosæ intestini duodeni.* Traject. ad Rhenum, 1789.

cylindrique quand il est distendu. Sa coupe transversale est elliptique lorsqu'il est vide; il forme à lui seul environ les trois quarts de la longueur du canal intestinal; il est plus large supérieurement qu'inférieurement. Ses circonvolutions nombreuses sont en quelque sorte modelées les unes sur les autres, de sorte qu'il ne reste aucun vide entre elles. Son bord convexe ainsi que ses parties latérales sont lisses, libres, et revêtus par le péritoine : son bord postérieur ou concave donne insertion au mésentère. Chez quelques sujets on trouve sur l'intestin grêle des appendices graisseuses. Plus rarement on lui voit donner naissance à des appendices creuses, cylindriques, terminées en cul-de-sac, d'un pouce environ de diamètre, et quelquefois longues de cinq à six travers de doigt, de même texture que le reste du canal intestinal. *Méry, Littre, Walther, Ruysch, Ludwig, Sandifort, etc.*, en ont rapporté plusieurs observations.

L'intestin grêle, quoique assujetti par le mésentère, jouit d'une très-grande mobilité. Ses parois ont peu d'épaisseur, et sont très-extensibles; mais il est important d'observer que la tunique péritonéale participe peu à la dilatation qu'éprouvent les tuniques musculaire, cellulaire et séreuse; en effet ses deux feuillets, simplement adossés près du bord concave de l'intestin, ne font que s'écarter l'un de l'autre jusqu'aux dernières arcades anastomotiques des vaisseaux mésentériques, pour recevoir dans l'intervalle triangulaire qui s'établit entre eux les autres tuniques distendues.

Les fibres musculaires de l'intestin grêle sont très-pâles et peu apparentes; les circulaires sont plus prononcées que les longitudinales : celles-ci se trouvent particulièrement le long du bord convexe de l'intestin.

La tunique celluleuse est moins épaisse que celle du duodénum.

La tunique muqueuse est blanchâtre, ses villosités sont très-nombreuses et très-fines. Elle présente aussi un grand nombre de valvules conniventes très-rapprochées les unes des autres dans le voisinage du duodénum, et beaucoup plus rares près du gros intestin. Cette même membrane est aussi pourvue d'un grand nombre de cryptes muqueux désignés ordinairement sous le nom de *glandes de Peyer*, et plus nombreux vis-à-vis l'insertion du mésentère que dans le reste de l'intestin. Les artères de l'intestin grêle naissent de la convexité de la mésentérique supérieure et de la branche de terminaison de ce vaisseau. Ses veines se rendent dans la grande mésaraïque. Ses lymphatiques, beaucoup plus nombreux que dans le reste de l'étendue du canal intestinal, traversent les glandes mésentériques, communiquent avec les hépatiques inférieurs, es spléniques, les gastriques, et se terminent dans les troncs d'origine de canal thoracique. Ses nerfs proviennent des tri-splanchniques, et accompagnent les artères dans leur trajet et leur distribution.

Les préparations à exécuter sur l'intestin grêle sont en petit nombre : elles se bornent à injecter ses vaisseaux comme je l'ai indiqué précédemment; à l'insuffler pour juger de la dilatabilité et de la locomotion du péritoine qui le recouvre; à l'ouvrir pour voir ses valvules conniventes, ses villosités, les orifices de ses cryptes muqueux, et ces cryptes eux-mêmes qui se présentent sous la forme de petites graines ou de points grisâtres sur la surface de l'incision que l'on a faite à ses membranes (1).

---

(1) Auteurs principaux à consulter :

Peyer : *De glandulis intestinorum.* Biblioth. anat. de *Manget*, tom. I.

Albinus : *De arteriis et venis sanguiferis intestinorum tenuium hominis.* Leydæ, 1736. = *De tunicis intestini tenuis.* In Annot. Academ. liber III, tab. I, II. = *Specimen anatomicum.*

Lieberkunhn : *De fabrica et actione villorum intestinorum tenuiorum hominis.* Lugd. Batav., 1745.

Schwarz : *De vomitu et motu intestinorum;* tome Ier du recueil des Thèses anatom. de *Haller.*

Fœlix : *De motu peristaltico intestinorum;* même recueil, Tome VII.

Du gros Intestin (*intestinum crassum sive amplum*).

Cette portion du canal intestinal emprunte sa dénomination, non-seulement de son ampleur, mais encore de l'épaisseur de ses parois. On la divise en trois portions : la première, nommée *cœcum*, occupe la plus grande partie de la fosse iliaque droite; la seconde, appelée *colon*, remonte presque perpendiculairement jusque dans l'hypocondre droit, se porte ensuite presque transversalement dans l'hypocondre gauche, descend dans le flanc gauche, décrit une double courbe en S dans la fosse iliaque correspondante, et se termine près de la base du sacrum; la troisième enfin, que l'on désigne sous le nom de *rectum*, occupe la partie postérieure du petit bassin, et finit à l'anus. La longueur totale du gros intestin est à celle de l'intestin grêle, suivant *Sœmmerring*, comme 1 est à 5, et sa longueur absolue

---

Triller : *De motu peristaltico ventriculi et intestinorum*. Vitteb., 1731.

Haller : *Elementa physiolog.*, tom. VII. = *Icones arteriarum.*

Bleuland : *Vasculorum in intestinorum tenuium tunicis, subtilioris anatomes opera detegendorum, descriptio iconibus illustrata*. Traject. ad Rhen., 1794.

Sœmmerring : *De fabric. corpor. hum.*, tom. VI.

Cuvier : *Anatomie comparée*.

de sept pieds, dans un homme de moyenne stature.

Du Cœcum.

Cet intestin, placé entre la fin de l'iléon et l'origine du colon, est irrégulièrement arrondi, très-saillant en devant, en dehors et en bas; il forme dans cette dernière direction une espèce de cul-de-sac, disposition qui lui a fait donner le nom sous lequel on le désigne. Son volume est double, et quelquefois triple de celui de l'intestin grêle, mais sujet à présenter beaucoup de variétés chez les divers individus. Le cœcum correspond en arrière au muscle iliaque auquel il est uni par du tissu cellulaire assez lâche; en devant et en dedans il est revêtu par le péritoine, et en rapport avec l'intestin grêle; par son côté externe et par une partie de sa face antérieure, il touche immédiatement la paroi abdominale. Sa surface extérieure présente trois gouttières qui correspondent à trois faisceaux de fibres longitudinales, et séparent l'une de l'autre trois saillies irrégulièrement bosselées.

On distingue en outre sur cette surface plusieurs appendices épiploïques. En bas et en arrière elle donne naissance à l'*appendice vermiforme* ou *cœcale*. Celle-ci est longue de deux à quatre pouces, recourbée sur elle-même, de la grosseur d'une plume à écrire, lisse extérieurement, terminée en cul-de-sac, et assujettie par un repli bilaminé du péritoine, dans l'épaisseur duquel on trouve des vaisseaux et des nerfs. L'appendice cœcale est creuse intérieurement; sa cavité très-étroite, revêtue par la muqueuse de l'intestin, ne contient ordinairement que des mucosités. Ses parois, aussi épaisses que celles de l'intestin, offrent la même texture : ses usages sont encore inconnus.

Le cœcum, vu intérieurement, présente trois saillies qui correspondent à ses gouttières extérieures; entre elles des cellules profondes séparées les unes des autres par des espèces d'éperons transverses persistans; en bas et en arrière l'orifice de l'appendice cœcale; en haut l'orifice du colon; à gauche celui de l'iléum, et la *valvule iléo-colique* ou de *Bauhin* (*valvula coli, valvula ileo-colica*). Pour voir ces différens objets, et en particulier la valvule iléo-colique, il faut, ainsi que le conseille *Gavard* d'après *Winslow*, « enlever une portion du canal intestinal qui comprenne le cœcum et quelques pouces de l'iléon et du colon, l'ouvrir dans toute sa longueur du côté opposé à la valvule, et la faire flotter dans de l'eau bien claire; ou bien, comme le pratiquoient *Ruysch*, *Heister*, *Haller*, *Desault*, souffler cette portion d'intestin, et la faire sécher à moitié, et l'ouvrir ensuite à droite ». Cela fait, on remarque que l'iléon remonte légèrement à droite pour se terminer dans le cœcum, que la valvule iléo-colique est elliptique, large, épaisse, et qu'elle est aplatie de haut en bas, et dirigée transversalement; on voit aussi que cette valvule est divisée suivant sa longueur en deux lèvres : l'une supérieure, plus étroite, répond en haut à l'orifice du colon, en bas à l'orifice de l'iléum; l'autre inférieure, plus large et plus épaisse, est en rapport avec l'orifice de l'iléum et les parois du cœcum. Ces deux lèvres sont adhérentes par leur bord convexe; leur bord concave est libre dans le cœcum. Leurs extrémités se réunissent de chaque côté, et disparoissent insensiblement vers le côté droit du cœcum.

La valvule iléo-cœcale est disposée de telle manière qu'elle ne peut opposer aucun obstacle au cours des matières qui passent de l'iléum dans le cœcum; elle doit au contraire empêcher le reflux des matières du cœcum dans l'iléum. Sa lèvre inférieure est alors renversée vers la supérieure. Les matières qui tendroient à passer du colon dans l'iléum abaissent la lèvre supérieure; et lorsque le cœcum est fortement distendu, les bords libres de la valvule s'inclinent mutuellement l'un vers l'autre.

La valvule iléo-cœcale est formée, du côté du cœcum et du côté du colon, au niveau de l'orifice de l'iléum, par l'adossement des tuniques muqueuse et cellulaire de l'intestin grêle et du gros intestin. Ses extrémités appartiennent exclusivement aux deux membranes profondes du colon et du cœcum; on trouve dans leur épaisseur des cordons fibreux découverts par *Morgagni*, et décrits par lui sous le nom de *freins de la valvule de Bauhin*, qui se bifurquent en pénétrant dans l'épaisseur des lèvres de cette valvule. Sa lèvre inférieure est, comme je l'ai indiqué précédemment, plus épaisse que la supérieure, aussi est-elle formée par des fibres musculaires très-rapprochées les unes des autres, de couleur blanchâtre, et qui paroissent être une continuation des fibres transversales de l'iléum.

Gavard conseille, pour reconnoître la composition de la valvule de *Bauhin*, de souffler le cœcum, une portion du colon et de l'iléum, et d'enlever avec précaution la tunique péritonéale de ces intestins. On peut aussi disséquer cette valvule intérieurement. Pour cela il faut, après avoir fendu le cœcum, le colon, l'iléum, et les avoir étendus sur une surface horizontale, inciser la muqueuse sur le gros intestin près de la circonférence de la valvule, et soulever ensuite peu à peu cette membrane, jusqu'à ce qu'on l'ait isolée de celle de l'intestin grêle, à laquelle elle s'adosse médiatement.

Du Colon.

On divise cet intestin en quatre portions, et on les désigne ordinairement sous les noms de *colon lombaire droit*, *colon transverse*, *colon lombaire gauche*, *S iliaque du colon*. Il présente extérieurement, dans toute sa longueur, trois gouttières qui répondent à ses fibres charnues longitudinales, et entre ces gouttières des bosselures arrondies séparées les unes des autres par des rainures transverses.

Le colon lombaire droit ou *ascendant* (*colon dextrum*, *ascendens*) s'étend de la partie supérieure du cœcum jusque sous le foie et les dernières côtes a-sternales droites. Plus ou moins mobile chez les différens sujets suivant que le péritoine passe directement de droite à gauche au devant de lui, ou qu'il ne l'assujétit que par une duplicature lâche, cet intestin correspond en arrière au carré des lombes et au rein; en devant et en dedans aux circonvolutions de l'intestin grêle; en dehors aux parois abdominales.

Le colon transverse ou *l'arc du colon* (*colon transversum*, *zona coli*), plus long et plus volumineux que les colons lombaires, s'étend, chez quelques sujets, en ligne presque droite d'un hypocondre à l'autre; plus souvent on le voit descendre par sa partie moyenne dans la région ombilicale. Sa face supérieure correspond au foie et à l'estomac; mais quand ce viscère offre peu de volume, cette face touche immédiatement dans une partie de sa longueur la paroi antérieure de l'abdomen; sa face inférieure est en rapport avec l'intestin grêle. Son bord convexe donne insertion au feuillet postérieur du grand épiploon, et son bord concave au mésocolon transverse.

Le colon lombaire gauche ou *descendant* (*colon sinistrum, colon descendens*), placé au-dessous de la rate, correspond comme le droit au rein, au carré des lombes, à l'intestin grêle, aux parois de l'abdomen. Le péritoine le tient appliqué, chez quelques sujets, contre le carré des lombes; chez d'autres, il lui fournit un repli mésentérique plus ou moins lâche.

L'S iliaque ou *la circonvolution iliaque du colon* (*S romanum* sive *flexus iliacus coli*) occupe profondément la fosse iliaque gauche; elle y forme une double courbure en S; en devant elle est en rapport avec l'intestin grêle; en arrière avec le psoas, le muscle iliaque, les vaisseaux spermatiques, l'uretère. Le péritoine se comporte, à son égard, comme il le fait avec l'intestin grêle, c'est-à-dire, qu'il le revêt dans presque toute son étendue, et lui fournit un mésentère très-lâche. Cette dernière portion du colon se termine vers le côté gauche de l'union de la dernière vertèbre lombaire avec le sacrum.

Le péritoine qui couvre le colon donne naissance sur toute sa longueur à des appendices graisseuses, dont le nombre est plus considérable sur les portions lombaires de cet intestin que sur ses portions transverse et iliaque.

Le colon, vu intérieurement, présente trois saillies longitudinales qui correspondent aux gouttières extérieures, et des cellules arrondies séparées les unes des autres par des replis transverses.

Le cœcum et le colon ont la même organisation générale. Au-dessous de la tunique séreuse qui les revêt en devant et sur les côtés, on découvre leur tunique musculaire : celle-ci est formée de fibres longitudinales réunies en trois bandes, deux antérieures et une postérieure, et de fibres circulaires qui offrent la même disposition que sur les autres parties du canal intestinal. Les bandes longitudinales sont beaucoup moins longues que l'intestin lui-même, et ce sont elles qui lui font former des bosselures extérieures et des cellules intérieures en le fronçant en quelque sorte sur lui-même.

La tunique celluleuse du cœcum et du colon est plus épaisse que celle de l'intestin grêle; leur tunique interne est pourvue d'un grand nombre de cryptes muqueux, mais ne présente que des villosités peu développées.

Les artères du cœcum, du colon lombaire

droit, et de la moitié du colon transverse, proviennent de la mésentérique supérieure. Le reste du colon reçoit les siennes de la mésentérique inférieure qui s'anastomose par arcade avec la supérieure vers le milieu du mésocolon transverse. Les veines de ces deux intestins se rendent dans les deux mésaraïques; leurs vaisseaux lymphatiques, moins nombreux que ceux de l'intestin grêle, traversent d'abord les glandes voisines du canal intestinal, et d'autres glandes qui sont plus rapprochées de la colonne vertébrale; puis, après avoir formé plusieurs plexus, ils se réunissent aux autres absorbans du canal intestinal dans le voisinage du pancréas.

Les nerfs du cœcum et du colon sont fournis par les tri-splanchniques, et suivent le trajet des artères.

Du Rectum.

Cet intestin, dont l'origine correspond à la partie inférieure et latérale gauche du corps de la cinquième vertèbre lombaire, se dirige de haut en bas et de gauche à droite jusque vers le tiers inférieur du sacrum; parvenu là il cesse d'être oblique, s'infléchit en devant en continuant à descendre au devant du sacrum, du coccyx, et au-dessus des fibres postérieures des muscles releveurs de l'anus.

Le rectum est ordinairement cylindrique dans la plus grande partie de son étendue; mais près de son extrémité inférieure il offre, chez la plupart des sujets, un renflement plus ou moins considérable. Son volume est toujours moindre que celui des deux premières portions du gros intestin, quand il n'est pas distendu par des matières fécales; mais lorsque ses parois sont très-affoiblies, qu'il est affecté de paralysie, et que ces matières s'accumulent et sont retenues dans sa cavité, il occupe une grande partie de l'excavation pelvienne en comprimant et déplaçant les autres organes qui y sont contenus.

La partie antérieure et supérieure du rectum est revêtue par le péritoine, et en contact avec l'intestin grêle, ainsi qu'avec la partie supérieure et postérieure de la vessie. Le tiers inférieur de cet intestin est dépourvu de péritoine, et correspond, chez l'homme, au bas-fond de la vessie, aux vésicules séminales, à la prostate, à la portion membraneuse de l'urètre : du tissu cellulaire assez lâche l'unit à ces parties; chez la femme, le rectum est libre en devant, derrière l'utérus, et une petite portion de la face postérieure du vagin; plus bas il cesse d'être revêtu par le péritoine, et adhère immédiatement et intimément au vagin. Leurs parois adossées forment une cloison assez épaisse, pourvue d'un grand nombre de vaisseaux, et connue sous le nom de cloison *recto-vaginale*.

La partie postérieure de cet intestin est dépourvue de péritoine ; elle reçoit les derniers rameaux de l'artère mésentérique inférieure, et correspond successivement au sacrum, au coccyx, aux releveurs de l'anus, et à la partie postérieure de son sphyncter externe.

Ses parties latérales sont revêtues supérieurement par le péritoine ; inférieurement elles sont environnées par une assez grande quantité de tissu cellulaire graisseux.

La face externe du rectum offre sur toute sa longueur, et surtout dans sa moitié supérieure, des stries verticales, parallèles, formées par les fibres musculaires longitudinales. On voit aussi sur cette face les anastomoses des vaisseaux, et près de la base du sacrum quelques appendices graisseuses.

Sa face interne est ordinairement lisse dans sa moitié supérieure ; inférieurement elle présente un grand nombre de plis longitudinaux parallèles formés par la membrane muqueuse et la tunique celluleuse. Ces replis s'effacent à mesure que l'intestin est dilaté : on leur donne le nom de *colonnes du rectum*. Entre ces colonnes on trouve presque constamment des bandes membraneuses obliques ou transverses dont le bord libre est incliné en haut, et qui forment ainsi des espèces de lacunes dont le fond est étroit et déclive. Enfin on distingue sur cette même surface les villosités rougeâtres de la membrane interne et les orifices de ses cryptes muqueux.

L'ouverture inférieure du rectum est étroite, son contour offre des stries radiées; elle est habituellement resserrée par le sphyncter externe.

Le rectum est assujetti dans sa situation par ses connexions avec les organes urinaires ou génitaux, et par le péritoine qui, après lui avoir fourni une enveloppe en devant et sur ses deux côtés dans sa moitié ou ses deux tiers supérieurs, se dirige ensuite vers le sacrum, en laissant entre ses feuillets un espace occupé par les vaisseaux mésentériques. Pendant la grossesse le péritoine, soulevé par l'utérus, abandonne de bas en haut une partie du rectum. Le même phénomène peut, ainsi que l'a fait observer *Buisson*, avoir lieu, mais à un moindre degré, chez l'homme, lorsque la vessie est distendue par une grande quantité d'urine.

La tunique musculaire de cet intestin est très-épaisse. Ses fibres longitudinales, en rapport avec le péritoine et les organes urinaires ou génitaux, sont très-nombreuses et très-rapprochées les unes des autres supérieurement, mais dans le quart inférieur de l'intestin elles sont en petit nombre et peu apparentes. Les fibres circulaires situées plus profondément que les précédentes, forment un plan épais et continu au niveau du bas-fond de la vessie ou de la paroi postérieure du vagin; près de l'anus elles forment le sphincter interne. Au niveau de la moitié supérieure du sacrum on trouve entre ces fibres des intervalles bien distincts; elles sont pâles comme dans le reste du canal intestinal, tandis que près de l'anus leur couleur est presque aussi vive que celle des muscles de la vie animale.

La membrane celluleuse n'offre de particulier que son épaisseur très-considérable. On retrouve le même caractère dans la muqueuse, qui présente en outre, comme je l'ai dit précédemment, des rides longitudinales et des espèces de lacunes plus ou moins profondes.

Les artères du rectum sont très-nombreuses, et portent collectivement le nom d'*artères hémorrhoïdales*. On les distingue en *supérieures*, en *moyennes* et en *inférieures*. Les premières sont fournies par la mésentérique inférieure, les secondes par l'hypogastrique, les troisièmes par la honteuse interne. Quelques-unes de ses veines se rendent dans l'hypogastrique, et les autres contribuent à former la veine mésentérique inférieure. Ses nerfs ne viennent pas seulement des tri-splanchniques, mais il reçoit aussi beaucoup de filets des nerfs sacrés.

Le canal intestinal présente quelques différences aux diverses époques de la vie. Chez le fœtus ainsi que chez l'enfant nouveau-né, il est proportionnellement plus long que chez l'adulte.

A l'époque de la naissance l'intestin grêle et le gros intestin offrent à peu près la même forme et le même volume ; mais dans les quatre ou cinq premiers mois de la gestation, le duodénum, le jéjunum et l'iléum sont seuls remplis de méconium, et ils sont alors plus volumineux que les portions inférieures du canal intestinal. A cette même époque le colon et le cœcum ne sont pas froncés sur eux-mêmes, et bosselés comme ils le seront par la suite, et leurs fibres longitudinales ne sont pas encore réunies en trois faisceaux isolés les uns des autres. Chez le fœtus l'appendice cœcale est très-longue, peu flexueuse, presque verticale ; sa cavité très-large est assez souvent remplie de méconium. Les appendices graisseuses du gros intestin n'existent pas encore. Chez les vieillards le gros intestin est très-large, et on observe très-souvent une dilatation assez grande dans le rectum immédiatement au-dessus de son sphincter interne.

Les préparations à exécuter sur le canal intestinal pour en étudier la structure, peuvent se réduire à un petit nombre. 1°. On injectera d'abord par l'œsophage plusieurs pintes d'eau pour entraîner les matières contenues dans l'estomac et dans l'intestin, si toutefois on ne se propose pas d'observer ces matières dans les diverses portions du canal intestinal qu'elles occupent. 2°. On fendra l'estomac vers la partie moyenne de sa face diaphragmatique jusqu'à un pouce du pylore; le duodénum sera incisé à un pouce au-dessous de cette valvule et par sa face antérieure; le jéjunum et l'iléum seront ouverts par leur bord convexe; la valvule iléo-cœcale sera conservée intacte, et préparée par l'un des procédés que j'ai indiqués en décrivant le cœcum. Cet intestin, les colons lombaires, l'S iliaque de cet intestin, seront fendus par leur bord externe, l'arc du colon par sa face supérieure, et le rectum par sa face postérieure. Si on ne veut pas enlever le sacrum et le coccyx pour mettre à découvert le rectum en arrière, ni scier l'un des pubis, et luxer la symphise sacro-iliaque correspondante pour voir cet intestin par l'un de ses côtés, il faudra le conserver pour ne l'étudier qu'avec les organes urinaires et génitaux. 3°. Lorsque l'on aura examiné les valvules conniventes de l'intestin grêle, les cellules du cœcum et du colon, on jettera dans de l'eau des portions de ces intestins, afin de mieux voir leurs villosités. D'autres portions seront étendues et fixées sur une planche ou sur un cylindre de bois, afin que l'on puisse procéder avec facilité à la dissection des vaisseaux, des nerfs et des diverses tuniques qui entrent dans leur composition (1).

(1) **Auteurs à consulter :**

Albinus : *Specimen anatomicum.*

Du Foie (hepar, jecur).

Le foie est le plus volumineux de tous les viscères abdominaux. Cette glande conglomérée impaire, très-dense, assez facile à déchirer, d'une couleur brune rougeâtre, occupe presque tout l'hypocondre droit et une partie de l'épigastre. Elle est située au-dessous du diaphragme; au-dessus du petit épiploon, de l'estomac, de l'arc du colon et de la partie supérieure du colon lombaire droit; au-devant de la colonne vertébrale, de la veine-cave abdominale, de l'aorte, du tronc de la veine-porte, des vaisseaux biliaires, du rein, de la capsule surrénale du côté droit et de la partie postérieure du diaphragme; derrière les cartilages des côtes abdominales droites; entre ces côtes et la rate.

Le foie étant fixé au diaphragme par trois replis du péritoine ainsi que par son adhérence cellulaire à ce muscle, et se trouvant soutenu inférieurement par des viscères dont le volume n'est pas

---

Lieberkünh : *De valvula coli et usu processus vermicularis ;* Collect. des Thèses anatomiq. de *Haller,* tom. I.

Vosse : *De intestino cœco ;* même Collect., tom. VII.

Rœderer : *De valvula coli.* Argentor., 1768.

Haller : *Elementa phisiologiæ*, tom. VII. = *Icones arteriarum.*

Cuvier : *Anat. compar.*

Scarpa : *Traité pratique des Hernies.*

constamment le même, doit éprouver habituellement quelques changemens dans sa situation absolue : il descend pendant les fortes inspirations, et remonte pendant l'expiration. On le voit aussi assez souvent déprimé par les épanchemens de sérosité, de pus, de sang, qui se forment dans le côté droit de la poitrine. Il est refoulé vers le diaphragme par l'estomac et les intestins remplis de matières alimentaires ou distendus par des gaz ; il est aussi refoulé vers ce muscle pendant la grossesse, dans les hydropisies ascites ou enkystées. Lorsque l'estomac, les intestins et l'utérus sont vides, le foie obéissant à sa pesanteur tiraille le diaphragme, et ce tiraillement devient quelquefois difficile à supporter, à moins qu'on n'exerce une compression circulaire au-dessous des côtes abdominales pour soutenir ce viscère. Lorsque nous sommes debout ou assis, le foie descend plus bas que lorsque nous sommes couchés ; et quand nous sommes étendus en supination sur un plan horizontal ou sur un plan incliné des pieds vers la tête, cet organe glissant sur la partie supérieure de la région lombaire de la colonne vertébrale comprime la veine-cave ascendante. Pendant le décubitus sur le côté gauche le foie tiraille la partie droite du diaphragme, comprime l'estomac ainsi que les nerfs et les vaisseaux qui correspondent à la partie postérieure du ventricule; tandis que quand nous reposons sur le côté droit, le foie n'appuie que sur les côtes de ce côté, et n'exerce ni tiraillement ni compression pénibles sur les parties qui l'environnent. Ces considérations ont été indiquées par la plupart des anatomistes, et on peut en déduire plusieurs inductions importantes en physiologie, en chirurgie et en médecine.

Le volume du foie est proportionnellement et même absolument plus considérable chez le fœtus que dans l'enfant nouveau-né; chez celui-ci on le trouve encore proportionnellement plus volumineux que chez l'adulte, et pendant la vieillesse il arrive quelquefois qu'il éprouve une sorte de flétrissement, et perd une partie de son épaisseur.

Chez la femme le foie est un peu moins volumineux que chez l'homme; cependant il est moins complétement couvert par les dernières côtes. Il n'est pas très-rare de voir ce viscère devenir le siége, dans l'âge adulte ou dans la première période de la vieillesse, d'un accroissement de nutrition extraordinaire, et acquérir par cette seule cause une grosseur telle qu'il s'avance jusque sur la face externe de la rate, dans la région ombilicale et devant la partie inférieure du rein droit. Le docteur *Fizeau* l'a vu, dans un cas de cette espèce, conserver ses rapports naturels avec les viscères abdominaux, mais refouler le diaphragme jusque dans le voisinage de la première côte.

Chez certains phthisiques le foie dépasse aussi de beaucoup ses limites naturelles; sa couleur est jaune pâle; et son tissu, moins dense que dans l'état sain, est pénétré d'une très-grande quantité de graisse qui en exsude lorsqu'on l'expose à une douce chaleur. *Sœmmerring* établit en thèse générale que le foie est d'autant moins volumineux que son tissu est plus sain : cette proposition est sujette à plusieurs exceptions.

Le poids absolu du foie dans un individu adulte de moyenne stature, varie, suivant l'auteur que je viens de citer, de deux à cinq livres, et sa pesanteur spécifique est à celle de l'eau comme 15,203 à 10,000.

La forme de ce viscère est assez irrégulière. De toutes les comparaisons employées pour en donner une idée, aucune ne me paroît aussi exacte que celle du professeur *Chaussier*, qui compare cet organe à une portion d'ovoïde, coupé suivant sa longueur. On peut y distinguer une face convexe, une face concave, un bord antérieur, un bord postérieur, une extrémité droite et une extrémité gauche.

La face convexe, supérieure, externe ou *diaphragmatique*, est lisse, polie, libre, en rapport avec le diaphragme, et divisée par le grand ligament falciforme du péritoine en deux lobes de grandeur inégale, auxquelles on donne le nom de *grand lobe* ou *lobe droit*, et de *lobe moyen* ou *lobe gauche*.

La face inférieure, concave ou *gastrique*, est très-irrégulièrement concave. On y remarque de gauche à droite les objets suivans :

1°. Une fosse large et superficielle qui correspond à la face supérieure de l'estomac.

2°. *Le sillon de la veine ombilicale*, connu aussi sous les noms de *sillon horizontal*, et de *sillon antéro-postérieur* (*sulcus umbilicaris, longitudinalis, longus, sinister, antero-posterior, horizontalis*), dirigé de devant en arrière, occupé en avant chez le fœtus par la veine ombilicale, et en arrière par le canal veineux, et après la naissance par des cordons fibreux formés par ces vaisseaux oblitérés. On trouve assez souvent ce sillon converti, dans une partie de sa longueur, en un véritable canal, par un prolongement de la substance du foie qui s'étend transversalement de l'un de ses bords à l'autre. Le sillon de la veine ombilicale sert de limites au lobe gauche et au lobe droit.

3°. *Le sillon de la veine-porte* ou *le sillon transversal* (*sulcus transversus, sulc. venæ portarum*), coupé à angle droit par le précédent, toujours beaucoup plus large, situé plus près du bord postérieur du foie que de son bord antérieur, et à peu près vers le tiers moyen de la longueur de ce viscère. Ce sillon, qui commence par une sinuosité étroite sur le lobe droit, ne présente jamais la forme d'un canal; il est occupé par la veine-porte, l'artère hépatique, les rameaux principaux du canal du même nom, des lymphatiques et des nerfs nombreux. Toutes ces parties sont enveloppées dans une espèce de gaîne dense, serrée, celluло-fibreuse.

4°. *Le sillon de la veine-cave abdominale* (*sulcus venæ cavæ*), situé en arrière près du bord convexe du foie, remarquable par sa profondeur, son peu de longueur, quelquefois converti en une sorte de canal par un prolongement du parenchyme de l'organe.

5°. *Le lobe de Spigel, le petit lobe*, ou *l'éminence-porte postérieure* (*lobulus Spigellii, lobulus posterior*), placé derrière le sillon transverse, de forme triangulaire ou quadrilatère, et paroissant prendre naissance par deux racines, dont l'une se perd insensiblement sur le grand lobe, tandis que l'autre remonte en arrière vers le sillon de la veine-cave inférieure.

6°. *L'éminence-porte inférieure* (*lobulus anterior anonymus, quadratus*), plus petite que le lobe de Spigel, large, peu saillante, et située au devant du sillon transverse à gauche de la vésicule biliaire.

7°. La vésicule biliaire et la fosse dans laquelle elle est en partie contenue.

8°. Deux enfoncemens distingués en antérieur et en postérieur; le premier correspondant à la réunion du colon lombaire droit avec le colon transverse; le second au rein et à la capsule surrénale.

Le bord antérieur, inférieur ou *costal du foie*, est mince, convexe, constamment échancré au niveau de l'origine du sillon antéro-postérieur. Il offre aussi très-souvent une échancrure plus large, mais moins profonde, vis-à-vis le fond de la vésicule biliaire : la portion de ce bord qui appartient au lobe moyen est presque horizontale, et correspond au muscle droit abdominal; dans le reste de sa longueur ce bord est incliné en bas, et suit le contour de la base de la poitrine.

Le bord postérieur ou *supérieur* est très-épais, arrondi à droite et vers sa partie moyenne. Il est fixé au diaphragme près de ses extrémités par deux replis triangulaires du péritoine, et vers le milieu de sa longueur il adhère intimement à ce muscle par une couche de tissu cellulaire très-serré. On distingue sur ce bord la fin du sillon antéro-postérieur et de la gouttière de la veine-cave; on y voit aussi les troncs des veines sus-hépatiques.

L'extrémité droite ou la grosse extrémité du foie, est épaisse, arrondie, en contact avec le diaphragme.

L'extrémité gauche, mince, assez souvent irrégulière, est libre, et plus ou moins rapprochée de la rate chez les divers individus.

Lorsque l'on se propose d'étudier la conformation extérieure et les connexions du foie, il faut ouvrir largement la cavité abdominale, en sciant ou brisant près de leur extrémité postérieure les côtes a-sternales droites, après en avoir détaché le diaphragme. Lorsque l'on aura observé la disposition de la face convexe de cet organe, on le renversera avec précaution en haut et à droite pour voir les sillons, les enfoncemens, les saillies de la face concave; et le laissant toujours en place, ainsi que les autres viscères abdominaux, on s'occupera ensuite de diverses préparations nécessaires pour parvenir à la connoissance de sa texture intime.

Les élémens organiques et les tissus qui entrent dans la composition de ce viscère sont très-nombreux; et pour procéder méthodiquement à l'étude de sa structure très-compliquée, il faut examiner successivement ses enveloppes, ses vaisseaux sanguins, ses vaisseaux lymphatiques, ses nerfs, ses granulations glandulaires, et enfin son appareil excréteur.

A. Le foie est pourvu de deux membranes, l'une superficielle, et l'autre profonde.

La première est un prolongement du péritoine qui se réfléchit du diaphragme sur ce viscère, en ne lui fournissant qu'une enveloppe partielle, diaphane, lisse, polie, mince, et cependant assez résistante. Ce feuillet séreux, libre du côté de la cavité abdominale, adhérant par son autre face à la membrane profonde, manque sur la portion du foie qui adhère au diaphragme ; il n'existe pas non plus sur cet organe, le long de l'insertion de son ligament suspenseur et de ses ligamens latéraux ; enfin on ne le trouve jamais dans le fond des sillons qui logent la veine ombilicale, le canal veineux, la veine-porte et la veine-cave abdominale.

La seconde membrane du foie est celluleuse. La plupart des anatomistes n'en ont pas fait mention, ou ne l'ont considérée que comme une couche mince de tissu cellulaire destinée à unir le péritoine au parenchyme de ce viscère. *Sœmmerring* (1) est le premier qui l'ait décrite exactement, et M. *Laennec* en a depuis donné une description beaucoup plus détaillée (2). Cette membrane, beaucoup plus étendue que la séreuse, revêt toute la surface externe du foie, tapisse le fond de la fosse occupée par la vésicule biliaire, les sillons qui renferment les vaisseaux placés à la face concave du foie, et se prolonge dans l'épaisseur de ce viscère, en concourant à former

(1) *Fabric. corp. humani*, tome VI.

(2) Journal de Médecine.

les gaînes celluleuses qui doivent accompagner les rameaux et les ramifications de la veine-porte, de l'artère hépatique et des conduits du même nom.

Cette tunique celluleuse est plus épaisse et plus apparente dans la scissure transverse et sur les autres régions du foie que ne recouvre pas le péritoine, que dans le reste de son étendue.

Pour voir cette tunique il suffit d'examiner les parties du foie naturellement dépourvues de péritoine, et d'enlever ailleurs avec précaution sa membrane séreuse, après l'avoir préalablement incisée soit le long du ligament suspenseur, soit près de la base des ligamens latéraux ou de la circonférence du ligament coronaire. Chez quelques sujets cette membrane celluleuse est très-dense, très-résistante, et paroît être fibro-celluleuse, surtout dans le fond de la scissure transverse.

B. Les vaisseaux sanguins du foie sont très-nombreux; les uns y apportent le sang, les autres reportent ce liquide dans la veine-cave abdominale. Les vaisseaux du premier genre sont, l'artère hépathique, quelques autres artères d'un moindre volume, la veine-porte; et en outre, avant la naissance, la veine ombilicale.

L'artère hépatique provient ordinairement du tronc cœliaque. Après avoir donné, depuis sa naissance jusqu'à ce qu'elle soit parvenue dans le sillon transverse du foie, l'artère pylorique et la gastro-épiploïque droite, elle se divise ordinairement en deux, et quelquefois en trois branches, distinguées en *droite*, *gauche* et *moyenne*. La branche droite, plus volumineuse que les deux autres, fournit le rameau cystique. Les divisions principales de l'artère hépatique sont placées entre la veine-porte et les branches du conduit hépatique. Cette artère est proportionnellement plus volumineuse chez le fœtus et chez les enfans que chez les adultes et les vieillards; elle est beaucoup moins grosse que la veine-porte, dont elle suit d'ailleurs la distribution dans l'épaisseur du foie.

La veine-porte, formée par la réunion des veines de l'intestin, du mésentère, de l'estomac, du pancréas, remonte obliquement derrière le duodénum, l'extrémité droite du pancréas, les conduits biliaires et l'artère hépatique vers le sillon transverse du foie, dans lequel elle s'engage à droite et à quelque distance du sillon de la veine ombilicale. Parvenue dans le sillon transverse, cette veine se bifurque presque à angle droit. Les deux branches qui résultent de sa bifurcation portent collectivement le nom de *veine-porte hépatique*, ou celui de *sinus de la veine-porte*. La branche droite, plus courte et plus grosse, se distribue au lobe droit; la branche gauche fournit des rameaux aux éminences-portes, s'anastomose dans le fœtus avec la veine ombilicale, et après la naissance reste unie par continuité de tissu avec le cordon ligamenteux résultant de l'oblitération de ce vaisseau; enfin elle se termine en donnant plusieurs rameaux pour le lobe gauche, qui se distribuent dans le foie, ainsi que ceux de la branche droite, à la manière des artères.

La veine ombilicale prend naissance dans le tissu du placenta, dans ses interstices lobulaires, sur sa surface utérine, et des extrémités capillaires des artères ombilicales par des ramuscules très-nombreuses et très-déliées. Ces radicules forment, par des anastomoses successives, des rameaux et des branches dont le nombre diminue à mesure que le volume s'accroît, mais dont la capacité générale est cependant moindre que celle des rameaux qui leur ont donné naissance. Les plus grosses de ces branches se trouvent sur la surface fœtale du placenta, où on les voit encore s'anastomoser et converger vers un tronc commun. Ce tronc est la veine ombilicale, qui, placée dans le centre du cordon, entourée par les artères de ce faisceau vasculaire, et ordinairement beaucoup moins flexueuse qu'elles, s'avance vers l'ombilic, traverse cette ouverture, et remonte ensuite obliquement vers le sillon antéro-postérieur du foie dans l'épaisseur du bord libre de la grande faux du péritoine. Parvenue dans ce sillon, la veine ombilicale devient plus volumineuse, et fournit environ vingt branches; les plus nombreuses et les plus grosses, s'écartant peu de la direction du tronc d'où elles proviennent, se rendent dans le lobe gauche; les autres se distribuent au lobe droit. Au niveau du sillon transversal cette veine offre une espèce de tête arrondie, et se divise en deux branches d'inégale grosseur. La plus considérable se dirige à droite, et, après un très-court trajet, elle s'anastomose avec la branche gauche de la veine-porte. Le tronc résultant de leur réunion est connu sous le nom de *confluent*, ou de *sinus de la veine-porte et de la veine ombilicale*. Il en naît trois ou quatre branches principales qui pénètrent aussitôt dans l'épaisseur du foie.

La seconde branche provenant de la bifurcation de la veine ombilicale, est le *canal veineux* (*ductus venosus*). Il suit la direction primitive de la veine, parcourt la moitié postérieure du sillon horizontal, et s'ouvre dans l'une des veines sus-hépatiques gauches, ou dans la veine-cave inférieure, en formant avec elle un angle aigu supérieurement. Le canal veineux offre une valvule à son embouchure; on en rencontre une seconde près de la bifurcation du tronc de la veine ombilicale. Cette veine est beaucoup plus volumineuse que la veine-porte, qui, chez le fœtus, égale seulement en grosseur le canal veineux. Mais après la naissance la veine ombilicale et ce canal s'oblitèrent entièrement; cependant on a vu ces vaisseaux rester perméables au sang jusqu'à l'âge adulte. *Fabrice de Hilden* en rapporte une observation recueillie sur un jeune homme qui mourut d'une hémorrhagie produite par la blessure de cette veine.

C. Une couche de tissu cellulaire lamelleux, filamenteux, ayant presque l'apparence fibreuse, et adhérente au parenchyme du foie par des filamens nombreux, tapisse le fond du sillon transverse de ce viscère. Cette couche celluleuse donne naissance à plusieurs gaînes de même nature qui accompagnent les branches principales de la veine-porte, de l'artère hépatique et du conduit du même nom. De ces gaînes il en naît successivement d'autres plus nombreuses, mais moins larges et à parois moins épaisses, destinées pour les rameaux et les ramifications de ces vaisseaux, qui, toujours associés dans les diverses parties de leur trajet, sont unis entre eux par des lames celluleuses naissant de la surface interne des gaînes qui les renferment. Toutes celles-ci sont désignées collectivement sous le nom de *capsule de Glisson*. Cet anatomiste pensoit qu'elles étoient de nature musculaire; mais les recherches de *Santorini*, de *Cowper*, de *Winslow*, de *Boerhaave*, du docteur

Laennec, prouvent incontestablement qu'elles ne sont que celluleuses.

D. *Les veines hépatiques* ou *sus-hépatiques* prennent naissance par des radicules très-déliées des extrémités capillaires de l'artère hépatique et de la veine-porte. Une partie des rameaux provenant des éminences-portes se réunissent en cinq ou six petites branches qui se terminent dans la veine-cave abdominale. Ceux qui prennent naissance dans l'épaisseur de ce viscère et près de sa face convexe, convergent vers trois troncs assez volumineux qui aboutissent aussi dans la veine-cave au-dessous du diaphragme. On les a vus s'ouvrir dans cette veine au-dessus de ce muscle, et même, sur une pièce présentée à la Société anatomique de Paris, on les a rencontrés se terminant immédiatement dans l'oreillette droite.

Les veines hépatiques ont des parois assez minces, et adhérentes au tissu du foie; elles sont dépourvues de valvules dans l'épaisseur de ce viscère, y sont complétement isolées des autres vaisseaux, et les croisent sous des angles droits ou presque droits : aussi est-il très-facile de les distinguer des divisions de la veine-porte, de l'artère et du conduit hépatique, qui sont toujours réunies et environnées de la capsule de *Glisson*.

E. Les anastomoses qui ont lieu entre les différens vaisseaux du foie sont très-nombreuses, et elles sont très-remarquables par les communications qu'elles établissent, non-seulement entre les diverses parties du système vasculaire sanguin de cet organe, mais encore entre ce système vasculaire et les radicules du canal hépatique.

Sœmmerring rapporte une série d'expériences faites à dessein de constater la distribution de ces vaisseaux et leurs communications : comme ces expériences sont importantes, faciles à répéter, je vais les décrire successivement, et indiquer leurs résultats principaux.

Si l'on pousse dans l'artère hépatique une injection ténue et très-lentement coagulable, ou bien de l'eau ou de l'essence de térébenthine colorée, on ne trouve ensuite aucune particule de la substance du foie dans laquelle on ne puisse distinguer, à l'aide du microscope, plusieurs ramuscules de ce vaisseau.

On obtient un résultat analogue en injectant la veine-porte, les veines hépatiques, le canal hépatique.

Lorsqu'après avoir rempli l'un ou l'autre de ces quatre vaisseaux, on y pousse une nouvelle quantité d'injection, on la voit refluer par un, par deux, ou par tous ceux qui n'ont pas été injectés, sans qu'il se forme d'épanchement dans le parenchyme du viscère. Cette expérience ne démontre pas seulement que les anastomoses des vaisseaux hépatiques sont très-nombreuses, et qu'ils communiquent tous entre eux, elle prouve aussi que ces anastomoses ont lieu immédiatement par les extrémités capillaires de ces divers vaisseaux.

Si l'on injecte la veine ombilicale sur le cadavre d'un enfant nouveau-né, l'injection remplit d'abord la veine-cave et la veine-porte, et passe de celles-ci dans les autres vaisseaux.

F. *Les vaisseaux lymphatiques du foie* sont très-nombreux et assez faciles à injecter, parce que plusieurs de leurs troncs sont d'un assez grand volume, et que leurs divisions ne sont pourvues que d'un très-petit nombre de valvules.

On distingue ces vaisseaux en superficiels et en profonds.

Les lymphatiques superficiels de la face convexe forment de quatre à huit séries. Les uns, placés dans l'épaisseur du grand ligament falciforme, entrent dans le thorax par l'échancrure triangulaire du diaphragme, communiquent avec quelques glandes médiastines, et se terminent dans la partie supérieure du canal thoracique. Plusieurs autres, après avoir aussi traversé le diaphragme et s'être anastomosés avec les interscostaux inférieurs, rentrent dans l'abdomen par l'ouverture aortique de ce muscle, et aboutissent dans les plexus placés au devant de la partie supérieure de l'aorte abdominale et de la veine-cave.

Quelques-uns pénètrent dans la poitrine, et s'ouvrent dans la partie inférieure du canal thoracique; enfin les autres se rendent dans des glandes situées le long de la petite courbure de l'estomac, près du pylore et au-dessus du duodénum.

Les absorbans superficiels de la face concave ont des communications nombreuses avec ceux que je viens d'indiquer. Plusieurs de leurs troncs se trouvent dans le voisinage de la vésicule biliaire et des sillons transverse et antéro-postérieur. Ces divers lymphatiques se terminent dans les plexus placés au devant de l'aorte et de la veine-cave, dans les glandes situées au-dessus du duodénum et du pylore.

Les lymphatiques profonds sont encore plus nombreux que les superficiels, avec lesquels ils ont de nombreuses communications. Ils accompagnent les vaisseaux hépatiques dans tout leur trajet, sortent par la scissure transverse, et vont se rendre dans des glandes placées le long de la petite courbure de l'estomac, et dans les plexus formés par les lymphatiques de cet organe, des intestins, du pancréas et de la rate.

Lorsque l'on pousse avec force du mercure dans l'artère hépatique, il pénètre quelquefois dans les absorbans du foie; mais ce phénomène n'a lieu qu'à la suite de la rupture des vaisseaux et de l'épanchement du mercure dans le tissu cellulaire. Cette substance passe plus facilement de la veine-porte et du conduit hépatique dans les absorbans, il est cependant probable que ce n'est que par le même mécanisme.

G. Les nerfs du foie sont très-nombreux, et cependant leur nombre n'est en rapport ni avec son volume ni avec sa densité. La plupart d'entre eux proviennent des grands sympathiques et des pneumo-gastriques; ils accompagnent les vaisseaux sous-hépatiques. Quelques filets fournis par le nerf diaphragmatique du côté droit, traversent le diaphragme et se terminent dans la partie supérieure et postérieure du viscère. Pour voir distinctement les nerfs du premier ordre, il suffit de renverser le foie en arrière et à droite, de tirer en bas et à gauche l'estomac, de mettre ensuite à découvert le tronc et les divisions principales de l'artère hépatique, autour desquels ces nerfs sont disposés en plexus. Il est plus difficile de suivre les filets phréniques dans le foie; pour y parvenir, il faut ouvrir la poitrine et disséquer ces rameaux de haut en bas à travers le diaphragme et son ouverture aortique.

Lorsque l'on déchire la substance du foie, on voit facilement à l'œil nu la plupart des élémens organiques qui entrent dans sa composition. On distingue aussi à leurs rapports et à leurs directions différentes, les divisions de la veine-porte et de l'artère hépatique de celles des veines sus-hépatiques. Quelquefois on reconnaît à leur couleur jaune, les ramuscules du conduit hépatique remplies de bile. On aperçoit en outre une multitude de granulations obrondes ou polygones solides, essentiellement formées par les dernières extrémités des vaisseaux qui se terminent dans le foie ou y prennent naissance, et unies entre elles, dans ces granulations, par du tissu cellulaire rare et serré. Les recherches les plus exactes des anatomistes n'ont rien appris de plus sur la structure de ces grains glanduleux, et on s'accorde généralement aujourd'hui à ne plus les considérer comme des espèces d'utricules ou de vésicules.

H. *L'appareil excréteur du foie* se compose du conduit hépatique, du canal cystique, de la vésicule biliaire et du conduit cholédoque.

Le conduit hépatique ou le port biliaire (*ductus hepaticus*), prend naissance par des radicules très-déliées dans toutes les granulations du foie. Les ramuscules, les rameaux de ce conduit accompagnant, comme il a été dit, les divisions de la veine-porte et de l'artère hépatique, enveloppés comme elles par la capsule de Glisson, convergent vers deux, trois ou quatre branches qui sortent par le fond de la scissure transversale et qui s'y réunissent pour former le tronc du canal. Ce vaisseau, du volume d'une petite plume à écrire, long de dix-huit à vingt lignes, est situé entre les feuillets de l'epiploon gastro-hépatique, et au milieu d'une assez grande quantité de tissu cellulaire graisseux, au-devant de la veine-porte, derrière la branche droite de l'artère hépatique, à gauche du col de la vésicule biliaire et du canal cystique, vers l'extrémité inférieure duquel il se dirige, en suivant un trajet oblique de haut en bas et de gauche à droite.

Ce conduit, dont j'indiquerai plus bas la structure, est destiné à verser la bile dans la partie supérieure du canal cholédoque.

Le conduit cystique (*ductus cysticus*), placé comme le précédent dans l'épaisseur du petit épiploon, s'étend du col de la vésicule biliaire à la partie supérieure du canal cholédoque. Il est plus grèle et un peu moins long que le canal hépatique avec lequel il se réunit sous un angle assez aigu. Il est assez souvent cotoyé, à gauche, par le tronc de l'artère de la vésicule biliaire, et on trouve derrière lui l'ouverture qui établit une communication entre la cavité des épiploons et la grande cavité du péritoine.

Ce canal concourt avec le précédent, à former le conduit cholédoque, et il sert à conduire la bile cystique dans ce dernier, ainsi qu'au reflux de la bile hépatique dans la vésicule.

La vésicule biliaire (*vesicula sive cystis fellea*), est un réservoir membraneux conoïde, situé sous le lobe droit du foie dans un enfoncement assez large mais superficiel. Chez quelques sujets on a rencontré la vésicule sous le lobe gauche; chez d'autres on en a vu deux; enfin on l'a vue très-petite ou manquer complétement, et dans ce dernier cas, être en quelque sorte remplacée par un canal cholédoque beaucoup plus large que de coutume.

La vésicule est située obliquement, de sorte que sa grosse extrémité se dirige en avant, à droite et en bas, et que son col est tourné en arrière, en haut et à gauche. Lorsque l'homme est debout et que le foie n'est pas soutenu par les autres viscères abdominaux distendus, le fond de la vésicule devient plus déclive; il le devient encore davantage lorsqu'on est couché sur le côté droit: dans le décubitus sur le côté gauche, cette région de la vésicule est un peu plus élevée que son col. Quand l'estomac et les intestins sont remplis par des alimens ou par des gaz, le fond de la vésicule se relève; chez les enfans nouveau-nés, et chez les femmes, dans les derniers temps de la grossesse, la direction de la vésicule est presque horizontale.

On distingue à la vésicule un corps, un fond et un sommet.

Le corps est, dans toute sa longueur et dans un

tiers environ de sa largeur, uni, en devant, au foie par l'intermède d'une couche de tissu cellulaire lamelleux, filamenteux et par plusieurs vaisseaux sanguins. Leur cou'eur jaunâtre après la mort, a induit en erreur plusieurs anatomistes sur leur nature, en les leur faisant considérer comme des canaux destinés à transmettre directement la bile du foie dans la vésicule.

La portion libre du corps de la vésicule, est revêtue par le péritoine, et en rapport avec le colon auquel l'unit un prolongement de cette membrane.

Le fond est arrondi, plus ou moins large chez les différens sujets. Ordinairement il ne dépasse pas le bord tranchant du foie, mais quand la vésicule est remplie de bile ou de mucosités, il descend beaucoup plus bas, placé au côté externe du muscle droit, et immédiatement accollé à la surface postérieure de la paroi antérieure de l'abdomen.

Le col ou le sommet est courbé sur lui-même, rétréci, et continu à la partie supérieure du canal cystique.

Ce canal, en se réunissant avec l'hépatique, donne naissance au *conduit cholédoque* (*ductus choledochus*). Celui-ci, long de trois pouces à trois pouces et demi, plus volumineux que chacun des deux autres canaux biliaires avec lesquels il s'abouche, est situé au-devant de la veine-porte abdominale et à droite de l'artère hépatique. Il descend derrière le pancréas et la première portion du duodénum, s'engage ensuite entre les tuniques de cet intestin, parcourt dans leur épaisseur un trajet très-oblique d'environ un pouce, et s'ouvre à la partie interne et postérieure de sa seconde courbure, dans le voisinage du canal pancréatique; quelquefois même ces deux conduits s'abouchent avant de se terminer; ils n'ont alors qu'un orifice commun dans la cavité de l'intestin.

Pour voir dans toute leur étendue la vésicule et les canaux biliaires, on renversera le foie en haut et à droite, pendant qu'on fera tirer en bas et à gauche l'estomac, l'arc du colon et la première portion du duodénum; on enlèvera ensuite avec précaution l'épiploon gastro-hépatique ainsi que le tissu cellulaire abondant qui se trouve entre ses feuillets et derrière lui; et après avoir mis complétement à découvert le col de la vésicule biliaire, on suivra avec facilité les canaux cystique, hépatique et cholédoque.

On disséquera successivement ces diverses parties pour reconnaître leur structure; mais avant de les entamer avec le scalpel, on pourra injecter de l'eau par le canal hépatique pour distendre la vésicule, le canal cholédoque et son embouchure dans le duodénum dont on ouvrira en dehors la portion verticale.

La vésicule est formée de plusieurs tuniques. L'extérieure lui est fournie par le péritoine, et manque sur celle de ses régions qui est adhérente au foie. Dès qu'on l'a enlevée (elle se détache avec facilité quand on a fait macérer la vésicule pendant quelque temps dans l'alcool affaibli), on trouve une seconde membrane celluleuse assez serrée, dans l'épaisseur de laquelle se ramifient une multitude de vaisseaux sanguins et lymphatiques. Enfin, après avoir fendu la vésicule suivant sa longueur, on voit sa troisième tunique. On doit la considérer comme un prolongement de la membrane muqueuse qui se déploie dans le canal intestinal, mais elle offre plusieurs caractères qui lui sont particuliers. Vue par sa surface interne, elle paraît rugueuse, réticulée, plissée sur elle-même, et ses duplicatures déliées et sinueuses, laissent dans leurs intervalles une multitude de cellules arrondies ou polygones; les unes sont très-petites, les autres profondes d'une demi-ligne à une ligne, notamment vers le milieu du corps de la vésicule, où elles sont plus apparentes que dans le reste de son étendue.

Dans le col de la vésicule, la membrane interne forme plusieurs replis beaucoup plus saillans, semi-lunaires, dont le nombre varie de trois à sept, et dont l'étendue est en raison inverse du nombre.

Quelqu'attention que l'on mette à disséquer la

vésicule, on ne trouve pas de fibres musculaires dans l'épaisseur de ses parois.

Les conduits cystique, hépatique, cholédoque, n'ont que deux membranes. L'extérieure assez épaisse, dense et cependant extensible, est entièrement formée par du tissu cellulaire filamenteux et lamelleux, dans lequel se ramifient beaucoup de vaisseaux. L'intérieure est de même nature que celle qui revêt la cavité de la vésicule. Elle est remarquable par sa ténuité, son extensibilité, le poli de sa surface libre. Dans le canal cystique, et vers l'extrémité inférieure du conduit cholédoque on observe quelques plicatures longitudinales.

Les diverses tuniques des canaux et de la vésicule biliaires, sont toujours, après la mort, ainsi que les parties qui les environnent, plus ou moins teintes par la bile. Ce phénomène n'a pas lieu pendant la vie, si ce n'est sur la surface interne de la membrane muqueuse (1).

---

(1) Auteurs principaux à consulter :

Glisson : *Anatomia hepatis.*

Malpighi : *de Structura Viscerum.*

Ruysch : *Thesaurus anatomic. primus.*

Bianchi : *Historia hepatis.*

Vieussens : *Expériences sur la structure et l'usage des Viscères.*

Haller : *Elementa phisiologiæ*, tom. VI.

De la Rate (*lien, splen.*).

La rate est un viscère parenchymateux, essentiellement vasculaire, oblong, d'un tissu mou, compressible, extensible, ayant l'apparence spongieuse, et d'une couleur rouge obscure, tirant sur le noir. Elle est située dans l'hypochondre gauche au-dessous du diaphragme, au-dessus de la portion gauche du colon, entre la grosse extrémité de l'estomac et les dernières côtes-a-sternales droites, au-devant de la capsule surrénale et de la partie supérieure du rein gauche. Suivant le docteur Assolant (1), le terme moyen de la longueur de cet organe est de quatre pouces et demi, et celui de son épaisseur de deux et demi; mais il est à remarquer qu'il n'est aucun viscère qui offre, relativement à son volume, plus de variétés : elles dépendent de plusieurs causes : les unes sont en rapport, ainsi que l'a d'abord constaté Lieutaud, avec les divers changemens qui ont lieu dans la circulation abdominale, dans les différens temps de la digestion; d'autres sont produites par des maladies aiguës ou chroniques; d'autres enfin, sont le résultat du genre de mort

---

Mascagni : *Vasor. lymphatic. ichonographia.*
Sœmmerring : *de Corp. hum. fabric.*, tom. VI.
(1) Recherches sur la Rate. *Paris*, an x.

auquel ont succombé les sujets sur lesquels on fait des recherches.

Le poids de la rate ne varie pas moins que son volume ; il est de huit à dix onces chez les sujets bien portants, et sa pesanteur est à celle de l'eau comme 1,160 à 1,000, ou suivant Sœmmering, comme 1,060 à 1,000.

On ne trouve ordinairement qu'une seule rate ; quelquefois cependant on en a rencontré plusieurs disséminées dans l'épiploon, mais toujours plus petites que la principale logée dans l'hypochondre gauche.

La rate saine ne dépasse pas les limites de cette région ; dans l'état de maladie, on l'a vue s'etendre jusque dans la fosse iliaque gauche, et à droite de l'ombilic. Sa direction et ses connexions varient suivant l'état de l'estomac : lorsque cet organe est distendu par des alimens ou par des gaz, la rate touche presqu'immédiatement sa grosse tubérosité, et devient très-oblique de haut en bas, d'arrière en avant ; quand il est vide, la rate s'en trouve plus éloignée et prend une direction presque verticale.

La forme de la rate est assez difficile à déterminer ; elle se rapproche de celle d'un segment longitudinal d'ovoïde, auquel on peut distinguer une face externe convexe, une face interne concave, divisée en deux portions par une scissure profonde ; deux bords plus ou moins sinueux ;

deux extrémités, l'une supérieure, arrondie et volumineuse, l'autre inférieure, plus alongée et moins grosse.

La consistance de la rate est très-variable : elle est en général d'autant plus grande, que cet organe contient moins de sang et qu'il est moins volumineux. Chez les sujets morts de fièvre putride ou du scorbut, son parenchyme est si mollasse, qu'il se déchire, s'écrase sous la plus légère pression ; il parait même quelquefois diffluent dès que l'on a enlevé les membranes qui l'enveloppent.

La rate est assujettie dans sa situation par plusieurs vaisseaux, par l'épiploon gastro-splénique, et deux autres replis péritonéaux que l'on peut désigner, d'après leurs insertions, sous les noms de *replis splénico-phrénique* et *splénico-colique*.

La texture de ce viscère est encore peu connue ; les élémens organiques qui entrent dans sa composition sont les suivans :

1°. Une membrane séreuse, fournie par le péritoine, continue avec les trois replis dont je viens de parler, revêt toute la périphérie de l'organe, à l'exception cependant du fond de sa scissure. Cette tunique péritonéale est peu épaisse, demi-transparente, lisse par sa surface libre, et adhérente par son autre surface, à une seconde membrane, dont l'existence, chez l'homme, a été pendant long-temps niée ou révoquée en doute.

2°. Cette seconde tunique, de nature fibreuse, indiquée par de la Sône, sous le nom de tunique propre, et décrite avec soin par M. Assolant, d'après les recherches du professeur Dupuytren, présente les caractères suivans : Recouverte dans une grand partie de son étendue par la tunique séreuse, à laquelle elle adhère intimément, elle fournit, par sa surface interne, un grand nombre de prolongemens déliés qui pénètrent dans le parenchyme de l'organe. Dans le fond de la scissure, elle est en rapport avec une assez grande quantité de tissu cellulaire graisseux, et donne naissance à plusieurs prolongemens qui accompagnent les vaisseaux spléniques dans tout leur trajet. Elle est d'un blanc grisâtre, épaisse, extensible, élastique, pourvue d'un très-petit nombre de vaisseaux, dénuée de nerfs, et paraît spécialement destinée à conserver à la rate, sa forme naturelle et à soutenir les élémens qui forment son parenchyme.

3°. Les vaisseaux de la rate sont très-nombreux.

Le tronc cœliaque donne naissance à l'artère principale de cet organe, remarquable par son volume, par l'épaisseur relative de ses parois, par ses flexuosités nombreuses et les branches qu'elle fournit au pancréas, aux épiploons, à l'estomac, avant de s'être rendue dans la scissure splénique, où elle se divise en plusieurs rameaux qui s'écartent les uns des autres, et s'engagent dans des ouvertures arrondies qui donnent aussi passage aux branches de la veine.

La rate reçoit aussi des artères capsulaires, de la phrénique, de la première lombaire, de la spermatique, quelques rameaux très-déliés qui se distribuent à ses membranes.

Ses veines ne sont guère plus volumineuses que les artères auxquelles elles correspondent, et avec lesquelles elles paraissent être immédiatement continues. Réunies en branches dont le nombre varie de trois à huit, elles sortent par les trous du fond de la scissure, et aboutissent toutes à un tronc commun qui porte le nom de veine splénique. Ce tronc reçoit plusieurs rameaux veineux de l'estomac, de l'épiploon, la veine mésentérique inférieure, la plupart des veines du pancréas, cotoie la partie supérieure et postérieure de cette glande, et se réunit à la mésentérique supérieure, pour donner naissance au tronc de la veine-porte abdominale.

Les veines spléniques sont remarquables par la ténuité et l'extensibilité de leurs parois; elles sont d'ailleurs, comme toutes autres divisions de la veine-porte, entièrement dépourvues de valvules.

Les lymphatiques de la rate paraissent proportionnellement moins nombreux que ceux du foie. Les superficiels se réunissent aux profonds dans le voisinage de la scissure, accompagnent pendant quelque temps les vaisseaux sanguins, et après avoir formé plusieurs plexus et traversé plusieurs glandes, ils se réunissent derrière le pancréas aux lymphatiques de cette glande, de l'estomac, des intestins et du foie.

4°. Ses nerfs proviennent des grands symphatiques et des pneumo-gastriques ; ils se séparent du plexus solaire, et forment autour de l'artère et de ses divisions un plexus très-serré.

5°. On trouve autour des artères et des veines spléniques, une petite quantité de tissu cellulaire que l'on peut suivre assez profondément dans l'épaisseur de l'organe, et qui unit ces vaisseaux aux gaînes fibreuses qui les renferment.

6°. On considère encore comme un des élémens organiques de la rate, un certain nombre de corpuscules grisâtres, très-mous, solides, demi-transparens, ayant en quelque sorte, l'aspect gélatineux, quelquefois presque imperceptibles, d'autres fois aussi gros que des têtes d'épingles. Malpighi considérait ces corpuscules comme des glandes, tandis que Ruysch ne voyait en eux qu'une agglomération de vaisseaux capillaires.

7°. Suivant le docteur Assolant, le sang doit être considéré comme la base organique du tissu de la rate, et il paraît se trouver dans cet organe, dans trois états différens, 1°. dans les artères ; 2°. dans les veines, avec les conditions ordinaires du sang artériel et du sang veineux ; 3°. dans un état particulier de combinaison, ou d'union intime avec les autres élémens organiques, et avec une assez grande quantité d'albumine.

Pour voir ce sang particulier qui semble former essentiellement la masse de la rate, il faut d'abord ouvrir les vaisseaux spléniques, et les laisser se dégorger pendant quelque temps, fendre ensuite le viscère et le presser assez fortement, ou bien râcler sa substance avec le dos du scalpel : il en suinte alors un fluide épais, légèrement visqueux, opaque, d'un rouge livide, ressemblant à de la lie de vin foncée en couleur, entraînant avec lui un certain nombre de particules solides, provenant des autres élémens organiques déchirés ou écrasés.

Ce fluide est-il contenu dans des vaisseaux ou dans des cellules? Suivant Malpighi, ce fluide occupe des cellules nombreuses, communiquant entre elles, et servant d'intermède aux artères et aux veines.

Pour démontrer ces cellules, ce célèbre anatomiste avait recours au procédé suivant :

Que l'on prenne une rate saine, qu'on la soumette à une macération de quelques jours, ou qu'on lui fasse éprouver plusieurs lotions dans de l'eau courante, elle perd une grande partie de son volume, et lorsqu'on vient à la déchirer ou à la couper par tranches, son parenchyme paraît spongieux, celluleux.

On produit encore bien plus évidemment cette apparence spongieuse, en lavant la rate, en poussant de l'air dans ses artères, et en la laissant ensuite se dessécher complétement ou presque complétement.

Ces expériences ne sont pas aussi concluantes qu'elles paraissent devoir l'être : l'air poussé avec force dans les vaisseaux spléniques, ne doit-il pas déchirer les parois des capillaires, s'infiltrer dans leurs intervalles et donner ainsi au parenchyme qu'ils forment, une apparence celluleuse qui peut lui être étrangère dans l'état naturel. Les lotions répétées, privant la rate du sang qu'elle contient, ne favorisent-elles pas, ainsi que la dessiccation de cet organe, le retour de ces capillaires sur eux-mêmes, et ce phénomène ne suffit-il pas pour faire paraître des espaces vides ou des cellules, là où ils n'existaient pas auparavant ?

Ce qui semble d'ailleurs prouver que les cellules admises par Malpighi dans la rate, n'existent pas, c'est que les injections faites avec précaution, passent immédiatement de ses artères dans ses veines ; que lorsqu'on fait congeler la rate soigneusement injectée, on ne trouve aucun glaçon dans les interstices de ses vaisseaux, tandis que l'on voit distinctement leurs ramifications capillaires distendues par le fluide que l'on y a poussé.

On peut donc considérer comme très-probable que le parenchyme splénique est essentiellement formé de vaisseaux capillaires artériels et veineux, à parois très-minces, très-extensibles, communiquant entre eux sans l'intermède d'aucune cellule. La ténuité de ces vaisseaux, leur extensibilité dans tous les sens, suffisent pour expliquer l'augmentation de volume que la rate est susceptible d'offrir dans diverses circonstances, et la promptitude avec laquelle ils s'affaisent, se détruisent ou disparaissent dans les expériences que l'on a faites sur cet organe (1).

Du Pancréas (pancreas).

Le pancréas est une glande conglomérée, impaire, de forme irrégulière, placée profondément et transversalement dans la partie inférieure de la région épigastrique, dans l'épaisseur du mésocolon transverse, derrière l'estomac, entre la rate et le duodénum.

Le pancréas est aplati de devant en arrière, beaucoup plus long que large ; on y distingue

(1) Auteurs principaux à consulter :
Malpighi : *Exercitatio de liene.*
Ruysch : *Thesaur. anatom.* IV et VII.
Haller : *Elem. physiol.* tom. VI.
Sœmmerring : *Splanchnologia.*
Mém. de l'Acad. des Sciences, année 1754.
Assolant : *Recherches sur la Rate.*

une face antérieure et une face postérieure, deux bords et deux extrémités.

Sa face antérieure, inclinée en haut, est en rapport avec le feuillet supérieur du mésocolon tranverse, l'estomac et la première portion du duodénum.

Sa face postérieure présente supérieurement un sillon occupé par les vaisseaux spléniques, et correspond aux vaisseaux mésentériques supérieurs, à l'aorte, à la veine-cave, et à plusieurs plexus nerveux et lymphatiques.

Son bord supérieur, situé au-dessous du tronc cœliaque, est tourné en arrière; l'inférieur, incliné en devant, est situé au-dessus de la portion transversale du duodénum.

L'extrémité gauche très-mince se prolonge au-dessous de l'extrémité inférieure de la rate, jusque vers la capsule surrénale gauche.

L'extrémité droite, plus épaisse, plus large, irrégulièrement arrondie, enveloppée d'une assez grande quantité de tissu cellulaire graisseux, est embrassée par la seconde courbure du duodénum; elle présente souvent un prolongement auquel Winslow a donné le nom de petit pancréas; il a son canal excréteur particulier, qui s'ouvre tantôt dans le conduit excréteur de la glande, et tantôt immédiatement dans le duodénum.

Le pancréas est dépourvu de tunique séreuse,

car on ne doit pas considérer comme une membrane qui lui soit propre, la portion de péritoine qui passe au-devant de sa face antérieure. Il n'a pas non plus de membrane capsulaire comme la rate, le foie, les reins; le tissu cellulaire qui l'environne forme seulement à sa surface une couche assez dense, de laquelle naissent un grand nombre de prolongemens qui pénètrent entre ses lobes et ses lobules.

Le tissu de cette glande ressemble beaucoup à celui des salivaires. Il est formé d'un grand nombre de granulations d'un blanc-rougeâtre, d'une consistance ferme, unies entre elles par du tissu cellulaire, et formant par leur réunion des lobules et des lobes dont les interstices sont occupés par des vaisseaux nombreux.

Les granulations du pancréas donnent naissance aux radicules de son canal excréteur. Elles forment, en s'abouchant entre elles, une multitute de branches déliées qui se dirigent toutes obliquement de gauche à droite vers le canal principal. Celui-ci, ordinairement unique, quelquefois double, placé dans l'épaisseur de la glande, un peu plus près de son bord inférieur que de son bord supérieur, très-grêle près de son extrémité splénique, à peu près du volume d'une plume de corneille à son extrémité opposée, se dégage des granulations qui l'environnent derrière la portion verticale du duodénum, et après un trajet très-court, s'ouvre sous un angle aigu dans le canal cholédoque, ou ne fait que s'y accoler pour se terminer immédiatement dans la partie postérieure et interne de la seconde courbure de l'intestin. Les parois de ce canal sont plus épaisses que celles des conduits des glandes sous-maxillaires.

Les artères du pancréas sont très-nombreuses, mais d'un petit volume : elles proviennent du tronc cœliaque, de la splénique, de la mésentérique supérieure, de la gastro-épiploïque droite des gastriques supérieures, des phréniques, et des capsulaires gauches. Ses veines aboutissent dans les deux mésaraïques, dans le tronc splénique, dans la gastro-épiploïque droite et les duodénales. Ses nerfs proviennent du plexus solaire, et ses lymphatiques se rendent pour la plupart dans les plexus qui correspondent à sa face postérieure et à son bord supérieur.

Le pancréas secrète un fluide qui a beaucoup d'analogie avec la salive, et qui paraît être destiné à tempérer l'âcreté de la bile, à délayer le chyme, à lui faire éprouver un nouveau degré d'animalisation.

Les préparations à exécuter sur le pancréas, sont en petit nombre : pour le mettre à découvert, on renverse de bas en haut l'estomac, ainsi que l'arc du colon, et on incise en travers le feuillet inférieur du mésocolon transverse.

On peut trouver assez facilement son canal excréteur, en le cherchant d'abord près de son embouchure dans le duodénum, près du canal cholédoque, et on le dissèque ensuite de droite à gauche ; ou bien on le découvre en enlevant avec précaution, vers le milieu de la longueur de la glande, les granulations qui le recouvrent. Il est aussi très-aisé de l'injecter quand il s'abouche avec le cholédoque, en poussant l'injection par leur orifice commun dans le canal intestinal (1).

DES VOIES URINAIRES.

(*Viæ urinæ*).

On rapporte aux voies urinaires les capsules surrénales, les reins, les uretères, la vessie, l'urèthre : ce dernier canal faisant aussi partie des organes de la génération, et ayant des connexions intimes avec le corps caverneux du pénis, ne sera décrit qu'avec cet organe.

Des Capsules surrénales.

Glandulæ vel capsulæ renales atrabilariæ, surrenales ; renes succinturiati.

---

(1) Auteurs principaux à consulter :
De Graarf : *de succo pancreatico.*
Brunner : *Experimenta nova circa Pancreas.*
Haller : *Elementa physiolog.*, tom. VI.

Les capsules surrénales sont deux petits corps creux ovoïdes chez l'adulte; prismoïdes, granulés chez le fœtus, de couleur brune jaunâtre plus ou moins nuancée de rouge, reposant obliquement de haut en bas, et de dedans en dehors sur la partie supérieure interne des reins.

Ces capsules, dont les usages paraissent être relatifs à la nutrition du fœtus, sont très-developpées chez lui et chez les enfans nouveau-nés; mais à mesure que l'on avance en âge, elles se flétrissent et diminuent de volume.

Elles correspondent, par leur face postérieure, au diaphragme et à la partie supérieure du psoas. La droite est recouverte en devant par la veine-cave, le duodénum, le foie; et la gauche par la rate et le pancréas. Leur face inférieure est concave; elle embrasse l'extrémité supérieure du rein, en se prolongeant légèrement sur son bord interne. Les trois angles qui séparent les faces de ces capsules n'offrent rien d'important à considérer.

Les capsules surrénales sont assujetties dans leur situation, par une grande quantité de tissu cellulaire graisseux, par quelques filamens plus denses qui se prolongent jusqu'aux reins, et par les vaisseaux qu'elles reçoivent ou qui prennent naissance dans leur tissu.

Ces organes offrent la texture suivante : une couche de tissu cellulaire lamelleux, assez distincte du tissu cellulaire graisseux qui les environne, leur fournit une espèce de membrane capsulaire d'où naissent un grand nombre de prolongemens qui pénètrent dans les interstices de leurs lobes. On voit sur cette membrane plusieurs sillons occupés par des artères et par des veines. Les lobes dont je viens de parler sont eux-mêmes formés de lobules, et ceux-ci de granulations qui se subdivisent encore, sans qu'on puisse d'ailleurs assigner le terme où s'arrêtent ces subdivisions successives. Les granulations extérieures, quoique peu consistantes, le sont encore moins que celles qui sont situées à une certaine profondeur; celles-ci sont ordinairement d'une couleur plus brune et plus obscure.

Si on introduit un tube dans la partie moyenne d'une capsule et qu'on y pousse ensuite de l'air, ordinairement elle se gonfle sans devenir emphysémateuse; mais on se borne ordinairement, pour étudier sa cavité intérieure, à l'inciser par l'un de ses angles dans toute sa hauteur, ou à la couper en travers à sa partie moyenne. Après avoir exécuté l'une ou l'autre de ces préparations, on voit distinctement cette cavité; elle est transversale, triangulaire, à parois assez lisses; elle offre dans sa partie inférieure une légère saillie en forme de crête; chez le fœtus elle contient une assez grande quantité d'un fluide visqueux rougeâtre, coagulable par l'alcool: chez les enfans, ce fluide devient jaunâtre ; il prend une teinte brune chez les adultes : il n'existe plus, ou en très-petite quantité chez les vieillards.

Les capsules surrénales sont, comme les glandes conglomérées, pourvues d'un grand nombre de vaisseaux et de nerfs, mais elles n'ont pas de canal excréteur.

Les artères des capsules naissent des phréniques, de l'aorte et des rénales ; elles sont proportionnellement plus volumineuses dans l'enfance qu'à un âge plus avancé. Leurs veines se terminent ordinairement du côté droit, dans la veine-cave, du côté gauche dans les veines rénales. Leurs vaisseaux lymphatiques se jettent dans les plexus rénaux et phréniques : leurs nerfs proviennent, pour la plupart, des plexus rénaux.

Des Reins (*renes*).

Les reins sont deux organes glanduleux destinés à sécréter l'urine, d'un tissu dense, de couleur rouge obscure, tirant sur le brun, situés profondément derrière le péritoine et au milieu d'une assez grande quantité de tissu cellulaire graisseux, sur les parties latérales du rachis et des muscles psoas, à la hauteur des deux dernières vertèbres dorsales et des deux premières vertèbres lombaires ; mais il est à remarquer que le rein droit est ordinairement situé un peu plus bas que le gauche.

Leur forme est celle d'un ovoïde comprimé sur deux faces, et échancré à son bord interne comme une graine de haricot.

Leur nombre est sujet à varier : chez quelques sujets on n'en a trouvé qu'un, mais très-volumineux ; chez d'autres on en a rencontré trois, l'un d'eux placé au-devant de la colonne vertébrale.

Le volume de ces organes est proportionnellement plus considérable chez les enfans que chez les adultes, chez les femmes que chez les hommes, chez les individus lymphatiques que chez les personnes d'un tempérament bilieux, sanguin ou athlétique. J'ai eu occasion de disséquer un sujet mort d'un diabétès sucré : ses reins avaient conservé leur volume naturel ; leur couleur était seulement un peu plus pâle, et leur substance moins ferme que dans l'état de santé.

On distingue à chaque rein deux faces, deux bords, deux extrémités.

Leur face antérieure est très-convexe ; celle du rein droit est couverte par la portion verticale du duodénum, par le foie et par le colon ascendant ; celle du rein gauche est en rapport avec le colon descendant et la rate : leur face postérieure, moins convexe, avoisine le diaphragme, le psoas, le carré des lombes et le transverse abdominal.

Le bord externe est épais, convexe, incliné en arrière : leur bord interne, incliné en devant, présente une scissure profonde, plus prononcée en devant qu'en arrière, et par laquelle pénètrent et sortent leurs vaisseaux.

Leur extrémité supérieure, inclinée vers le rachis, est épaisse, arrondie et embrassée par les capsules surrénales : leur extrémité inférieure est plus mince et plus distante de la colonne vertébrale.

Les reins présentent l'organisation suivante :

Chacun d'eux reçoit de l'aorte une artère volumineuse, qui se sépare de ce tronc sous un angle presque droit, et qui se divise près de leur scissure en plusieurs branches ; celles-ci pénètrent dans le rein entourées du tissu cellulaire graisseux, et fournissent une multitude d'artérioles : les unes s'abouchent immédiatement avec les veines rénales, d'autres se continuent avec les radicules du canal excréteur ; d'autres enfin, se terminent dans le parenchyme de l'organe. Il n'est pas rare de trouver deux artères rénales de chaque côté.

Les veines qui correspondent à ces artères sortent aussi par la scissure, et se réunissent de chaque côté en un tronc qui aboutit dans la veine-cave.

Des lymphatiques nombreux prennent aussi

naissance dans les reins ; les superficiels s'anastomosent avec les profonds dans la scissure, après avoir déjà communiqué avec eux par plusieurs branches perforantes : les profonds sortis de la scissure, et réunis aux superficiels, suivent le trajet des vaisseaux sanguins, reçoivent les absorbans des uretères, traversent un petit nombre de glandes, quelquefois se réunissent aux lymphatiques des parties génitales, et se terminent dans le plexus lombaire.

Les nerfs rénaux forment un plexus serré autour des artères rénales ; ils proviennent du plexus solaire et du petit splanchnique.

Lorsqu'on a étudié la conformation extérieure des reins et disséqué les troncs de leurs vaisseaux, de leurs nerfs, il convient de débarrasser l'un de ces organes de toute la graisse qui l'environne, et de le partager en deux moitiés par une incision pratiquée suivant la longueur de son bord convexe. Cette incision doit être assez profonde pour pénétrer jusque dans une ampoule membraneuse, qui occupe la partie postérieure de la scissure, et à laquelle on donne le nom de bassinet.

Cette incision étant faite, on procédera sur l'une des moitiés du rein, à la dissection de sa membrane extérieure ou capsulaire. On peut la détacher avec facilité du parenchyme de l'organe auquel elle n'est unie que par des filamens nombreux, ténus, de nature celluleuse et fibreuse, et par quelques vaisseaux d'un très-petit calibre. En suivant cette membrane dans toute son étendue, on remarque qu'elle pénètre profondément dans la scissure et qu'elle se réfléchit sur le bassinet; elle est de nature fibreuse, peu extensible, demi-transparente, moins épaisse que la capsule membraneuse de la rate, plus épaisse que celle du foie, et perforée pour donner passage aux vaisseaux du rein, autour desquels elle envoie des prolongemens minces et assez nombreux.

Le parenchyme du rein, mis à découvert de toute part, paraît composé de plusieurs substances. L'une d'elles, à laquelle on donne le nom de *corticale*, se trouve immédiatement au-dessous de la membrane capsulaire, à laquelle elle adhère, comme je l'ai dit précédemment : elle forme une couche d'une ligne et demie à deux lignes d'épaisseur, et fournit profondément un grand nombre de prolongemens en forme de cloisons, entre lesquels sont placés les faisceaux conoïdes d'une autre substance dont l'aspect est radié.

La substance corticale du rein est de couleur fauve obscure ou rougeâtre, et se déchire avec facilité. Vue au microscope, elle paraît composée de granulations solides, d'un très-petit volume, formées par les extrémités capillaires des artères et des veines rénales. Les injections ténues pénètrent avec facilité dans ces granulations, et démontrent qu'elles ne sont formées que par un lacis de vaisseaux très-déliés.

Une autre partie du parenchyme du rein a été nommée *substance tubuleuse, médullaire, striée*; elle se présente sous la forme de faisceaux conoïdes tronqués, enveloppés de toute part, si ce n'est à leur sommet, par la substance corticale. La base de tous ces faisceaux est tournée vers la périphérie du rein, tandis que leurs sommets convergent vers la scissure.

La substance tubulée est de couleur rouge-pâle; elle est très-dense, peu friable, et cependant facile à diviser suivant la longueur de ses faisceaux. Cette substance est formée par un grand nombre de canaux déliés, convergens, très-rapprochés les uns des autres près du sommet des cônes, et immédiatement continus avec les vaisseaux de la substance corticale. Ils ne paraissent destinés qu'à donner passage à l'urine sécrétée dans cette substance.

Quelques anatomistes désignent sous le nom de *substance mamelonnée* les tubercules qui forment le sommet des cônes tubuleux. Ces tubercules ou mamelons offrent cependant la même texture que les cônes auxquels ils appartiennent; ils en diffèrent seulement par leur couleur un peu plus pâle. Leur nombre varie de douze à dix-huit; il est ordinairement le même que celui des cônes; mais quelquefois deux cônes aboutissent à un seul mamelon, ou bien deux mamelons terminent un seul cône.

Les mamelons sont séparés les uns des autres par une assez grande quantité de tissu cellulaire graisseux. Leur forme présente beaucoup de variétés. Ordinairement ils sont coniques, mais il n'est pas rare d'en trouver de cylindroïdes et d'irrégulièrement tuberculeux. Leur surface est lisse et percée surtout dans le voisinage de leur sommet de petits trous auxquels viennent aboutir les vaisseaux urinifères. Il est facile de se convaincre de cette disposition en exerçant une légère compression sur les cônes de la substance tubuleuse : on voit alors suinter l'urine en gouttelettes ténues par les trous dont je viens de parler. Souvent aussi il arrive, en injectant les vaisseaux du rein, que l'injection passe de la substance corticale dans la tubuleuse, et de celle-ci dans les mamelons, qui la laissent échapper par leurs orifices.

L'urine sécrétée dans la substance corticale des reins est conduite par les canaux de la substance dans les calices qui la transmettent dans le bassinet, et de là dans l'uretère.

Les calices ou *entonnoirs* (*infundibula*) sont des petits canaux membraneux qui s'étendent de la circonférence des mamelons qu'ils embrassent, jusqu'au bassinet dans lequel ils s'ouvrent profondément. Leur nombre varie de six à treize, parce que souvent il arrive qu'un seul d'entre eux embrasse plusieurs mamelons. On les a vus se réunir en trois troncs principaux avant de se terminer dans le bassinet. Les calices sont entourés de beaucoup de graisse, et formés de deux membranes : l'une extérieure est celluleuse ; l'autre intérieure est muqueuse ; celle-ci, très-mince, paraît se réfléchir sur la surface des mamelons ; peut-être même s'engage-t-elle dans les orifices des canaux qui se voient à leur surface.

Le bassinet (*pelvis*) occupe la partie postérieure de la scissure du rein, recouvert par l'artère et la veine rénales. Ce réservoir membraneux, irrégulièrement ovale, alongé de haut en bas, aplati de devant en arrière, se rétrécit insensiblement à sa partie inférieure pour se continuer avec l'uretère. C'est ordinairement le long de son bord externe, et plus en arrière qu'en devant que s'ouvrent les calices.

Le bassinet est aussi formé par deux membranes de même nature que celles des entonnoirs, mais un peu plus épaisses.

Pour voir exactement le bassinet, il faut enlever la graisse qui l'environne, en conservant les vaisseaux qui l'entourent, et pousser ensuite dans l'uretère une injection solidifiable. On ouvrira cette cavité membraneuse sur l'autre rein, en pratiquant sur cet organe la coupe indiquée précédemment.

On a trouvé plusieurs fois deux bassinets pour un seul rein; ils étaient séparés par un prolongement de substance corticale. Quand cette disposition se rencontre, il existe aussi deux uretères d'un seul côté; mais ordinairement ils s'abouchent avant de s'ouvrir dans la vessie.

L'uretère (*ureter*) est un canal membraneux, cylindroïde, du volume d'une plume à écrire, situé obliquement entre le bassinet avec lequel il est continu, et la partie moyenne du bas-fond de la vessie dans laquelle il se termine.

L'uretère corrrespond en arrière au muscle psoas, aux vaisseaux iliaques et hypogastriques. En devant il est d'abord en rapport avec le péritoine et l'artère spermatique; dans l'excavation pelvienne il croise le canal déférent, derrière lequel il se trouve placé. Les deux uretères, parvenus sous la partie latérale inférieure de la vessie, s'engagent obliquement dans l'épaisseur de ses parois, en se resserrant sur eux-mêmes; et après un trajet de huit à dix lignes, ils s'ouvrent dans sa cavité vers les angles postérieurs d'un espace triangulaire, connu sous le nom de *trigone vésical*. Les orifices des uretères sont obliques, étroits, dépourvus de valvule, et dirigés en devant et en dedans.

La texture des uretères est la même que celle des bassinets. Ils jouissent à un haut degré de l'extensibilité et de la contractilité de tissu. Leur sensibilité, presque nulle dans l'état naturel, devient très-exquise dans plusieurs maladies.

On ne les disséquera dans la partie inférieure de leur trajet, qu'après avoir étudié les connexions de la vessie avec les organes qui l'avoisinent.

Chez les fœtus et les enfans nouveau-nés, les reins sont proportionnellement plus volumineux que chez les adultes; leur surface offre des bosselures arrondies, dont le nombre correspond à celui des cônes de la substance tubuleuse; les bassinets et les uretères sont très-larges.

De la Vessie (vesica, vesica urinaria).

La vessie est un réservoir musculo-membraneux, conoïde, situé, chez l'adulte, dans l'excavation pelvienne, destiné à recevoir l'urine, à la contenir pendant quelque temps, et à l'expulser ensuite.

Cet organe manque quelquefois en totalité: les uretères s'ouvrent alors dans le rectum ou dans le vagin. D'autres fois sa paroi antérieure n'existe pas, et sa paroi postérieure forme une espèce de tumeur fungiforme au-dessus des pubis entre les muscles tenseurs de la ligne blanche;

sur la surface de cette tumeur on distingue plus ou moins facilement les orifices des uretères. On assure avoir trouvé la vessie double; mais il est probable que l'on s'en est laissé imposer par la présence d'une cloison médiane divisant cet organe en deux cavités latérales.

Ce n'est que chez l'homme adulte que la vessie est conoïde; chez les enfans elle est plutôt cylindroïde, très-allongée de haut en bas, et débordant toujours le détroit supérieur du bassin, tandis que chez les femmes adultes, et surtout chez celles qui ont eu plusieurs enfans, elle est plus arrondie, et offre même plus d'étendue transversalement que dans le sens de sa hauteur.

Les dimensions de la vessie sont très-variables, toutes choses égales d'ailleurs relativement à l'âge et à la stature des individus soumis à l'observation. Ces variétés dépendent pour la plupart de la nature et de la quantité des boissons dont on fait usage habituellement, du temps plus ou moins long pendant lequel on laisse l'urine s'accumuler, du degré d'énergie des forces des systèmes musculaires et nerveux, de l'état sain ou pathologique de la vessie et des autres parties de l'appareil urinaire. La plupart des anatomistes admettent, d'après Haller, que la vessie de la femme offre plus de capacité que celle de l'homme; mais il faut convenir que les exceptions à cette disposition sont très-nombreuses.

La vessie, lors même qu'elle est entièrement contenue dans l'excavation du bassin, n'est pas absolument verticale, mais elle est légèrement oblique de haut en bas et de devant en arrière, et son sommet est un peu incliné à gauche. Quand elle déborde de beaucoup la symphyse des pubis, son obliquité devient encore plus considérable.

On distingue à la vessie une surface extérieure et une surface intérieure; chacune d'elles présente six régions à considérer : une supérieure, une inférieure, deux latérales, une antérieure et une postérieure; on doit considérer en outre, comme une région distincte, le col de cet organe.

La région supérieure de la surface extérieure de la vessie en est aussi nommée le sommet ou le fond. Elle est habituellement en contact avec les circonvolutions inférieures de l'intestin grêle. Le péritoine ne revêt ordinairement que la moitié postérieure de cette région, mais il la recouvre quelquefois en totalité, surtout lorsque la vessie est naturellement très-petite, ou qu'elle s'est raccornie sur elle-même à la suite de quelque maladie. L'ouraque, espèce de cordon fibreux, naît de sa partie supérieure médiane, et se prolonge de là jusqu'à l'ombilic, où il se termine en s'épanouissant. Chez quelques sujets, dont l'urètre est imperforé, l'ouraque forme un véritable canal qui s'ouvre à l'ombilic, et par lequel l'urine trouve une issue. Sur les parties latérales de cette même région, on trouve les artères ombilicales.

La région inférieure est bornée en devant par la base de la prostate, en arrière par un replis que forme le péritoine en passant sur le rectum ou sur l'utérus; latéralement elle n'a pas de limites précises. Cette région, plus large en arrière qu'en devant, et dont la partie la plus reculée porte le nom de *bas-fond de la vessie*, est en rapport immédiat, chez l'homme, avec le rectum, les vésicules spermatiques, les canaux déférens, une petite portion des uretères, du tissu cellulaire graisseux abondant, des artères et des veines très-nombreuses. Chez la femme, cette région correspond seulement au vagin.

Les régions latérales, plus larges inférieurement que supérieurement, recouvertes en haut par le péritoine, sont en rapport, au-dessous de cette membrane, avec les artères ombilicales, les canaux déférens, les vaisseaux et nerfs hypogastriques, du tissu cellulaire graisseux, et les muscles releveurs de l'anus.

La région antérieure n'a ordinairement aucune connexion avec le péritoine; cependant, chez quelques sujets, il se prolonge sur son tiers ou même sur sa moitié supérieure. Ce phénomène n'a lieu que lorsque la vessie est très-petite. Cette région correspond à la face postérieure du corps des pubis, à une assez grande quantité de tissu cellulaire graisseux, et plus bas, au ligament inférieur de la vessie. Lorsque cet organe est distendu par une grande quantité d'urine, et qu'il s'élève beaucoup au-dessus de la symphyse des pubis, sa région antérieure touche presque immédiatement la face postérieure des muscles abdominaux à un pouce ou un pouce et demi au-dessus de ces os.

La région postérieure est revêtue par le péritoine, séparée du rectum ou de l'utérus par une fosse triangulaire, plus ou moins profonde, et en rapport avec l'intestin grêle.

Le col de la vessie, vu extérieurement, représente chez l'homme un cône tronqué, plus long sur les côtés et en bas que supérieurement; presque horizontal chez l'adulte; oblique en bas et en devant avant la puberté; embrassé en devant par la prostate, et reposant en arrière sus le rectum qui le déborde assez souvent à droite et à gauche, surtout chez les vieillards affectés de constipation habituelle.

Chez la femme, le col de la vessie offre moins de longueur.

La surface intérieure de la vessie est beaucoup moins villeuse que celle de l'estomac ou du canal intestinal. Elle présente, dans la plus grande partie de son étendue, et dans l'état de vacuité de l'organe, des rides, des replis irréguliers formés par la membrane muqueuse, qui s'effacent lorsque la vessie est pleine. Elle offre aussi, chez quelques sujets, des colonnes saillantes, persistantes, entre-croisées en tous sens, séparées les unes des autres par des cellules plus ou moins larges et plus ou moins profondes. Ces colonnes sont formées par la tunique musculaire, dont les fibres rassemblées en faisceaux soulèvent la membrane muqueuse ainsi que la couche celluleuse qui la revêt extérieurement.

Les autres objets qu'offre à considérer la surface interne de la vessie, sont : 1°. *le trigone vésical*, espace triangulaire à surface lisse, limité par trois lignes, dont deux se prolongent en arrière et en dehors du col de la vessie aux orifices des uretères, tandis que la troisième s'étend transversalement de l'une de ces ouvertures à l'autre; 2°. *la luette vésicale* (*uvula vesicæ*) petite saillie oblongue formant l'angle antérieur du trigone et se prolongeant dans l'urètre, sous le nom de *crête urétrale*. Cette saillie peut, suivant Lieutaud et quelques autres anatomistes, devenir assez volumineuse chez quelques vieillards pour rendre l'issue de l'urine très-difficile; 3°. les orifices des deux uretères, occupant les angles postérieurs du trigone, et situés chacun au-devant d'une petite saillie oblongue, oblique, formée par la membrane muqueuse soulevée; 4°. *le bas-fond de la vessie*, partie la plus déclive de la paroi inférieure de cet organe; plus large transversalement que de devant en arrière, occupant tout l'espace qui sépare la base du trigone de la paroi postérieure; 5°. enfin, *l'orifice interne du col de la vessie*, qui représente en quelque sorte une espèce de croissant embrassant la luette vésicale.

La vessie est composée de quatre tuniques nommées *péritonéale*, *musculaire*, *celluleuse*, *muqueuse*. Elle est pourvue de vaisseaux et de nerfs nombreux.

La tunique péritonéale ou séreuse n'existe que sur le sommet et les parties latérales supérieures et postérieures de la vessie. Du tissu cellulaire assez lâche l'unit à la tunique subjacente, de telle sorte qu'elle ne participe jamais dans la même proportion que les autres membranes à la distension de l'organe; qu'elle abandonne la partie antérieure de son sommet dans les rétentions considérables d'urine, et qu'elle peut être refoulée en haut et en arrière, sans beaucoup de peine, dans l'opération de la taille sus-pubienne. La tunique péritonéale reste presque toujours intacte dans les maladies organiques de la vessie. Sa texture et ses propriétés sont d'ailleurs les mêmes que celles du reste du péritoine.

La tunique musculaire est formée d'un grand

nombre de petits faisceaux blanchâtres, aplatis, plus ou moins apparens, et affectant diverses directions. Les uns, situés sur la ligne médiane, paroissent monter directement, en devant et en arrière, de la prostate et du col de la vessie jusqu'à la base de l'ouraque; d'autres, naissant des parties latérales du col de cet organe, remontent aussi jusque vers son sommet et couvrent d'autres faisceaux moins longs et obliques ; quelquefois même on en rencontre dont la direction est absolument transversale.

Les fibres de cette tunique étant plus rapprochées les unes des autres vers le sommet de la vessie et vers son col que dans le reste de son étendue, y forment toujours un plan plus épais que partout ailleurs. Quelquefois, comme je l'ai dit précédemment, elles se réunissent en colonnes cylindroïdes, entre-croisées, laissant entre elles des cellules plus ou moins profondes, dans lesquelles peuvent se loger des calculs.

La tunique celluleuse est formée par une couche mince et dense de tissu cellulaire lamelleux et filamenteux; elle est extensible, difficile à déchirer; imperméable aux liquides que l'on peut injecter dans la vessie, très-adhérente aux tuniques musculaire et muqueuse, et traversée par un grand nombre de vaisseaux qui se ramifient dans son épaisseur.

La membrane muqueuse ou villeuse est continue avec la membrane interne de l'urèthre et des uretères, elle a peu d'épaisseur; ses villosités sont très-fines, quelquefois peu apparentes; sa couleur est blanchâtre et légèrement nuancée de rouge. Son extensibilité est très-grande; mais elle ne paroît pas jouir à un aussi haut degré de la contractilité de tissu. Les follicules muqueux, dont elle est pourvue, doivent être très-nombreux, mais il n'est pas possible de les distinguer dans l'état sain.

Le col de la vessie offre plus de résistance et d'épaisseur que le corps. Environné en arrière par du tissu cellulaire dans lequel se ramifient beaucoup de vaisseaux, notamment des veines; en contact en bas avec le rectum, latéralement avec les muscles releveurs de l'anus, il s'enfonce antérieurement dans l'épaisseur de la prostate, et celle-ci tend toujours à réagir sur lui, et à le resserrer. Les fibres musculaires qui concourent à le former, sont nombreuses, mais elles ne représentent pas un sphyncter régulier. On rencontre au-dessous d'elles une couche d'une substance blanchâtre, ferme, élastique, extensible, qui se prolonge en s'amincissant jusque vers la base du trigone. Cette substance, qui a presque l'apparence fibreuse, contribue à former la saillie de la luette vésicale; elle est revêtue intérieurement par les tuniques celluleuse et muqueuse, plus épaisses aussi dans cette région que dans le reste de leur étendue.

Les artères de la vessie naissent des hypogastriques, des ischiatiques, des hémorrhoïdales moyennes, des honteuses internes, et en outre des ombilicales chez les jeunes sujets. Leur nombre est très-variable, ainsi que leur volume. Les plus grosses d'entre elles sont situées sur les parties latérales du bas-fond et dans le voisinage du col; elles sont d'ailleurs flexueuses, comme les artères de tous les organes creux.

Ses veines, bien plus nombreuses, forment un véritable réseau sous le bas-fond et autour du col, et se terminent dans les veines hypogastriques.

Ses nerfs proviennent du plexus formé par la partie inférieure des grands sympatiques et les troisièmes et quatrièmes paires sacrées.

Ses lymphatiques suivent, pour la plupart, le trajet des vaisseaux sanguins, traversent quelques petites glandes situées dans l'excavation pelvienne, et se rendent enfin dans le plexus hypogastrique.

La vessie chez les fœtus et les enfans nouveau-nés est très-étendue en hauteur; son sommet est situé à peu de distance de l'ombilic, son bas-fond n'est pas encore développé, et ses parois ont une épaisseur relative très-considérable. A mesure que l'enfant avance en âge, la vessie diminue de longueur, s'élargit, son bas-fond s'étend et devient plus déclive, et enfin, à l'âge de la puberté, cet organe, dans son état de vacuité, se trouve entièrement contenu dans l'excavation pelvienne, qui offre alors les dimensions proportionnelles qu'elle conservera par la suite. Chez la plupart des viellards la vessie affoiblie est flasque et très-grande; assez souvent les veines de son col paroissent variqueuses; ce n'est que quand elle est deveue le siége de quelque maladie, qu'on la trouve à cet âge rétrécie, dure, en quelque sorte raccornie sur elle-même.

Préparation. Le procédé qu'il me paraît convenable de préférer pour mettre la vessie entièrement à découvert, en conservant ses connexions, consiste à faire à la paroi antérieure de l'abdomen, lorsque cette cavité n'a pas encore été ouverte, deux incisions obliques depuis l'ombilic jusqu'à la partie antérieure des crêtes iliaques; à renverser de haut en bas le lambeau compris entre ces incisions; à scier l'un des os coxaux à un pouce de la symphyse des pubis, et le plus près possible de la symphyse sacro-iliaque; à enlever le tissu cellulaire graisseux contenu dans le petit bassin, en laissant intacts les uretères, les canaux déférens, et autant que possible les nerfs et les vaisseaux; enfin, à disséquer de dehors en dedans les muscles du périnée. Si la vessie est affaissée sur elle-même, on peut l'insuffler par l'urètre : il vaut encore mieux, quand on ne se propose que de voir exactement ses connexions avec les diverses régions du périnée, y pousser une injection solidifiable.

Après avoir étudié la forme et les rapports de la vessie, il faut, si on ne juge pas convenable de la conserver intacte jusqu'à ce que l'on ait préparé les vésicules séminales, soulever la portion de péritoine qui la revêt, disséquer sa tunique musculaire, l'ouvrir de haut en bas par sa paroi antérieure pour examiner sa surface interne, et introduire un stylet de haut en bas dans l'un des uretères, afin de voir le mode d'insertion de ce canal.

Quelquefois on scie les deux pubis au-devant des cavités cotyloïdes, et l'on incise profondément les chairs le long des tubérosités ischiatiques pour séparer du tronc les parties comprises entre ces deux incisions, ainsi que les viscères renfermés dans l'excavation pelvienne. On met plus complétement à découvert la vessie par ce procédé; mais on se prive de l'avantage de pouvoir observer aussi exactement ses connexions.

L'ablation du sacrum, du coccyx et de la partie la plus reculée des os des îles sur un bassin séparé du tronc, serait préférable à la préparation que je viens d'indiquer, surtout pour étudier les rapports des organes urinaires et génitaux avec le rectum et les muscles qui les environnent (1).

Des Organes génitaux de l'homme.

Ces organes très-nombreux et très-différens les uns des autres par leur situation, leur texture et leurs usages, doivent être étudiés dans

---

(1) Auteurs principaux à consulter sur les reins et les uretères :

Eustachi : *Opuscul. anatomic.*

Bellinini : *Tractatus de Renibus.*

Malpighi : *de Viscerum structurâ.*

Ruysch : *Observat. anat. et thesauri.*

Littre, Ferrein, Bertin : *Mémoir. de l'Acad. des Scienc. années* 1702, 1744, 1741.

Haller : *Elem. phys.* tom. VII. = *Icones arteriarum.*

Mascagni : *Iconogr. vas. lymphatic.*

Sur la vessie :

Santorini : *Tabulæ, etc.*

Lieutaud : *Anat. histor.*

Duverney : *Œuvr. posth.*

G. Bendt : *de Fabric. et usu viscer. urapoieticorum, in collect. Halleri,* tom. III.

Weitbrecht : *Act. de Petersb.* tom. V.

Haller : *loc. cit.*

Morgagni : *Epist. anat.*

Walther : *de Collo vesicæ virilis.* Lips. 1745.

Cheselden : *de Apparatu alto.*

Ledran : *Parallèle de la taille.*

Dupuytren : *de la Lithotomie.*

l'ordre suivant : 1°. les enveloppes des testicules, les testicules eux-mêmes, les épididymes, les cordons testiculaires; 2°. les vésiculaires spermatiques; 3°. les canaux éjaculateurs, le pénis et ses muscles, la prostate et les glandes de Cowper.

Des Enveloppes des Testicules.

Ces enveloppes sont au nombre de six, la plus extérieure, commune aux deux testicules, est le *scrotum,* les cinq autres, nommées *dartos, tunique commune au cordon et au testicule, tunique érythroïde, tunique vaginale, tunique albuginée,* sont particulières à chacun de ces organes, et sont situées de dehors en dedans dans l'ordre suivant lequel je les ai énumérées.

Le scrotum (*oscheon, scrotum*) est un prolongement sacciforme de la peau de la partie interne des cuisses, du périnée et du pénis, remarquable par sa couleur plus foncée que celle du reste des tégumens, par ses rugosités nombreuses, et d'autant plus apparentes qu'il est plus resserré sur lui-même, contenant dans son épaisseur beaucoup de follicules sébacés, couvert de quelques poils depuis l'âge de la puberté, et divisé en deux parties latérales par une ligne médiane, saillante, rugueuse, connue sous le nom de *raphé*, qui se prolonge depuis la partie antérieure de l'anus jusqu'à l'extrémité du pénis. La peau qui forme le scrotum est unie aux dartos par une couche mince de tissu cellulaire lamelleux; elle a peu d'épaisseur, est très-extensible, et jouit à un haut degré de la contractilité de tissu; quelques anatomistes pensent même qu'elle jouit aussi de l'irritabilité; mais je pense que cette propriété lui est étrangère, et que les phénomènes qu'on lui attribue ont lieu dans les dartos.

Les dartos sont deux membranes filamenteuses, vasculaires, rougeâtres, dépourvues de graisse, insérées aux branches des pubis et des ischions, se dirigeant de là vers le raphé auquel elles adhèrent intimément, se réfléchissant ensuite de bas en haut, en s'adossant pour venir se fixer à la partie inférieure de l'urèthre. Les dartos enveloppent ainsi les testicules de toute part; ils forment dans le scrotum une cloison médiane, et correspondent par leur surface interne à la tunique commune du cordon et du testicule, ainsi qu'à la tunique vaginale auxquels ils adhèrent par un grand nombre de prolongemens filamenteux.

Bertrandi, Alexandre *Monro*, et le docteur *Portal* prétendent que la cloison dont je viens de parler n'existe pas, qu'on s'en est laissé imposer par les préparations que l'on met ordinairement en usage pour la démontrer, et que les testicules ne sont que plongés dans du tissu cellulaire où ils doivent nécessairement laisser deux cavités distinctes et adossées, mais accidentelles, lorsqu'on les a extraits par des incisions pratiquées, soit vers les parties supérieures, soit vers les parties latérales inférieures du scrotum. Suivant *Caldani* cette cloison est incomplète, et ne remonte pas jusqu'à la partie inférieure du pénis. Tous les autres anatomistes admettent son existence, quelle que soit d'ailleurs leur opinion sur la nature intime des dartos.

Winslow, *Duverney*, *Sabatier*, *Gunz*, *Gavard* ont regardé les dartos comme musculaires. *Haller*, *Lieutaud*, *Chaussier*, sans assimiler leur texture à celle des muscles, pensent qu'ils jouissent de la contractilité, tandis que *Monro*, *Ruysch*, et les professeurs *Portal*, *Boyer*, *Roux* refusent cette propriété à ces couches membraneuses, et attribuent les mouvemens de totalité assez prompts que l'on observe assez souvent dans le scrotum aux contractions de la peau ou à celles des muscles crémasters. Cependant on n'observe dans le scrotum que le mode d'organisation qui appartient au reste des tégumens : ses propriétés doivent aussi être les mêmes; et il est bien facile de distinguer, en portant la main sur cette partie, ses mouvemens de totalité déterminés par la contraction des dartos, de ceux qui sont imprimés aux testicules par les muscles crémasters.

D'après les recherches faites par MM. *Chaussier, F. Lobstein et Breschet*, il paraît que les dartos n'existent pas dans le scrotum avant que les testicules n'y soient parvenus, et qu'ils sont formés par l'épanouissement des *gubernaculum testis*.

La tunique commune au cordon et au testicule paraît être de nature fibro-celluleuse. Elle naît du contour de l'anneau, enveloppe tout le cordon, et se termine inférieurement sur la tunique vaginale et sur l'épididyme auquel elle adhère. Quelques-unes de ses fibres s'entrecroisent inférieurement avec les filamens du dartos. Chez les sujets qui ne sont affectés ni de hernie scrotale, ni d'hydrocèle, cette membrane est très-mince, transparente, à peine visible ; mais lorsque ces maladies existent et qu'elles sont anciennes, elle devient épaisse, opaque, manifestement fibreuse ; quelquefois même elle paraît formée de plusieurs feuillets superposés.

La *tunique rouge*, *érythroïde*, ou *musculaire* est formée par l'expansion du muscle crémaster, qui après avoir couvert le cordon spermatique, se termine aussi sur la tunique vaginale. Son épaisseur est peu considérable dans l'état sain, mais elle augmente beaucoup dans les mêmes circonstances que celle de la précédente.

La *tunique vaginale*, *élythroïde* ou *péritonéale* représente, comme toutes les membranes séreuses, une poche sans ouverture. En devant et extérieurement elle est revêtue par les deux tuniques dont je viens de parler ; en arrière elle se réfléchit sur l'épididyme, sur la tunique albuginée à laquelle elle adhère très-intimément et sur la partie antérieure et inférieure du cordon. Sa surface interne est lisse, polie, perspirable, en rapport avec elle-même. Cette membrane mince, diaphane, appartient presqu'autant, chez les jeunes sujets, au cordon qu'au testicule ; ce n'est qu'à l'époque de la puberté qu'elle abandonne presque entièrement le premier de ces organes en se déployant sur le second, qui éprouve alors un accroissement rapide de volume.

La disposition de cette membrane est très-différente avant que les testicules ne soient passés dans le scrotum, immédiatement après qu'ils y sont parvenus, et lorsque après la naissance il survient une hydrocèle ou une hernie inguinale congéniale.

La *tunique albuginée* étant une des parties constituantes des testicules, ne peut être décrite qu'avec ces organes.

Des testicules.

Les testicules (*didymi, testes, testiculi, colci*) sont deux organes glanduleux, vasculaires, ovoïdes, comprimés de droite à gauche, placés obliquement dans le scrotum au-devant de l'épididyme et de la partie inférieure du cordon testiculaire; leur usage est de sécréter le sperme.

On dit avoir trouvé trois, quatre, et même cinq testicules chez quelques sujets; mais il est facile de s'en laisser imposer pendant la vie par des tumeurs de l'épididyme, du cordon, ou du tissu cellulaire, ou bien par certaines hernies épiploïques. Il est moins rare de ne rencontrer qu'un seul de ces organes dans le scrotum, mais il est alors possible que le second soit resté dans l'abdomen.

Les testicules ne sont pas ordinairement situés à la même hauteur; le droit descend un peu moins bas que le gauche. Leur volume ordinairement égal des deux côtés, présente dans l'état sain beaucoup de variétés constitutionnelles ou accidentelles, indépendamment de celles qui sont en rapport avec l'âge des différens sujets. Leur consistance, leur pesanteur spécifique et leur rénitence sont assez grandes chez les adultes; mais chez la plupart des vieillards ils se flétrissent, s'amollissent; quelquefois même ils éprouvent une sorte d'atrophie.

La forme des testicules, la direction dans laquelle ils sont situés, peuvent y faire distinguer deux faces latérales légèrement convexes; un bord inférieur incliné en devant; un bord supérieur regardant en arrière, cotoyé par l'épididyme; enfin deux extrémités, l'une antérieure tournée en haut, l'autre postérieure dirigée en bas. Ils sont, en quelque sorte, suspendus dans cette situation par les cordons des vaisseaux spermatiques, et soutenus dans tout leur contour par les dartos, médiatement par le scrotum.

Les parties qui concourent à former les testicules sont une membrane fibreuse, des vaisseaux sécréteurs et efférens, des vaisseaux sanguins et lymphatiques, des nerfs du tissu cellulaire.

La *membrane fibreuse*, ou l'*albuginée* (*albuginea*, *tunica propria*, *membrana capsularis*, le *périteste*) est blanche, un peu moins épaisse que la sclérotique, demi-opaque, très-résistante; cependant elle est susceptible d'éprouver lentement une grande dilatation, ce que prouvent les engorgemens des testicules; elle est aussi pourvue d'une contractilité de tissu assez forte, aussi la voit-on se réduire à un petit noyau irrégulier, et expulser en quelque sorte hors de sa cavité les vaisseaux séminifères quand elle s'est rompue à la suite d'un abcès, ou qu'elle a été déchirée par quelque instrument tranchant ou contondant; cette membrane donne et conserve aux testicules leur forme, et les protège contre les atteintes des agens extérieurs.

Sa surface externe est revêtue par la partie postérieure de la tunique vaginale, et y adhère très-intimément. L'adhérence de ces membranes est cependant un peu moins forte dans le voisinage de l'épididyme.

Sa surface interne est appliquée immédiatement sur la substance du testicule. Elle donne naissance à un assez grand nombre de prolongemens filiformes ou aplatis, qui se dirigent tous vers le bord postérieur de l'organe où ils se terminent; ils partagent la cavité de l'albuginée en un certain nombre de loges triangulaires occupées par les vaisseaux séminifères, et soutiennent ces vaisseaux ainsi que les artères qui se ramifient dans leurs intervalles.

Cette surface présente aussi le long du bord postérieur du testicule une saillie oblongue un peu plus large supérieurement qu'inférieurement. C'est *le corps d'Hygmor* (*meatus seminarius; le sinus des vaisseaux séminifères :* Chaussier), décrit par quelques anatomistes comme un corps solide, par d'autres comme le réceptacle commun des vaisseaux séminifères, regardé par Swammerdam comme un assemblage d'artères et de veines, et dont l'existence chez l'homme est niée par De Graaf. On s'accorde maintenant à considérer cette saillie comme un renflement de l'albuginée, traversé obliquement vers sa partie supérieure par les vaisseaux efférens qui se rendent dans la tête de l'épididyme.

La substance ou le parenchyme du testicule,

offre au premier aspect l'apparence d'une sorte de pulpe molle, jaunâtre ou grisâtre, nuancée de rouge, partagée en plusieurs lobes par les prolongemens intérieurs de l'albuginée. Examinée avec plus de soin, elle paraît formée d'un grand nombre de filamens ténus, onduleux, très-flexueux, plus résistans que ne semble le comporter leur ténuité, n'offrant aucune ramification, ne communiquant point entre eux, unis par du tissu cellulaire très-fin, et sur lesquels on distingue des artères et des veines encore plus déliées. Ce sont là *les conduits* ou *les vaisseaux séminifères* (*ductus seminiferi*) dont *Monro*, d'après quelques calculs approximatifs, estime le diamètre à $\frac{1}{200}$ de pouce, le nombre à 300, la longueur totale à 5208 pieds, etc., et dans lesquels le sperme doit être sécrété. Ces conduits, trop ténus pour qu'on ait pu les injecter, s'ouvrent dans d'autres vaisseaux plus gros, moins nombreux que l'on nomme *efférens*, dans lesquels on peut assez facilement faire pénétrer du mercure. Ceux-ci s'anastomosent entre eux, et réunis en dix à douze troncs principaux, quelquefois en plus grand nombre, traversent, comme je l'ai dit, le corps d'Hygmor, forment lorsqu'ils en sortent de nombreuses flexuosités, en se terminant dans la tête de l'épididyme, dont ils doivent être considérés comme l'origine.

Les artères des testicules proviennent des

spermatiques. Celles-ci nées des parties latérales de l'aorte abdominale sous des angles très-aigus, d'un très-petit volume relativement à leur longueur, flexueuses dans la partie inférieure de leur trajet, fournissent des artérioles assez nombreuses au péritoine, au tissu cellulaire sous-péritonéal, au tissu cellulaire du cordon, à ses enveloppes, au conduit déférent, et cependant conservent à peu près le même calibre dans toute leur étendue, quelquefois même elles sont plus grosses inférieurement que supérieurement. Cette disposition, comme l'a fait observer *Haller*, peut dépendre de la pression latérale du sang sur leurs parois, ou bien de leur anastomose avec une artère spermatique accessoire provenant des capsulaires ou de l'épigastrique. Les artères spermatiques parvenues à quelque distance du testicule se divisent en deux branches, l'une destinée pour l'épididyme, l'autre pour le testicule. La branche testiculaire se partage ordinairement en deux ou trois rameaux qui traversent l'albuginée dans le voisinage de l'épididyme, et s'enfoncent transversalement dans la substance du testicule. Leurs divisions flexueuses et déliées suivent les cloisons de l'albuginée, et fournissent une multitude de ramifications capillaires aux vaisseaux séminifères.

Les membranes extérieures du testicule reçoivent encore d'autres artères provenant des épigastriques, des honteuses externes et des artères de la cloison.

Les veines spermatiques naissent dans l'épaisseur des testicules par des ramuscules très-déliées. Les premiers rameaux formés par leur réunion suivent les cloisons de l'albuginée, et sont plus nombreux que les artères qui leur correspondent. On voit assez souvent plusieurs d'entre eux s'anastomoser immédiatement sous cette membrane, et y former des troncs assez volumineux. Les profonds comme les superficiels traversent la membrane capsulaire le long du bord postérieur du testicule, et se réunissent bientôt aux veines de l'épididyme pour former le plexus pampinniforme.

Les lymphatiques des testicules sont très-nombreux. Ils naissent de la tunique vaginale, de l'albuginée, dans la substance même de ces organes, se réunissent à ceux de l'épididyme, forment de six à douze troncs qui remontent le long du cordon, accompagnent l'artère spermatique, et se terminent pour la plupart dans les glandes lombaires, où ceux d'un côté communiquent avec ceux du côté opposé.

Leurs *nerfs* sont fournis par les grands sympathiques, mais ils sont si déliés et si mous qu'il est impossible de les suivre jusqu'à leur terminaison.

De l'Epididyme (*epididymis super-geminalis, parastata*).

L'épididyme est un petit corps oblong, curviligne, renflé à ses deux extrémités, mince à sa partie moyenne, aplati de haut en bas, qui embrasse une partie de l'extrémité supérieure du testicule, et se prolonge jusque vers son extrémité opposée en cotoyant son bord supérieur.

Le lobe antérieur ou la tête de l'épididyme en est la partie la plus volumineuse. On remarque sur sa surface plusieurs saillies onduleuses. Elle adhère fortement au testicule, et reçoit les vaisseaux efférens de cet organe.

Son corps ou sa partie moyenne est quelquefois en contact immédiat, par son bord interne, avec le testicule; d'autres fois il en est légèrement distant. Dans l'un et dans l'autre cas il lui est uni par la tunique vaginale.

Son lobe postérieur ou sa queue adhère très-intimément au testicule, et se réfléchit en arrière et en haut en se continuant avec le canal déférent.

La tunique vaginale revêt, en se réfléchissant en dedans et en dehors vers l'albuginée, les portions de l'épididyme qui n'adhèrent point au testicule, et en passant de l'un sur l'autre, elle forme ordinairement entre eux deux sinuosités oblongues, triangulaires, adossées par leur sommet. Quelquefois on ne rençontre qu'une de ces sinuosités, ce qui doit avoir lieu quand l'épididyme est adhérent par son bord interne.

L'épididyme est formé par un canal grêle, à parois très-épaisses relativement à son calibre, replié un très-grand nombre de fois sur lui-même, et dont les flexuosités sont unies entre elles par la tunique vaginale et du tissu cellulaire très-serré. Monro a estimé à trente-un pieds sa longueur totale. Il reçoit des artérioles nombreuses de la spermatique, de l'épigastrique et des artères de la cloison. Ses veines se réunissent à celles du testicule. Ses lymphatiques en assez grand nombre se réunissent aussi à ceux de cet organe. La disposition de ses nerfs est encore peu connue.

Des Cordons spermatiques ou testiculaires (funiculi spermatici).

Ces cordons sont formés par l'artère spermatique, les veines du même nom, quelqu'autres vaisseaux sanguins d'un moindre volume, les lymphatiques, les nerfs de l'épididyme, du testicule, le canal déférent, du tissu cellulaire, et plusieurs membranes. Ils remontent d'abord presque verticalement jusque vis à vis la partie inférieure de la symphyse des pubis, se dirigent ensuite en dehors et en haut, et pénètrent dans l'abdomen par l'anneau et le canal inguinal, après avoir croisé l'artère épigastrique. Dès qu'ils ont franchi l'orifice interne de ce canal, les parties qui les constituent se séparent les unes des autres.

J'ai indiqué, en parlant du testicule, la disposition des membranes du cordon. Le tissu cellulaire qui concourt à le former ne contient que très-peu de graisse; ses cellules sont très-larges; il est très-extensible, n'a aucune communication avec celui du scrotum, et disparaît brusquement au niveau d'un léger rétrécissement circulaire, qu'offre le cordon à la hauteur du testicule.

On voit se ramifier dans ce tissu cellulaire des artérioles assez nombreuses fournies par les artères épigastrique, spermatique, capsulaire et sous-pelvienne.

L'artère et les veines spermatiques occupent la partie antérieure du cordon, accompagnés par les nerfs testiculaires.

Le conduit déférent (*ductus deferens*) est situé plus en arrière et un peu plus en dedans. Continu à l'extrémité inférieure de l'épididyme, il présente plusieurs flexuosités en remontant derrière le testicule. Lorsqu'il est parvenu dans l'abdomen il abandonne les autres vaisseaux du cordon, descend en arrière et en dedans, passe derrière l'artère ombilicale, et parvient sous la partie postérieure et inférieure de la vessie en croisant la direction de l'uretère au-devant duquel il est placé. Dans le reste de son trajet, il cotoie le bord interne de la vésicule séminale qui lui correspond, en se rapprochant du conduit déférent du côté opposé, sans communiquer avec lui ; et enfin il se termine derrière la prostate en s'abouchant avec la vésicule, et en se continuant avec le canal éjaculateur.

Le conduit déférent est assez grêle près de son origine ; dans sa partie moyenne, il a environ une ligne de diamètre ; il s'aplatit et devient plus volumineux sous la vessie. Ses parois de couleur blanchâtre, terne, ont une consistance très-grande ; sa cavité est très-étroite relativement à son volume. Il reçoit des ramifications assez nombreuses des artères dans le vosinage desquelles il est situé. Il est formé de deux membranes, l'une intérieure, muqueuse ; l'autre extérieure, dense, résistante, dont la nature et les propriétés sont encore inconnues.

Ses usages sont de transmettre dans la vésicule ou dans le conduit éjaculateur le sperme sécrété dans le testicule.

Disposition des testicules et de leurs annexes chez les fœtus et les enfans.

Les testicules sont ordinairement contenus jusque vers le septième mois de la grossesse dans la cavité abdominale ; quelquefois ils n'en sortent que pendant la durée du huitième ou du neuvième, ou même quelque temps après la naissance. Ils offrent de très-bonne heure la forme qu'ils doivent conserver par la suite, mais ils sont proportionnellement moins volumineux que les épididymes. On les trouve placés au devant des muscles psoas, derrière le péritoine, au-dessous de la partie inférieure des reins, sur les parties latérales des vertèbres lombaires et de l'intestin rectum, qui à cette époque n'est contenu qu'en partie dans l'excavation pelvienne. Les conduits déférens grèles et flexueux se dirigent de haut en bas vers le bas-fond de la vessie en croisant les muscles psoas. Les artères et les veines spermatiques ne parcourent qu'un trajet très-court pour se rendre aux testicules; cependant ces vaisseaux sont déjà très-longs, ce dont on peut facilement s'assurer en développant leurs flexuosités nombreuses.

De l'extrémité inférieure de chaque testicule, on voit naître une sorte d'appendice qui adhère aussi à l'épididyme, et qui est couvert en devant par le péritoine; il se porte vers l'anneau inguinal, et pénètre jusque dans le scrotum. Hunter lui a donné les noms de *gubernaculum testis*, de *ligament du testicule*. Suivant cet anatomiste, ce corps a la forme d'une pyramide renversée; il paraît être vasculaire et fibreux, peut-être même en partie musculaire, et formé par une portion du crémaster. Le Docteur F. Lobstein a remarqué que chez les fœtus de trois ou quatre mois le *gubernaculum testis* n'est qu'un filet mince, celluleux, plongé dans une substance muqueuse, et qu'il vient se terminer vers l'origine du corps caverneux du pénis; il a aussi constaté que vers l'âge de cinq à six mois, le testicule est parvenu derrière le canal inguinal, que le gubernaculum a perdu de sa longueur, et qu'il est devenu plus épais, surtout vers son extrémité supérieure. Il le considère d'ailleurs comme un cordon vasculaire, celluleux, solide, sur lequel on remarque quelques fibres musculaires détachées du muscle petit oblique qui se terminent insensiblement sur lui après un trajet assez court.

C'est ce cordon qui doit, en se raccourcissant, entraîner le testicule dans le scrotum; mais pour concevoir facilement les phénomènes qui accompagnent et suivent le déplacement de cet organe, il est important de se rappeler qu'il n'est uni au psoas que par du tissu cellulaire lâche; que le péritoine adhère très-intimément à sa surface antérieure, ainsi qu'à la partie antérieure et supérieure du gubernaculum; que cette membrane n'est unie aux reins, aux parois antérieures et postérieures de l'abdomen que par du tissu cellulaire très-extensible, et qu'en se réfléchissant de la paroi abdominale antérieure sur le gubernaculum elle se replie sur elle-même, et forme vis à vis l'orifice interne du canal inguinal un enfoncement infundibuliforme disposé à recevoir le testicule, et à le précéder jusqu'à ce qu'il soit parvenu dans la partie inférieure du scrotum.

Il doit résulter de là, 1°. qu'à mesure que le gubernaculum se raccourcit, par le rapprochement de son extrémité testiculaire de son extrémité scrotale, il entraîne avec lui vers le scrotum le péritoine qui le revêt antérieurement, et celui qui occupe le voisinage de l'orifice interne du canal inguinal : de sorte que cette membrane forme au devant de lui un prolongement assez ressemblant à un doigt de gant, terminé inférieurement en cul-de-sac, et à la partie postérieure duquel il adhère. 2°. Il résulte aussi des dispositions que j'ai rappelées, que le testicule obéissant à la traction exercée sur lui par son gouvernail, doit s'engager dans le canal inguinal, et franchir ensuite l'anneau du muscle grand oblique, entraînant aussi avec lui le péritoine qui le revêt en devant et sur les côtés, et continuant à attirer au dehors celui qui existe actuellement près de l'orifice interne du canal qui lui a livré passage. 3°. Il n'est pas moins certain que le prolongement du péritoine qui a accompagné le gubernaculum et le testicule, doit aussi se trouver appliqué sur la partie antérieure du cordon à mesure qu'il sort de l'abdomen ; que ce processus communique supérieurement avec la cavité péritonéale ; enfin qu'il se comporte à l'égard du cordon et du testicule comme une membrane séreuse, c'est-à-dire qu'il n'est en contact avec ces organes que par sa surface extérieure, et qu'il ne leur fournit qu'une enveloppe partielle : c'est celle que l'on nomme *tunique vaginale* ou *péritonéale*.

Lorsque le testicule a franchi l'anneau, cette ouverture dilatée momentanément par cet organe revient sur elle-même, et bientôt après la tunique vaginale se resserre, s'oblitère au-dessous d'elle, perd toute communication avec la cavité du péritoine, se sépare de cette membrane, paraît se convertir supérieurement en tissu cellulaire, et s'éloigne de l'anneau avec le testicule, à mesure que le cordon acquiert de la longueur ; cependant elle recouvre toujours la partie inférieure de ce faisceau vasculaire jusqu'à l'époque de la puberté. Il arrive assez souvent que cette tunique ne s'oblitère pas à sa partie supérieure ; sa cavité reste alors immédiatement continue à celle du péritoine. C'est cette disposition qui donne lieu aux hernies sus-pubiennes congéniales, dans lesquelles les viscères échappés de l'abdomen ont pour enveloppe immédiate la membrane séreuse du testicule, et se trouvent en contact avec lui.

Avant que les testicules ne soient sortis de l'abdomen, le scrotum ne présente extérieurement qu'une légère saillie; il ne paraît contenir qu'une petite quantité de tissu cellulaire lamelleux, blanchâtre; on n'y peut découvrir les dartos, et comme ces membranes offrent à peu près la structure vasculaire et celluleuse des *gubernaculum*, on a quelque raison de penser que ceux-ci les forment par leur épanouissement.

Les testicules ne prennent qu'un accroissement très-lent jusqu'à l'âge de la puberté; mais à cette époque leur volume s'accroît rapidement, et leur sensibilité devient beaucoup plus vive. Les épididymes deviennent aussi plus volumineux, tout en perdant de leur épaisseur proportionnelle; la tunique vaginale abandonne presqu'entièrement la partie inférieure du cordon; les cordons testiculaires et le canal déférent deviennent sensiblement plus gros; toutes les enveloppes des testicules et des cordons acquièrent plus d'épaisseur. Chez la plupart des vieillards le scrotum est habituellement flasque, les dartos ont perdu leur irritabilité, les veines spermatiques sont plus ou moins dilatées, le testicule ramolli est réduit à un petit volume.

Préparations anatomiques des testicules et de leurs annexes.

Comme les artères des testicules et de leurs enveloppes sont très-nombreuses et disposées de telle manière qu'elles sont susceptibles d'être intéressées dans plusieurs opérations chirurgicales, il est utile de les injecter, avant de procéder à la dissection de ces parties. L'injection pourra être poussée partiellement par l'iliaque primitive pour les vaisseaux du scrotum, du dartos, de la tunique vaginale, et par la spermatique pour ceux du cordon et du testicule: celle-ci devant pénétrer dans des vaisseaux capillaires, sera très-pénétrante. L'essence de térébenthine, l'esprit-de-vin colorés et le mercure sont ordinairement employés à cet usage.

Après avoir étudié la disposition extérieure du scrotum, on pourra introduire un tube sous la peau, et insuffler le tissu cellulaire sous-scrotal. On démontre par cette expérience la communication facile de toutes ses cellules; leurs communications avec le tissu cellulaire sous-cutané du pénis, de l'abdomen, des cuisses; leur isolement du tissu cellulaire des cordons.

On pratiquera ensuise à la peau une incision superficielle depuis l'angle supérieur de l'anneau sus-pubien jusqu'à la partie inférieure, antérieure et latérale du scrotum. Les bords de cette incision seront disséqués avec précaution, et renversés en sens opposé pour mettre à découvert l'un des dartos.

Celui-ci sera lui-même incisé dans la même direction que les tégumens; au-dessous de lui on trouvera la tunique commune du cordon et du testicule, et la cloison médiane du scrotum sera apparente par l'une de ses faces.

On continuera la préparation en disséquant soigneusement la partie inférieure du muscle grand oblique ainsi que son anneau, afin de voir l'origine de la tunique commune du cordon et du testicule; on isolera cette tunique en devant et sur les côtés, et après y avoir pratiqué une petite ouverture, on remplira sa cavité avec de l'air ou avec un liquide quelconque pour reconnaître ses limites, sa largeur, et sa texture. En la fendant suivant sa longueur, on acquerra la conviction qu'elle ne communique pas avec la tunique vaginale, et qu'elle embrasse supérieurement tout le contour de l'anneau.

Il faudra ensuite étudier le muscle crémaster mis à nu, et isoler la surface extérieure de la tunique vaginale dans toute son étendue. Cette membrane sera incisée en devant et de haut en bas comme les précédentes; on observera avec attention la disposition qu'elle offre en se réfléchissant sur l'épididyme, et en passant de cet organe sur le testicule.

La forme de cet organe ayant été étudiée, il faudra fendre, sur son bord inférieur, la tunique albuginée, et renverser lentement les bords de l'incision en sens opposé. On aperçoit ainsi une portion des prolongemens intérieurs de cette membrane, les faisceaux des vaisseaux séminifères, et ceux des vaisseaux sanguins du testicule qui sont remplis de sang ou d'injection.

On essayera de développer quelques-uns des vaisseaux séminifères, avec la pointe d'un stylet ou d'une épingle, après avoir fait macérer pendant quelque temps le testicule ouvert dans de l'eau tiède. On peut aussi le plonger dans de l'eau alkoolisée ou acidulée, afin d'augmenter la consistance de ces filamens vasculaires. La macération dans une solution légèrement alcaline les sépare plus promptement les uns des autres, mais elle a l'inconvénient de les ramollir. En raclant lentement avec le manche d'un scalpel la substance d'un testicule, on peut conserver la plupart des cloisons de l'albuginée. De Graaf indique pour les voir dans leurs rapports avec les vaisseaux séminifères, une coupe transversale faite à la partie moyenne du testicule ; elle peut aussi servir à démontrer que le corps d'Higmor n'offre pas dans son épaisseur un réceptacle commun à tous ces vaisseaux.

Si l'on introduit dans le canal déférent l'extrémité d'un long tube rempli de mercure, ce métal, après avoir rempli l'épididyme, pénètre dans les vaisseaux qui traversent le corps d'Higmor : mais quelles que soient les précautions que l'on prenne en faisant l'injection par l'artère spermatique, on ne la voit jamais pénétrer de ses ramifications capillaires dans les conduits séminifères, quoiqu'on ne révoque point en doute leur communication.

Il n'est pas toujours aisé de voir les lymphatiques du testicule et de l'épididyme. On est cependant assez souvent parvenu à les injecter en poussant des liqueurs très-tenues par l'artère spermatique après avoir lié les veines du cordon. On les a aussi rendus apparens en injectant le conduit déférent, en poussant avec force de l'air dans la substance du testicule légèrement contuse, ou bien encore en faisant macérer quelque temps cet organe dans de l'eau colorée.

La structure de l'épididyme est plus facile à démontrer que celle du testicule : on injecte du mercure par le canal déférent, et après y avoir pratiqué une ligature, on laisse le testicule et l'épididyme macérer jusqu'à ce que la putréfaction ait détruit les brides celluleuses qui unissent entre elles les flexuosités de ce canal. Cette préparation ne pouvant être terminée qu'au bout d'un temps assez long, on peut y suppléer par les expériences proposées par Monro, qui démontrent également que ce corps n'est qu'un conduit tortueux : elles consistent à pratiquer une ligature, ou à faire une petite incision sur une partie quelconque de sa longueur, et à pousser ensuite du mercure par le canal déférent : cette substance s'arrête entièrement au-dessous de la ligature, ou s'échappe par la petite incision.

Si on coupe totalement l'épididyme en travers, et qu'on l'injecte comme je viens de l'indiquer, l'injection ne s'écoule que par un seul orifice très-étroit.

Après s'être occupé du testicule et de l'épididyme, on disséquera la portion scrotale du cordon ; on le suivra dans le canal inguinal, en observant soigneusement ses rapports avec l'artère épigastrique et l'arcade fémorale, et enfin on ouvrira latéralement le bassin, si on ne l'a pas encore fait, pour mettre totalement à découvert le canal déférent.

Le procédé le plus expéditif pour trouver et suivre le *gubernaculum testis* consiste à ouvrir transversalement l'abdomen au-dessous de l'ombilic, et à renverser les intestins sur l'un des côtés de la colonne vertèbrale. Il faut ensuite tirer en bas le scrotum, pendant que l'on soulève le lambeau inférieur de l'incision ; le gubernaculum, couvert par le péritoine, se tend et fait saillie ; sa portion abdominale s'engage dans le canal inguinal entraînant avec elle un prolongement de cette membrane, et le testicule descend lui-même en obéissant à la traction exercée sur lui. Si l'on fend avec précaution le canal inguinal et le scrotum, on aperçoit le *processus vaginalis* du péritoine se terminer en cul-de-sac, et l'on parvient à l'extrémité inférieure du gubernaculum.

§. II.

Des vésicules séminales et des canaux éjaculateurs.

Les vésicules séminales (*vesiculæ seminales vel seminariæ*) sont deux réservoirs membraneux irrégulièrement conoïdes, aplatis de haut en bas, bosselés sur tout leur contour, entourés d'une assez grande quantité de tissu cellulaire, d'artères, de veines, situés obliquement de dehors en dedans et de haut en bas au-dessous du péritoine entre la vessie et le rectum, derrière la prostate, en dehors des conduits déférens, et en dedans des muscles releveurs de l'anus. Ces vésicules sont très-éloignées l'une de l'autre supérieurement, tandis qu'inférieurement leurs sommets ne sont séparés que par les conduits déférens. Elles n'ont d'ailleurs entre elles aucune communication.

Vésale paraît avoir connu leur structure, mais les recherches de Haller et de Monro l'ont encore mieux fait connaître. Chacune d'elles est composée d'un canal flexueux, terminé supérieurement en cul-de-sac, qui donne latéralement naissance à des appendices, simples ou composées, dont le nombre varie de quatre à vingt. Les flexuosités du canal principal et ses appendices sont très-rapprochées les unes des autres, et unies entre elles par du tissu cellulaire filamenteux serré.

Les vésicules sont entièrement dépourvues de fibres musculaires; elles sont formées de deux membranes : l'une extérieure est blanchâtre, celluleuse et assez dense; l'autre intérieure appartient au système muqueux, et présente des villosités très-nombreuses, réticulées et très-fines. Leurs vaisseaux sanguins et lymphatiques proviennent des hypogastriques, et leurs nerfs du plexus du même nom.

Le sommet de chaque vésicule se prolonge sous la forme d'un canal long d'une ligne et demie à deux lignes, qui se réunit à angle très-aigu à l'extrémité inférieure du conduit déférent pour donner naissance au canal éjaculateur.

Lorsque l'on ouvre une vésicule, il s'en écoule, en quantité plus ou moins considérable, un fluide opaque, épais, jaunâtre, répandant l'odeur de sciure d'ivoire : c'est un mélange de sperme et de mucosités exhalées par la membrane muqueuse. L'intérieur de la vésicule paraît, après cette section, composé de cellules nombreuses adossées les unes aux autres, et séparées par des cloisons assez minces.

Lorsqu'on se propose de développer les vésicules séminales, il faut, après en avoir exprimé le liquide dont je viens de parler, les injecter avec de la cire ou du suif par le canal déférent, et les faire ensuite macérer jusqu'à ce que le tissu cellulaire, qui unit leurs bosselures, soit presque entièrement détruit.

Ces réservoirs membraneux destinés à contenir momentanément le sperme, et peut-être à contribuer à son excrétion par la contraction de leur tunique extérieure, sont très-peu développés et vermiformes jusqu'à l'âge de la puberté. Chez les vieillards, on les trouve quelquefois assez larges, mais affaissés, et d'autres fois réduits à un petit volume.

Les canaux éjaculateurs (*ductus ejaculatorii*) formés, comme je l'ai dit précédemment, par la réunion des canaux déférens avec les petits conduits des vésicules, sont situés parallèlement l'un à l'autre dans l'épaisseur de la prostate, et au-dessous du canal de l'urèthre, dans lequel ils s'ouvrent après un trajet d'environ un pouce. Leurs orifices très-étroits et oblongs, sont situés sur les parties latérales et antérieures de la crête urétrale. Ces canaux sont plus larges en arrière qu'en avant, et on parvient toujours facilement à les sonder en introduisant un stylet délié ou une soie de sanglier par la partie inférieure du conduit déférent; mais il ne faut les disséquer qu'après avoir étudié l'urèthre.

§. III.

Du Pénis et de ses Annexes.

Le pénis (*la verge, membrum virile, mentula*) est un organe cylindroïde, membraneux et vasculaire, érectile, pourvu de plusieurs muscles, situé à la partie inférieure et antérieure de l'abdomen au-dessous et au-devant de la symphyse des pubis, essentiellement destiné à servir à l'excrétion du fluide séminal et de l'urine.

Sa forme, ses dimensions, ses courbures sont différentes dans son état de flaccidité et pendant l'érection; il offre aussi, sous ces divers rapports, des variétés individuelles assez nombreuses : quelques-unes d'entre elles peuvent influer sur le mécanisme de ses fonctions (1).

On y distingne une base ou racine insérée aux os du bassin et surmontée par le pénil; une extrémité libre sur laquelle on remarque l'orifice de l'urèthre; une face dorsale ou supérieure, et une face scrotale ou inférieure.

Les parties qui concourent à le former sont un prolongement des tégumens, du tissu cellulaire; un ligament suspenseur, le corps caverneux, l'urèthre, le gland, des muscles, des vaisseaux et des nerfs.

La peau du pénis a peu d'épaisseur, et contient

(1) Fabric. Hilden. *Centur.* VI, *obs.* LXI.

cependant un assez grand nombre de follicules sébacés. Elle n'est unie que très-lâchement au corps caverneux et à l'urèthre par une couche de tissu cellulaire lamelleux, entièrement dépourvu de graisse, et qui communique immédiatement avec celui du scrotum. Parvenue à l'extrémité libre du pénis, la peau se refléchit sur elle-même, de devant en arrière, jusque derrière la base du gland, en prenant un autre aspect devenant plus mince, plus rouge, plus humide, plus sensible. C'est ainsi qu'elle forme le *prépuce* (*preputium*) auquel on distingue une lame extérieure ou cutanée et une lame interne ou muqueuse très-faiblement unies entre elles ; un sommet plus ou moins alongé, qui offre une ouverture dont les dimensions sont aussi très-variables ; enfin une base dont les limites se trouvent à une ligne ou deux derrière le gland.

Le prépuce est uni à la partie antérieure et inférieure de l'urèthre par un repli bilaminé de sa membrane interne désigné sous le nom de frein (*frenulum penis*).

Du Ligament suspenseur du Pénis.

Dès que l'on a enlevé les tégumens de cet organe, on observe entre sa racine et la partie antérieure et inférieure de la symphyse des pubis un faisceau membraneux triangulaire aplati transversalement, dont les fibres s'insèrent et s'épanouissent inférieurement sur le corps caverneux: c'est le *ligament suspenseur*. Il paraît être fibro-celluleux chez la plupart des sujets; mais j'ai vu plusieurs fois des fibres musculaires entrer dans sa composition. Ses usages sont de soutenir la base du pénis; et lorsqu'il contient des fibres musculaires, il peut entraîner cet organe avec plus de force vers la paroi antérieure de l'abdomen.

Du Corps caverneux.

Le corps caverneux (*corpora cavernosa, spongiosa, nervosa*) forme à peu près les deux tiers du volume du pénis, en détermine spécialement la consistance, embrasse la partie supérieure de l'urèthre, et s'étend de la partie antérieure et interne des tubérosités ischiatiques jusque dans l'épaisseur du gland.

La plupart des anatomistes ont décrit deux corps caverneux adossés latéralement l'un à l'autre; mais il n'en existe qu'un seul (1), auquel on distingue deux racines, une extrémité antérieure, une face supérieure ou dorsale, et une face uréthrale.

Ses racines sont fixées à la lèvre interne du bord inférieur des branches des ischium et des

(1) Telle est l'opinion de Sabatier, de MM. Chaussier et Roux.

pubis, et recouvertes en dedans par les muscles ichio-caverneux : elles sont conoïdes, légèrement aplaties et très-grèles à leur origine. Parvenues au-devant de la partie antérieure et inférieure de la symphyse du pubis, elles s'unissent entre elles, et s'adossent en même temps à la partie supérieure de l'urèthre.

Son extrémité antérieure représente un cône tronqué, embrassé obliquement par le gland.

Sa face supérieure donne insertion au ligament suspenseur, et ne présente qu'un sillon large et superficiel occupé par les artères et les veines dorsales du pénis.

Sa face uréthrale offre aussi un sillon : il est plus profond et loge la partie supérieure de la portion spongieuse de l'urèthre. Du tissu cellulaire filamenteux serré l'unit à ce canal.

Le corps caverneux est essentiellement composé d'une membrane fibreuse d'un tissu spongieux, et de vaisseaux sanguins.

La membrane fibreuse est épaisse, blanche, résistante, jouissant de l'extensibilité, et plus particulièrement encore de la contractilité de tissu. Il faut remarquer qu'elle est assez mince sur les racines du corps caverneux, qu'elle offre encore moins d'épaisseur dans ses portions qui sont en rapport avec le gland et avec l'urèthre, et qu'elle y offre des ouvertures assez nombreuses traversées par des vaisseaux sanguins.

Les fibres dont elle est composée sont pour la plupart longitudinales ; elles s'entrelacent en arrière avec le périoste et avec les aponévroses des muscles insérés au bord inférieur des os des îles ; en devant, elles forment un tissu inextricable.

La cavité de cette membrane est partagée en deux portions latérales par une cloison médiane qui commençant au-devant de la symphyse des pubis, ne se prolonge pas jusqu'à l'extrémité antérieure du corps caverneux : à quelque distance du gland on ne trouve plus à sa place que quelques faisceaux fibreux aplatis, qui laissent entre eux des intervalles plus ou moins larges.

Le tissu spongieux remplit toute la cavité de la membrane fibreuse, et adhère intimément à sa surface interne. Ce tissu paraît composé de filamens et de petites lames qui forment, en s'entrecroisant, une multitude de cellules communiquant toutes entre elles, et dans lesquelles on trouve toujours une quantité plus ou moins considérable de sang.

Quelques anatomistes modernes n'admettent pas l'existence de ces cellules intermédiaires aux artères et aux veines, et considèrent le tissu spongieux comme un lacis très-serré de vaisseaux capillaires, pour la plupart veineux.

Les artères du corps caverneux proviennent de la branche profonde de la sous-pelvienne, et occupent le centre de chacune de ses moitiés latérales.

Elles ont entre elles des anastomoses nombreuses, et elles communiquent aussi avec les artères du gland et de la portion spongieuse de l'urèthre.

Ses veines suivent le trajet des artères, mais elles sont beaucoup plus volumineuses.

On trouve des nerfs assez nombreux sur la surface extérieure de la membrane du corps caverneux, mais ils ne paraissent pas pénétrer dans son épaisseur.

De l'Urèthre.

L'urèthre (*urethra*) est chez l'homme un canal à parois spongieuses, membraneuses, folliculeuses, long de neuf à douze pouces, présentant plusieurs courbures dans sa longueur, s'étendant depuis le col de la vessie jusqu'à l'extrémité du gland, et recevant dans son trajet les canaux éjaculateurs, les excréteurs de la prostate et ceux de quelques autres follicules muqueux.

Ce canal présente quatre portions distinctes les unes des autres par leurs connexions, leur structure, leur direction.

La première, voisine de la vessie, longue de quinze à dix-huit lignes, traverse la prostate obliquement de haut en bas et d'arrière en avant. On la nomme portion *prostatique;* ses parois sont par elles-mêmes assez minces, mais elles sont soutenues par le tissu de la prostate, surtout inférieurement.

La seconde, nommée membraneuse, correspond en bas et en arrière au rectum auquel elle est unie par du tissu cellulaire : supérieurement et en devant, elle est en rapport avec le tissu cellulaire qui occupe l'intervalle situé entre la vessie et le corps des pubis ; elle avoisine aussi la partie inférieure de la symphyse de ces os et les fibres antérieures des muscles releveurs de l'anus. Sa longueur est de huit à dix lignes.

La troisième est un renflement ovoïde connu sous le nom de *bulbe de l'urèthre* (*bulbus urethræ*). Elle est un peu moins longue que la précédente avec laquelle elle forme une courbure qui embrasse la partie inférieure de la symphyse sans la toucher immédiatement. Les muscles bulbo-caverneux la recouvrent inférieurement ; elle correspond en haut à la réunion des racines du corps caverneux ; ses parois sont épaisses et très-spongieuses.

La quatrième a reçu la dénomination de *spongieuse*. Continue au bulbe en arrière, et offrant à peu près la même organisation , elle s'épanouit antérieurement pour former le gland. Elle est en rapport avec la cloison du scrotum, la peau , le sillon inférieur du corps caverneux , et décrit immédiatement au-devant de la symphyse une courbure qui s'efface lorsque la verge s'érige ou qu'on la renverse vers l'abdomen.

Le canal de l'urèthre n'offre pas dans toute son

étendue la même largeur. Assez dilaté près de son embouchure dans la vessie, il se ressert ensuite et se dilate de nouveau dans la prostate; quelquefois il y est rétréci par la crête uréthrale trop saillante, ou par le tissu de la prostate engorgée. La portion membraneuse est naturellement plus étroite que toutes les autres; c'est elle aussi qui est le plus souvent affectée de retrécissement organique.

Le bulbe et la portion spongieuse ont une largeur uniforme jusqu'à quelque distance de la base du gland. Sous cette partie, l'urèthre offre une dilatation que l'on nomme fosse naviculaire (*fossa ovalis, navicularis*), et enfin il se termine par un orfice étroit, longitudinal, dirigé de devant en arrière.

On remarque dans toute la longueur du canal de l'urèthre deux lignes médianes, blanchâtres, l'une supérieure, l'autre inférieure, et dans les portions membraneuse et spongieuse, seulement, des rides longitudinales qui s'effacent lorsqu'on étend la muqueuse qui les forme. Ces rides ne se prolongent pas dans la fosse naviculaire, mais on y découvre un grand nombre de petits trous qui communiquent avec des lacunes obliques, connues sous le nom de *sinus muqueux de Morgagni.* D'autres sinus de même nature, mais moins nombreux, existent dans le reste de la portion spongieuse et au niveau du bulbe; il en est parmi eux d'assez larges pour recevoir le bec d'une algalie déliée. C'est aussi dans la portion bulbeuse que s'ouvrent les conduits des glandes de Cowper. Plus en arrière, dans la portion prostatique, se rencontrent la crète uréthrale, les orifices des vaisseaux éjaculateurs et des excréteurs de la prostate.

La crète uréthrale (*veru montanum*, *caput gallinaginis*) est une saillie oblongue, longue d'un pouce environ, arrondie et continue en arrière avec la luette vésicale, et très-mince antérieurement. Cette saillie est formée par la membrane muqueuse de l'urèthre, et contient dans sa portion postérieure une grande lacune qui s'ouvre par une fente étroite assez longue.

Les orifices des vaisseaux éjaculateurs sont situés sur les parties latérales antérieures de cette crète; ils sont très-étroits, régardent en dehors et sont dépourvus de valvule.

L'urèthre est essentiellement formé de deux membranes, et d'un tissu spongieux qui occupe l'intervalle qu'elles laissent entre elles dans une partie de sa longueur.

La membrane extérieure paraît être celluleuse; son épaisseur est peu considérable dans les portions prostatique et membraneuse, mais elle augmente sensiblement sur le bulbe et la portion spongieuse. C'est d'elle que l'urèthre emprunte sa forme et sa résistance.

La membrane intérieure appartient au système muqueux ; elle est rouge près de l'orifice du canal, blanchâtre dans le reste de son étendue, plissée sur elle-même dans une partie de sa longueur, pourvue d'un grand nombre de follicules, et douée d'une sensibilité exquise, surtout dans la fosse naviculaire.

Le tissu spongieux intermédiaire à ces deux membranes forme d'abord le bulbe, saillie beaucoup plus apparente inférieurement que sur les côtés, et qui ne se prolonge pas sur la partie supérieure de l'urèthre. Il s'étend de là dans toute la longueur de la portion spongieuse, dans l'épaisseur de laquelle il est moins abondant, surtout au-dessous des corps caverneux : parvenu sous la fosse naviculaire, il s'y amincit et semble se réfléchir en haut et en arrière pour former le gland.

Les artères de l'urèthre sont nombreuses et proviennent des branches de l'hypogastrique, surtout de la honteuse interne. Les plus volumineuses pénètrent dans le bulbe. Ses veines suivent le trajet des artères. Ses lymphatiques se rendent, pour la plupart, dans les plexus inguinaux, les autres dans le plexus hypogastrique. Il reçoit ses filets nerveux du nerf honteux et du petit sciatique.

Du Gland (balanus, glans).

Le gland forme l'extrémité du pénis et se présente sous la forme d'un cône tronqué, aplati inférieurement, et dont la base est coupée très-obliquement de haut en bas et d'arrière en avant.

Le contour de sa base, que l'on nomme aussi sa *couronne*, est très-saillant et présente un grand nombre de papilles plus ou moins developpées chez les différens sujets : sur son sommet on remarque l'orifice de l'urèthre, et immédiatement au-dessous un petit sillon qui se prolonge sur sa face inférieure et qui donne insertion au frein.

La fosse naviculaire occupe la partie inférieure médiane de cette partie, tandis que le corps caverneux se termine dans l'épaisseur de la portion supérieure de sa base et y adhère intimement.

La membrane interne du prépuce, après s'être réfléchie sur la partie antérieure des corps caverneux, se déploie sur le gland, et adhère au tissu spongieux qui le forme. Elle n'est pas seulement papillaire, elle est encore folliculeuse. Sa sensibilité est très-vive surtout chez les jeunes sujets. Le tissu spongieux du gland ni celui de l'urèthre ne paraissent pas ordinairement avoir de communication avec celui des corps caverneux, quoique leurs vaisseaux s'anastomosent.

Des Muscles du Pénis.

Ces muscles sont les bulbo et ischio-caverneux. On pouvait encore considérer comme tels, sous plusieurs rapports, les transverses du périnée : les uns et les autres ont été décrits dans la *Myotomie.*

De la Prostate (prostata, glandula parastata).

La prostate est un organe folliculeux qui a la forme d'un cône tronqué, comprimé de haut en bas, légèrement échancré à sa base. Elle embrasse la partie antérieure du col de la vessie, et la portion postérieure du canal de l'urèthre. Sa face supérieure est en rapport avec le ligament inférieur de la vessie. Sa face inférieure correspond au rectum qui y adhère par du tissu cellulaire assez serré, et la déborde latéralement quand il est distendu par des matières fécales. Ses parties latérales touchent les releveurs de l'anus ; sa base inclinée en haut et en arrière embrasse la partie antérieure du col de la vessie ; elle avoisine l'extrémité inférieure des vésicules séminales et des canaux déférens. Son sommet se termine quelquefois brusquement derrière la portion membraneuse de l'urèthre, et d'autres fois semble se prolonger insensiblement sur elle.

La prostrate est traversée d'arrière en avant

par l'urèthre qui est beaucoup plus voisin de sa face supérieure que de l'inférieure ; elle est aussi traversée, dans la même direction, par les canaux éjaculateurs situés un peu plus bas, et elle est unie à ces trois canaux par du tissu cellulaire serré.

Le tissu de la prostate est très-dense, blanc, grisâtre, extensible, quoique assez facile à déchirer, et peu sensible dans l'état naturel. Il paraît être formé par du tissu cellulaire et des follicules muqueux. Leurs canaux excréteurs forment de huit à douze petits troncs obliques en haut, en devant et en dedans, qui viennent s'ouvrir sur la surface de la crête urèthrale, et dans les deux petites fosses qui se trouvent sur ses parties latérales.

Le fluide fourni par la prostate est épais, blanchâtre, demi-transparent, visqueux. Ses usages sont de lubrifier l'urèthre.

Des Glandes de Cowper.

(*Glandulæ rotundæ - novæ - minores - inferiores. Glandes accessoires.*)

On a donné ces différens noms à deux petits groupes ovoïdes ou arrondis de follicules muqueux, rougeâtres, situés derrière le bulbe de l'urèthre et ses vaisseaux, au-devant de la prostate, à la partie interne des racines du corps caverneux. Leurs canaux excréteurs obliques en devant et en dedans s'ouvrent dans la portion bulbeuse.

Plusieurs anatomistes ont encore décrit d'autres glandes accessoires situées dans le voisinage du bulbe : leur existence n'est pas constante.

Disposition du Pénis et de ses annexes chez les enfans et les vieillards.

Le pénis paraît proportionnellement très-développé chez les enfans nouveau-nés ; mais cette apparence n'est due qu'à la longueur du prépuce, et au peu de saillie du scrotum. L'ouverture du prépuce est souvent très-étroite et le frein très-long. La substance spongieuse du corps caverneux et de l'urèthre ne reçoit que peu de sang. La portion de l'urèthre située derrière la symphyse est très-oblique en haut et en arrière, disposition qui persiste jusque vers l'âge de la puberté, et dont il est important de tenir compte dans les opérations du cathétérisme et de la taille.

Chez les vieillards, la membrane muqueuse de ce canal est flasque, facile à déchirer, et on la trouve gorgée de sang chez les sujets hémorroïdaires.

La prostate est quelquefois très-dure ; d'autres fois son tissu s'est ramolli, flétri. La membrane du corps caverneux devient très-épaisse, mais jamais elle n'éprouve la dégénérescence cartilagineuse ou osseuse que l'on observe si souvent dans d'autres parties du système fibreux.

Préparation du Pénis, etc.

Il faut inciser les tégumens du pénis le long de sa face dorsale depuis sa base jusqu'à l'extrémité du prépuce, afin de pouvoir étudier leur disposition, ainsi que celle du tissu cellulaire, des vaisseaux, des nerfs qui leur sont subjacens.

On mettra à découvert le ligament suspenseur situé entre la symphyse et le corps caverneux, en enlevant le tissu cellulaire qui correspond à ses faces; après quoi on disséquera les muscles du périnée, et on conservera, si faire se peut, les branches principales des nerfs et des vaisseaux honteux. Vous introduirez ensuite une algalie dans l'urèthre, en lui faisant suivre sans effort les courbures de ce canal, dont vous observerez soigneusement les connexions hors du bassin et dans l'intérieur de cette cavité.

Cela fait, vous pourrez, sans inconvénient, scier le côté du bassin conservé intact jusque-là, et séparer du tronc les parties génitales avec la vessie et le rectum. Après avoir insufflé la vessie, si cela est encore possible, vous acheverez de disséquer les vésicules séminales, et vous introduirez un tube dans l'une des racines du corps caverneux ou dans le bulbe de l'urèthre pour y pousser de l'air ou y injecter de l'eau, afin de vous assurer que le tissu spongieux du corps caverneux, ne communique pas avec celui de l'urèthre et du gland.

Il faudra inciser le corps caverneux suivant sa longueur et en dehors pour mettre à découvert son tissu spongieux, et après en avoir exprimé le sang ou l'avoir enlevé par des lotions répétées, vous observerez la disposition de sa cloison médiane.

La symphyse sera fendue, et l'urèthre sera ouvert par sa paroi supérieure jusqu'au col de la vessie, pour procéder à l'étude de la cavité de ce canal, de la structure de ses parois et de celle du gland. En parcourant avec la pointe d'un stylet la surface interne de la cavité de l'urèthre, on rencontrera les orifices de ses lacunes muqueuses; on les trouve aussi très-facilement, ainsi que les excréteurs de la prostate, en soufflant avec un tube sur cette même surface.

On parviendra plus facilement et plus sûrement dans le canal éjaculateur, en le sondant par le canal déférent, et on le mettra à découvert en incisant le tissu de la prostate de haut en bas, et dans la direction du stylet.

Il faut déchirer le parenchyme de la prostate pour bien voir sa structure, et l'on soulevera avec précaution les muscles bulbo-caverneux pour trouver les glandes de Cowper.

Si l'on veut préparer un pénis pour le conserver, il faut injecter de l'air, ou mieux encore du mercure par l'une des racines du corps caverneux, et par le bulbe de l'urèthre, et maintenir distendu l'urèthre avec une grosse algalie. Lorsque la dessiccation est achevée, on laisse écouler le mercure, et si l'on fend alors latéralement le gland et le corps caverneux, on voit distinctement le cul-de-sac arrondi que celui-ci forme à son extrémité antérieure. On distingue aussi très-bien cette disposition, lorsqu'on fait par le bulbe de l'urèthre, et par le corps caverneux, deux injections de couleur différente, soit avec de la cire, soit avec du suif.

---

(1) Auteurs principaux à consulter :

De Graaf : *de Virorum organis.*

Ruysch : *Thesauri anatomici.*

Cowper : *Glandulæ urethræ.*

Morgagni : *Advers. anatom.*

J. Hunter : *Observations sur l'état des testicules dans le fœtus et sur la hernie de naissance.* Cette dissertation se trouve dans le tome II des Mémoires de Chirurgie de G. Arnaud.

Arnaud : *Mémoires sur les différences locales des testicules et sur les hermaphrodites.*

Monro : *de Testibus et semine in variis animalibus.*

Haller : *Opuscula pathologica.* = *Elementa physiolog.* tom. VII.

Lobstein : *Dissertation sur la Hernie congéniale.*

Des Organes génitaux de la Femme.

La plupart des anatomistes rapportent ces organes à trois séries, en les classant d'après leur situation et leurs usages : les ovaires et les trompes forment la première ; l'utérus et ses annexes appartiennent à la seconde ; le vagin et la vulve à la troisième.

Des Ovaires (*testes muliebres. Ovaria :* Stenon).

Les ovaires sont deux organes parenchymateux vasculaires, ovoïdes, comprimés sur deux faces, de couleur rouge-pâle, d'une densité assez grande, à peu près du volume d'un petit œuf de pigeon, situés dans l'épaisseur des replis postérieurs des ligamens larges de l'utérus.

L'extrémité externe des ovaires donne insertion à l'une des franges principales du pavillon de la trompe utérine. Leur extrémité interne est continue avec un cordon grêle, fibro-vasculaire, qui va se terminer dans la substance de l'utérus, derrière l'insertion de la trompe. Ce cordon, auquel on donne le nom de *ligament de l'ovaire*, est situé, comme cet organe, dans l'épaisseur du ligament large ; il est solide dans toute sa longueur, et c'est donc à tort que quelques anato-

Camper : *Icones herniarum.*
Cuvier : *Anatomie comparée.*

mistes l'ont considéré comme un canal excréteur. La surface des ovaires présente des bosselures arrondies, séparées par des sinuosités peu profondes. On y remarque ordinairement aussi des petites cicatrices ou des petites brides chez les femmes encore jeunes qui ont eu des enfans.

Le péritoine revêt immédiatement les deux faces, le bord supérieur et l'extrémité externe des ovaires; leur bord inférieur reste en rapport dans le ligament large avec du tissu cellulaire et des vaisseaux nombreux. Lorsque l'on a enlevé avec précaution cette membrane, on trouve au-dessous d'elle une couche dense de tissu cellulaire filamenteux et lamelleux, qui forme à ces organes une tunique capsulaire dont la surface interne donne naissance à un assez grand nombre de prolongemens que l'on peut suivre dans leur parenchyme.

La nature de ce parenchyme est encore peu connue; lorsqu'on le déchire, il paraît composé de lobules celluleux, vasculaires, et de petites vésicules arrondies, à parois membraneuses, vasculaires, transparentes, de la grosseur d'un grain de millet ou d'un volume un peu plus considérable, dont le nombre varie ordinairement de quinze à vingt. Elles sont remplies d'un fluide albumineux, incolore ou jaunâtre, et autour d'elles les ramifications vasculaires paraissent être plus nombreuses et plus déliées.

Les vaisseaux des ovaires proviennent des artères et des veines spermatiques; leurs nerfs très-déliés sont fournis par les plexus rénaux; leurs lymphatiques s'ouvrent dans les glandes lombaires, ou se réunissent à ceux des reins.

Avant la naissance, et dans les premières années de la vie, les ovaires sont très-petits, vermiformes ou aplatis, et situés au-devant des muscles psoas. Leur surface n'est pas bosselée; on ne peut encore trouver de vésicules dans leur substance. Chez les femmes avancées en âge, ils deviennent plus petits, plus durs, de couleur grisâtre; leurs vésicules disparaissent, et l'on ne trouve plus à leur place que de petits tubercules raccornis, ayant quelquefois l'apparence cartilagineuse.

Peu de temps après la conception, on remarque sur l'un des ovaires une petite tache de couleur jaune-rougeâtre, que l'on a nommée *corpus luteum*, et que l'on considère comme le produit de l'inflammation qui a lieu lorsque les enveloppes de l'organe se déchirent pour donner issue au fluide contenu dans l'une de ses vésicules. Cette tache jaune disparaît avant la fin de la grossesse, et il ne reste à la place qu'elle occupait qu'une légère cicatrice.

Pendant la gestation, les ovaires deviennent plus volumineux, plus mous, reçoivent plus de sang, et se rapprochent des parties latérales inférieures de l'utérus.

Des Trompes utérines.

(*Tubæ; tubæ uterinæ; tubæ fallopianæ; vasa deferentia mulieris sive oviductus* : De Graaf.)

Les trompes utérines sont deux conduits situés dans l'épaisseur des ailerons, ou replis moyen du ligament large, et destinés à établir une communication entre la cavité de l'utérus et les ovaires.

Les trompes s'étendent des angles supérieurs de la cavité de l'utérus, jusque vers les parties latérales du détroit supérieur du bassin, parcourant ainsi un trajet de quatre à cinq travers de doigt, quoiqu'elles aient cependant un peu plus de longueur à cause de leurs flexuosités.

Leur extrémité externe porte le nom de *pavillon*, de *morceau frangé*; elle est évasée, flottante, découpée en franges ou lanières irrégulières, ordinairement inclinée du côté de l'ovaire, auquel elle est fixée lâchement par l'une de ses plus longues franges. Dans le voisinage du pavillon les trompes sont flexueuses, et leur volume égale à-peu-près celui d'une plume à écrire; mais dans la moitié interne de leur trajet elles deviennent rectilignes et beaucoup moins grosses.

Leur extrémité interne, très-grêle, traverse le tissu de l'utérus, et s'ouvre dans la cavité de cet organe par un orifice tellement étroit, que l'on ne peut y faire pénétrer une soie de sanglier qu'avec quelque difficulté.

Les trompes empruntent une enveloppe partielle du péritoine, et sont composées de deux membranes de nature différente, séparées l'une de l'autre par une petite quantité de tissu spongieux.

La membrane extérieure est épaisse, dense, blanchâtre, et quoiqu'elle ne soit chez la femme pourvue d'aucune fibre charnue apparente, on s'accorde cependant à la considérer comme contractile.

La membrane interne, mince, molle, rougeâtre et légèrement villeuse, paraît être continue avec la muqueuse de l'utérus. Elle présente dans le canal de la trompe plusieurs plis longitudinaux, mais elle est dépourvue de valvule, et on ne trouve pas de follicules dans son épaisseur : d'où l'on peut inférer que les mucosités qui l'humectent habituellement sont fournies par les vaisseaux exhalans. Haller pense que cette membrane, en s'épanouissant, forme essentiellement le pavillon.

Le tissu spongieux des trompes ne représente qu'une couche très mince ; c'est dans le pavillon et dans son voisinage qu'il existe en plus grande quantité.

Les artères tubaires proviennent des spermatiques et des hypogastriques. Leurs veines se rendent dans les troncs veineux du même nom, et leurs lymphatiques, réunis à ceux de l'ovaire et du corps de l'utérus, dans le plexus lombaire.

Chez les enfans nouveau-nés les trompes sont très-déliées, et leurs pavillons reposent sur les muscles psoas. Chez les femmes avancées en âge, elles perdent plus ou moins de leur volume, et leurs pavillons se flétrissent. Pendant la grossesse ces canaux se gonflent, reçoivent plus de sang, changent peu à peu de direction, et finissent par s'appliquer presque verticalement sur les parties latérales de l'utérus. Il arrive quelquefois que le germe fécondé s'arrête dans l'une des trompes et s'y développe en la dilatant; ces grossesses tubaires donnent ordinairement lieu vers le quatrième ou cinquième mois à la rupture de ce conduit et à la mort de la mère. On a vu cependant le fœtus séjourner dans la trompe jusqu'au terme naturel de l'accouchement, et ne cesser de vivre qu'à cette époque; dans d'autres cas il succombe plutôt, et reste engagé dans la trompe, où tantôt il se putréfie, et tantôt il se dessèche.

Lorsque l'on a étudié les connexions des trompes, il faut engager un stilet délié et flexible dans l'orifice du pavillon, et le pousser avec précaution jusque dans l'utérus. Si cet instrument est arrêté par les flexuosités, il faut tâcher de les effacer, en tirant le pavillon en dehors, ou bien il faut couper la trompe en travers, vers sa partie moyenne, en-deçà des courbures qu'elle présente.

On parvient quelquefois à rendre très-apparent le tissu spongieux de la trompe, en perçant avec un tube délié la membrane qui le recouvre, et en injectant par ce tube du mercure ou du vernis dans lequel on a délayé une matière colorante.

Pour voir distinctement la disposition du pavillon, il faut le plonger dans un vase rempli d'eau, et l'examiner ensuite avec une forte loupe.

§. II.

De l'Utérus (*uterus ; matrix ; utriculus ; matrice, etc.*).

L'utérus est un organe creux, symétrique, ayant la forme d'un cône tronqué, comprimé de devant en arrière, situé dans l'excavation du bassin, derrière la vessie, au-devant du rectum, entre les ligamens larges, à la partie supérieure du vagin, au-dessous des circonvolutions inférieures de l'intestin grêle et de l'épiploon, destiné à contenir, à protéger, à nourrir le fœtus pendant la durée de la grossesse, et à l'expulser ensuite par ses contractions.

On distingue à l'utérus un *fond*, un *corps*, un *col* et une *cavité*.

Le fond est formé par la portion de cet organe qui surmonte l'insertion des trompes ; il est convexe, revêtu par le péritoine, dirigé en haut et en arrière, et assez souvent déjeté à droite.

Le corps s'étend de l'origine des trompes jusqu'à la partie supérieure du col. Il a un peu moins de deux pouces de longueur, dix à douze lignes d'épaisseur, et de vingt à vingt-deux lignes de largeur entre les insertions des trompes. Ses deux faces sont convexes et revêtues comme le fond par le péritoine; l'antérieure offre un peu plus de convexité que la postérieure. Ses bords latéraux sont convexes, dirigés en bas, en devant et en dedans; ils correspondent au tissu cellulaire et aux vaisseaux situés dans l'épaisseur des ligamens larges.

A la réunion du fond et des bords que je viens de décrire, on remarque de chaque côté un angle peu saillant : la trompe utérine aboutit à sa partie moyenne supérieure; l'insertion du ligament de l'ovaire se voit plus en arrière et un peu plus bas, et celle du ligament rond en devant et plus inférieurement encore.

Le col de l'utérus se continue presque insensiblement, à l'extérieur, avec le corps. Sa longueur est de dix à douze lignes; son épaisseur de devant en arrière, de six à huit; sa largeur de huit à dix. Il est cylindroïde, comprimé de devant en arrière, et légèrement renflé à la partie moyenne. Le vagin s'insère à la partie supérieure de son contour; plus bas il fait saillie dans le fond de ce canal, et s'y ouvre par un orifice transversal, borné par deux lèvres arrondies, rapprochées l'une de l'autre, distinguées en antérieure et en postérieure; celle-ci est ordinairement un peu plus mince que l'antérieure, et on les désigne collectivement, avec l'ouverture qui les sépare, sous le nom de *museau de tanche* (*os tincæ*).

Il n'est pas très-rare de trouver le col de l'utérus très-sain, et cependant beaucoup plus long qu'il ne devroit l'être, descendant très-bas dans le vagin. Le professeur Lallement est, je crois, le premier qui ait signalé cette disposition qui pourroit induire en erreur, et faire croire à une affection organique de la matrice ou à son déplacement.

La cavité du corps de l'utérus est aplatie, et représente à peu près un triangle équilatéral curviligne. Elle est en quelque sorte divisée en deux parties par deux lignes médianes plus ou moins saillantes : la postérieure l'est ordinairement un peu plus que l'antérieure. Quelquefois cette cavité est partagée par une cloison complète qui explique les superfétations dont on a plusieurs exemples. On remarque à ses angles supérieurs les orifices très-étroits des trompes de Fallope.

La cavité du col est cylindroïde, un peu moins étendue de devant en arrière que transversalement, légèrement évasée au-dessus de son orifice vaginal. Le contour de son extrémité supérieure porte le nom d'orifice interne ou utérin.

Cette cavité forme avec celle du corps un triangle isocèle allongé.

L'utérus est composé d'une membrane séreuse, d'une membrane muqueuse, d'une couche épaisse, d'un tissu qui lui est propre, de vaisseaux, de nerfs et de tissu cellulaire.

La membrane séreuse de l'utérus est continue avec les portions du péritoine qui revêtent la vessie, le rectum, et forment les ligamens larges. Elle adhère très-intimement au fond de l'organe; son adhérence est plus foible sur ses deux faces, et a lieu par l'intermède d'une couche serrée de tissu cellulaire non graisseux.

La membrane interne ou muqueuse est un prolongement de celle du vagin. Elle a très-peu d'épaisseur, présente des villosités extrêmement fines, que l'on ne voit que difficilement à l'œil nu. Sa couleur est blanche, très-légèrement nuancée de rouge; cette teinte devient plus foncée quelques jours avant, et pendant la menstruation. On remarque aussi sur cette membrane les orifices d'un grand nombre de vaisseaux exhalans et ceux de plusieurs cryptes muqueux. Ceux-ci se trouvent en plus grand nombre dans le voisinage du col. Quelquefois ces follicules dilatées forment de petites vésicules demi-transparentes et saillantes dans l'utérus; Naboth les a prises mal à propos pour des œufs.

Dans la cavité du col, la muqueuse présente,

comme dans la cavité du corps, deux replis médians, l'un antérieur, l'autre postérieur; elle offre en outre quelques rides latérales qui leur sont parallèles, et plusieurs rides obliques qui en naissent. Les unes et les autres sont des moyens d'ampliation, et s'effacent pendant la grossesse.

Le tissu propre de la matrice occupe l'intervalle qui sépare les deux membranes que je viens de décrire. Il est très-dense, élastique, de couleur blanche grisâtre, uni très-intimement à la membrane muqueuse. Il adhère un peu plus foiblement à la membrane séreuse par une couche de tissu cellulaire serré, non graisseux, et il est pourvu d'un grand nombre de vaisseaux sanguins. Vers le col sa densité augmente, et sa teinte grisâtre diminue. Il est impossible de distinguer, dans aucun point de son étendue, la disposition des fibres qui le composent, et même la surface d'une coupe faite dans son épaisseur paroîtroit en quelque sorte inorganique, si on n'y apercevoit les bouches des vaisseaux que l'on a divisés, et dont on peut facilement exprimer le sang par une légère pression. C'est dans ce tissu que se forment les tumeurs fibreuses de l'utérus. Il est également susceptible de s'ossifier : Mayer et le professeur Lallement ont trouvé des matrices entièrement osseuses.

Les artères utérines proviennent de l'aorte et

de l'hypogastrique. Les utérines-aortiques fournissent un grand nombre de rameaux aux ovaires, aux trompes, aux ligamens ronds, au tissu cellulaire des ligamens larges avant de parvenir à l'utérus. On trouve leurs branches principales entre sa membrane séreuse et son tissu propre. Ces vaisseaux sont très-flexueux ; leur direction est presque transversale ; ils s'anastomosent entre eux et avec les artères utérines-hypogastriques. Celles-ci sont plus volumineuses, et naissent tantôt des troncs hypogastriques, tantôt des artères honteuses. Parvenues près des parties latérales inférieures de l'utérus, après avoir donné des rameaux à la vessie, au vagin, au tissu cellulaire, elles se divisent en plusieurs branches qui s'écartent en serpentant, et se distribuent aux deux parois de la matrice, en continuant à décrire des flexuosités. Leurs anastomoses sont aussi très-nombreuses. Les plus remarquables ont lieu sur la ligne médiane.

Les veines de l'utérus suivent le trajet des artères, mais elles sont encore plus flexueuses; elles forment dans l'épaisseur de ses parois des cavités tortueuses à parois très-minces, connues sous le nom de *sinus utérins* ou *veineux*, et se rendent les unes dans les plexus pampinniformes, les autres dans les veines hypogastriques.

Ses nerfs sont fournis par les grands sympathiques et les plexus hypogastriques. Quelques anatomistes pensent que ceux qui proviennent des paires sacrées sont spécialement destinés pour son col.

Ses vaisseaux lymphatiques sont très-nombreux, mais peu apparens dans son état de vacuité. Pendant la grossesse ils se dilatent à un tel point que cet organe en paroît presque entièrement formé. Cruikshank a vû les troncs de quelques-uns d'entre eux aussi volumineux qu'une plume d'oie. Ils forment, comme les absorbans des autres viscères, deux plans, l'un superficiel et l'autre profond qui communiquent entre eux. Ces vaisseaux se réunissent en trois séries : ceux qui naissent du col et de la partie inférieure du corps se rendent avec ceux des parties latérales supérieures du vagin dans le plexus hypogastrique; ce sont les plus nombreux et les plus gros. La plupart de ceux qui proviennent du corps se joignent à ceux des ovaires et des trompes, et se terminent dans le plexus lombaire; ils communiquent avec les absorbans rénaux; enfin, un petit nombre de ces vaisseaux, appartenant aussi au corps de l'utérus, suivent les ligamens ronds et se jettent dans les plexus iliaques externes.

Annexes de l'Utérus.

L'utérus est soutenu dans la position qu'il occupe par plusieurs replis du péritoine et par deux cordons cellulo-vasculaires. On a assez improprement donné à ces diverses parties le nom de *ligamens*. Les ligamens péritoneaux sont distingués en antérieurs, postérieurs et larges. Les antérieurs et les postérieurs sont très-petits; leur forme est celle d'un croissant dont la concavité est tournée en haut. Les premiers sont situés entre la face antérieure de l'utérus et la vessie : les seconds entre la face postérieure du même organe et le rectum.

Les ligamens larges sont triangulaires et ont beaucoup d'étendue : par leur bord interne ils sont continus avec le péritoine qui revêt les deux faces de l'utérus; en dehors ils se déploient sur les parties latérales de l'excavation pelvienne. Leur base présente trois replis ou ailerons qui sont occupés par l'ovaire et par son ligament, par la trompe, par le ligament rond. Leur sommet tronqué adhère foiblement par l'intermède d'une couche de tissu cellulaire lâche aux parties qui occupent le fond du petit bassin. On trouve dans l'épaisseur de ces replis la plupart des vaisseaux et des nerfs de l'utérus, des trompes et des ovaires.

Les deux cordons cellulo-vasculaires, dont j'ai parlé, sont nommés *ligamens ronds* (*ligamenta teretia*). Ils naissent des parties latérales antérieures et supérieures de l'utérus, au-dessous et au-devant de l'insertion des trompes, et se dirigent de là vers l'orifice interne du canal inguinal qu'ils parcourent dans toute sa longueur. Lorsqu'ils ont franchi l'anneau du muscle grand oblique, ils s'épanouissent et se terminent dans le tissu cellulaire des aines, du pénil et des grandes lèvres.

Ces cordons sont blanchâtres, assez denses, aplatis, plus étroits à leur partie moyenne qu'à leurs extrémités. Ils sont composés de tissu cellulaire filamenteux, de vaisseaux sanguins et lymphatiques. On trouve aussi quelques nerfs dans leur épaisseur.

Etat de l'utérus et de ses annexes chez les jeunes filles, chez les femmes avancées en âge, et pendant la gestation.

Le petit bassin étant très-rétréci avant la naissance et dans les premières années de la vie, ne peut contenir l'utérus : cet organe se trouve situé à la hauteur de la dernière vertèbre lombaire. Son corps est étroit, mince, allongé, peu volumineux : son col est arrondi et plus gros, mais sa cavité est extrêmement petite.

Les ligamens ronds sont ordinairement accompagnés dans le canal inguinal par un prolongement du péritoine découvert par Nuck, et semblable à celui qui couvre le *gubernaculum testis ;* mais il s'efface ou s'oblitère dès le cinquième ou le sixième mois de la gestation. Quelquefois cependant on le trouve encore à l'époque de la naissance.

L'accroissement de l'utérus est très-lent jusqu'à la puberté, mais à cette époque il devient, avec les ovaires, le siége d'une nutrition très-active; ses vaisseaux se dilatent, le sang y afflue en plus grande quantité, et sa membrane muqueuse prend une teinte rougeâtre qui annonce l'établissement prochain du flux menstruel. Son corps et son col achèvent de prendre la forme relative qu'ils conserveront dans la suite, et il descend totalement dans l'excavation du bassin. Les ligamens ronds deviennent aussi sensiblement plus gros; quelquefois ils deviennent momentanément le siége d'un gonflement douloureux.

Chez les femmes avancées en âge, l'utérus perd de son volume; son tissu devient plus dense; sa membrane muqueuse reprend la couleur blanche qu'elle présentoit avant la puberté; son col est plus ou moins déformé chez celles qui ont eu plusieurs enfans.

Les changemens que l'utérus éprouve pendant la gestation et après l'accouchement, sont très-nombreux et très-importans à connoître; ils ont lieu dans sa situation, sa direction, son volume, sa forme, sa texture, ses propriétés vitales, ses connexions.

Les premiers changemens qu'éprouve l'utérus immédiatement après la conception sont peu sensibles. Quelques praticiens célèbres pensent que son col se resserre en s'allongeant, que la température de cette partie augmente, que la cavité de son corps devient ovoïde pour loger plus facilement le germe. Jusqu'à la fin du troisième mois cet organe reste entièrement contenu dans la cavité du petit bassin. Dans le courant du quatrième, il déborde le détroit supérieur de deux à trois travers de doigt. A cinq mois, son fond est placé à quinze ou vingt lignes au-dessous de l'ombilic; vers cinq mois et demi, il parvient à la hauteur de cette ouverture; il la surmonte de deux travers de doigt à la fin du sixième. Dans le septième, il atteint la région épigastrique, et pendant le huitième il s'élève presque sous les cartilages des côtes a-sternales. Pendant le neuvième il cesse de s'élever, le plus souvent même il s'abaisse sensiblement.

Dès que l'utérus est parvenu au-dessus du détroit abdominal, son fond s'incline en devant. Cette obliquité, que l'on observe dans toutes les grossesses, est d'autant plus grande que les parois du ventre sont plus foibles, et elle doit nécessairement influer sur la hauteur à laquelle peut atteindre le fond de cet organe aux diverses époques de la gestation. En même temps que l'utérus devient oblique en devant, il s'incline souvent à droite : l'obliquité latérale gauche est beaucoup plus rare. Chez les femmes dont la face antérieure du sacrum est très-concave et la base très-saillante en devant, la matrice se renverse quelquefois en arrière et ne peut plus ensuite franchir le détroit abdominal. Cet état, que l'on désigne sous le nom de rétroversion, peut avoir, si l'on n'y remédie promptement, les suites les plus fâcheuses.

Le volume que prend l'utérus en se développant est spécialement en rapport dans les premiers temps de la grossesse avec la quantité des eaux de l'amnios; mais, dès le sixième mois, il est déterminé, si ces eaux ne sont pas plus abondantes qu'elles ne doivent l'être, par la quantité de ce liquide et par la grosseur du fœtus ou des fœtus qui y sont plongés.

Le fond et le corps de la matrice, malgré l'amplitude qu'ils acquièrent, conservent presque toute leur épaisseur jusqu'à la fin de la grossesse, quelquefois même la région où s'insère le placenta devient plus épaisse. Il n'en est pas de même dans le col, il s'amincit à mesure qu'il se développe, et assez souvent vers l'époque naturelle de l'accouchement il n'a qu'une demi-ligne ou une ligne d'épaisseur.

La matrice conserve la forme d'un cône à base arrondie jusque dans le courant du sixième mois. Les fibres de son fond et son corps contribuent seules, jusque-là, à sa dilatation, et son col conserve sa longueur naturelle; mais alors les fibres du col concourent avec celles du fond et du corps à son ampliation, elle commence à prendre la forme ovoïde, et vers la fin de la grossesse elle présente régulièrement cette forme, et se développe entièrement aux dépens de son col qui disparoît et s'entr'ouvre. Ses différens diamètres ne s'accroissent pas dans les mêmes proportions pendant toute la durée de la grossesse : du troisième au sixième mois, c'est surtout en hauteur qu'elle gagne. Dans les deux mois suivans elle s'élargit beaucoup plus d'avant en arrière et transversalement qu'elle ne s'allonge, et enfin dans le neuvième mois, elle ne fait que s'étendre dans les deux directions que je viens d'indiquer.

A mesure que le fond de l'utérus s'élève dans la cavité abdominale il refoule en haut, en arrière, et presque toujours en même temps à gauche les circonvolutions les plus mobiles de l'intestin grêle et l'épiploon. Quelquefois cependant on trouve au-devant de sa partie supérieure une portion d'épiploon et d'intestin. Vers la fin de la grossesse l'arc du colon, l'estomac et le lobe gauche du foie sont aussi refoulés vers le diaphragme. Pendant presque toute la durée de la gestation, le rectum et la vessie se trouvent comprimés. La circonvolution iliaque du colon, le cœcum et les vaisseaux iliaques éprouvent aussi une compression assez forte dès que la matrice est parvenue au-dessus de l'ombilic. Les replis péritoneaux qui s'insèrent à cet organe se déploient à mesure qu'il se développe, et finissent par disparoître complètement; sa tunique séreuse éprouve cependant une extension plus ou moins forte. Les trompes, les ovaires, les ligamens ronds se collent en quelque sorte à ses parois latérales. Les ligamens ronds se gonflent, prennent une couleur rougeâtre, et reçoivent beaucoup de sang.

Les changemens qui surviennent dans la structure de l'utérus sont encore plus remarquables : son tissu propre se ramollit, se développe, prend une couleur rouge, et en quelque sorte l'apparence musculaire ; on y distingue facilement des fibres : quelques-unes, formant un plan très-mince, sont longitudinales et situées sous le péritoine ; elles viennent aboutir au col où elles sont croisées par des fibres transversales. Autour des orifices des trompes et sous la muqueuse, il en existe quelques-unes de concentriques et circulaires. Toutes les autres sont réunies en faisceaux irréguliers qui se croisent dans toutes les directions. L'examen le plus attentif ne fait reconnoître ni le muscle particulier que Ruisch admettoit dans le fond de l'utérus, ni les deux plans distincts de fibres que quelques médecins prétendent exister dans la totalité de l'organe.

Tous ses vaisseaux sanguins et lymphatiques se dilatent, particulièrement ceux qui correspondent à l'insertion du placenta; leurs courbures se déploient; les sinus veineux s'élargissent et deviennent plus profonds.

La membrane muqueuse recevant plus de sang paroît plus rouge, plus villeuse. Devenue le siége d'une excitation particulière, elle se couvre d'une couche albumineuse qui ne tarde point à s'organiser et dans laquelle ses propres vaisseaux se prolongent. C'est ainsi que se forme la *membrane caduque* de Hunter, que l'on trouve dans l'utérus, lors même que le germe se développe dans l'une des trompes.

Les propriétés vitales dont jouit l'utérus dans son état de vacuité, ne sont pas seulement plus actives pendant la gestation; de nouvelles propriétés, la sensibilité animale, l'irritabilité, s'y développent encore; plusieurs physiologistes pensent même qu'il devient alors le siége d'une dilatation active, et se fondent sur ce qu'on l'a trouvé dilaté dans plusieurs grossesses tubaires.

Immédiatement après l'accouchement, l'utérus commence à revenir sur lui-même par l'effet des contractions qu'il exécute encore pendant quelque temps pour expulser le placenta ainsi que les caillots de sang qui occupent encore sa cavité, et en vertu de la contractilité de tissu dont il jouit à un haut degré, et que ne contrebalancent plus ni la présence du fœtus, ni celle de l'eau de l'amnios. En même temps que cet organe se resserre, ses parois deviennent plus épaisses; c'est cette disposition qui a induit en erreur plusieurs anatomistes, et leur a fait penser qu'elles offroient une très-grande épaisseur pendant la gestation. Les vaisseaux utérins redeviennent flexueux, leur calibre diminue, ils reçoivent une moindre quantité de sang. L'orifice vaginal de l'utérus se rétrécit, son col redevient proéminent, mais il reste pendant quelque temps arrondi, court, épais et assez ouvert pour recevoir l'extrémité du doigt. Les lochies s'établissent et concourent pour beaucoup au dégorgement de la matrice. Le premier jour cet écoulement est presque entièrement sanguin; dans les deux ou trois jours suivans il prend une couleur brune, et répand une odeur qui lui est particulière; enfin, il devient jaunâtre ou blanchâtre, et finit par disparoître complètement, tantôt plus tôt, tantôt plus tard chez les différens sujets. Tous les phénomènes dont je viens de parler peuvent avoir lieu à la suite de l'expulsion d'une mole, d'une masse d'hydatides, d'un polype; par conséquent ils ne paroissent pas suffisans pour fournir la preuve absolue d'un accouchement récent.

Préparation de l'Utérus.

Lorsqu'on aura étudié la forme extérieure et les connexions de cet organe, il faudra pratiquer une incision cruciale à sa paroi antérieure, et en écarter les lambeaux pour mettre à découvert sa surface interne et les orifices des trompes; on cherchera ensuite à séparer du tissu propre les membranes séreuse et muqueuse, pour s'assurer de leur mode d'adhérence. La dernière sera examinée avec une forte loupe ainsi que la surface des coupes déjà faites au tissu propre. On suivra les vaisseaux dans l'épaisseur du ligament large après avoir enlevé sa lame antérieure, et on disséquera les ligamens ronds en prenant les mêmes précautions que pour la dissection des cordons testiculaires. Si l'on se proposoit d'étudier les vaisseaux lymphatiques, il faudroit d'abord injecter les artères et les veines utérines, faire ensuite macérer l'utérus jusqu'à ce que la putréfaction commence à s'en emparer. Les gaz qui se dégagent pénètrent alors dans ces vaisseaux et suffisent pour les rendre apparens. Ce mode de préparation est inutile quand l'utérus que l'on dissèque est celui d'une femme morte vers la fin de sa grossesse.

§. III.

Du Vagin (*vagina = uteri ostium = uteri cervix*: Vesal).

Le vagin est un canal membraneux, extensible, cylindroïde, légèrement courbé sur lui-même et aplati de devant en arrière; long de cinq à huit pouces; plus court en avant qu'en arrière; large de deux travers de doigt environ; un peu plus étroit à ses deux extrémités qu'à sa partie moyenne; situé obliquement de haut en bas et d'arrière en avant au-dessous de l'utérus dont il embrasse le col, au-dessus de la vulve dans laquelle il s'ouvre, derrière l'urèthre et la vessie, au-devant du rectum, entre les muscles releveurs de l'anus, les urétères et des vaisseaux nombreux.

La surface externe ou pelvienne de sa paroi antérieure est revêtue par le péritoine dans une très-petite partie de son étendue; plus bas elle est unie au corps de la vessie par du tissu cellulaire assez lâche; mais elle adhère plus intimement à son col et avec plus de force encore à l'urèthre.

La surface externe de sa paroi postérieure est en rapport avec le péritoine dans une étendue un peu plus considérable. Plus inférieurement elle est unie au rectum par une couche de tissu cellulaire et de vaisseaux d'autant plus serrée qu'on l'observe plus près de la vulve.

Les parois de la cavité du vagin sont habituellement en contact entre elles, et humectées par des mucosités plus ou moins abondantes. L'antérieure est partagée en deux parties latérales par une crête étroite allongée, plus épaisse près de la vulve qu'à l'extrémité opposée du canal. Cette crête se bifurque chez quelques sujets, et se perd sur les parties latérales de l'orifice du vagin; plus souvent elle forme un tubercule très-saillant qui correspond à la partie inférieure de l'urèthre. On remarque sur la paroi postérieure une autre crête médiane, mais elle est ordinairement moins apparente.

Les parois antérieure et postérieure de la cavité du vagin présentent en outre un grand nombre de rides transversales inclinées en devant, qui s'effacent insensiblement sur les parois latérales. Ces rides sont beaucoup plus nombreuses dans le voisinage de la vulve que près du col de l'utérus, où elles prennent une direction oblique. Elles sont entièrement formées par la membrane muqueuse, et servent à favoriser l'allongement et l'élargissement du vagin. Elles contribuent aussi à rendre plus vive l'excitation des parties génitales pendant le coït. On voit aussi ordinairement dans la partie postérieure de cette cavité des taches bleuâtres, livides, irrégulières, et dans toute son étendue les orifices d'un grand nombre de cryptes muqueux.

L'extrémité supérieure du vagin se fixe à la partie supérieure du contour du col de l'utérus, un peu plus haut en arrière qu'en devant.

Son extrémité inférieure s'ouvre dans la vulve, au-dessous du méat urinaire, par un orifice allongé de haut en bas et de devant en arrière, sur la circonférence duquel on remarque plusieurs caroncules, et chez la plupart des femmes vierges une membrane qui le rétrécit.

Les parties qui concourent à former le vagin sont une membrane muqueuse, du tissu spongieux, une membrane cellulo-vasculaire, des vaisseaux nombreux et des nerfs. On trouve aussi autour de son orifice un muscle constricteur.

La membrane muqueuse est continue avec celle de la vulve et de l'utérus. Inférieurement elle est rouge et vermeille; en haut elle devient blanchâtre ou grisâtre et tachetée. Son épaisseur diminue à mesure qu'on l'observe plus près du col de l'utérus ; elle est pourvue d'un grand nombre de follicules muqueux, et c'est elle qui forme dans la cavité du canal les diverses saillies indiquées précédemment.

Le tissu spongieux forme autour de l'extrémité inférieure du vagin une couche large d'un pouce environ, épaisse de deux à trois lignes, à laquelle on a donné le nom de *plexus rétiforme*.

Cette couche s'amincit insensiblement, et se continue en haut avec la membrane cellulo-vasculaire.

Cette seconde membrane paroît rougeâtre ou grisâtre suivant qu'elle est pénétrée d'une quantité plus ou moins considérable de sang, et paroît formée par du tissu cellulaire serré dans lequel se ramifient une multitude de vaisseaux. Supérieurement cette tunique s'entre-croise en quelque sorte avec le tissu de l'utérus, et en bas elle adhère assez intimement à l'urèthre et au rectum.

Le muscle constricteur du vagin n'est bien apparent que chez les femmes adultes. Inséré en haut à la partie supérieure du clitoris, il descend sur le plexus rétiforme, et se confond inférieurement avec les transverses du périnée et le sphincter de l'anus.

Les artères du vagin sont fournies par l'hypogastrique, et ses veines, beaucoup plus nombreuses, après avoir formé un plexus sur chacune de ses parties latérales, se rendent dans les troncs veineux du même nom; ses nerfs sont fournis par le plexus hypogastrique, et ses lymphatiques se réunissent pour la plupart à ceux de l'utérus.

Le vagin est quelquefois partagé dans une partie de sa longueur ou dans toute son étendue par une cloison médiane. On l'a vu chez quelques sujets s'ouvrir dans le rectum, et chez d'autres, manquer en totalité, quoique l'utérus existât, et qu'il n'eût aucune communication avec l'intestin.

Le vagin présente beaucoup de longueur chez les jeunes filles, tant que l'utérus reste situé au-dessus du détroit supérieur du bassin. Les rides de sa surface interne sont déjà très-prononcées dans l'enfance ; sa membrane muqueuse est peu colorée, et ne paroît recevoir que peu de sang; son orifice est plus ou moins rétréci par l'hymen.

Chez les femmes avancées en âge et chez celles qui ont eu plusieurs enfans, on rencontre assez souvent ce canal plus large, plus court que chez les femmes adultes, et n'offrant plus que des rides peu saillantes. Sur d'autres sujets il paroît plutôt rétréci que dilaté; presque toujours sa membrane interne reprend une teinte pâle comme avant la puberté.

Dans les premiers jours qui suivent l'accouchement le vagin est très-dilaté, la plupart de ses rides présentent une direction irrégulière, mais elles ne tardent pas à reprendre leur arrangement naturel.

On ne préparera le vagin qu'après avoir étudié la conformation extérieure des parties qui forment la vulve ; et lorsqu'on voudra le disséquer il faudra préalablement le distendre, ainsi que le rectum ; introduire une sonde dans l'urèthre, et ouvrir le bassin latéralement. Lorsque les connexions de ce canal auront été observées, on l'incisera sur l'un de ses côtés ou par sa paroi postérieure, après l'avoir extrait de la cavité pelvienne avec l'utérus, ce qui n'offrira aucune difficulté si l'on enlève en même temps la symphyse des pubis et la vessie.

De la Vulve (*pudendum = vulva*).

La plupart des anatomistes modernes désignent collectivement sous le nom de vulve toutes les parties génitales externes de la femme; mais cette dénomination a été particulièrement donnée par un grand nombre d'auteurs à son ouverture extérieure.

Les parties qui doivent être rapportées à la vulve sont le pénil, les grandes lèvres, la fente qui les sépare, le clitoris, les petites lèvres, le vestibule, l'orifice de l'urèthre, celui du vagin, l'hymen, les caroncules vaginales, la fosse naviculaire et la fourchette.

A. *Le pénil ou le mont de Vénus* (*mons Veneris*) est une éminence arrondie, plus ou moins saillante, située au-devant de la partie antérieure des pubis, au-dessus des grandes lèvres, couverte de poils à l'époque de la puberté, formée par une portion de tégumens assez épaisse, et par du tissu cellulaire, graisseux, dense.

B. *Les grandes lèvres* ou *les lèvres* (*labia*)

sont deux replis membraneux plus épais supérieurement qu'inférieurement, qui s'étendent depuis le pénil jusqu'à la fourchette qui les réunit. En dehors et sur leur bord libre elles sont formées par une portion de tégumens peu épaisse, d'une couleur ordinairement assez foncée, dans laquelle s'implantent quelques poils, et pourvue d'un assez grand nombre de follicules sébacés. Leur membrane interne est un prolongement de la muqueuse qui se déploie sur les autres parties intérieures de la vulve. Sa couleur, d'un rouge vermeil chez les jeunes sujets, change chez la plupart des femmes adultes ou avancées en âge. Cette membrane est presque lisse : on remarque sur sa surface les orifices de plusieurs lacunes muqueuses.

On trouve dans l'épaisseur des grandes lèvres une assez grande quantité de tissu adipeux et du tissu cellulaire lamelleux très-extensible qui ressemble beaucoup à celui du scrotum.

Leur usage essentiel est de servir à l'ampliation de la vulve pendant l'accouchement.

C. *La fente vulvaire* (*rima, fissura vulvæ*) s'étend de la partie inférieure et moyenne du pénil jusqu'au périnée. Sa grandeur, chez les femmes pubères, est environ double de celle de l'orifice du vagin après la disparition de la membrane qui le rétrécit. Cette disposition contribue à prévenir la déchirure de la peau dans le moment où les parties les plus volumineuses et les moins compressibles du fœtus franchissent la vulve.

D. *Le clitoris* (*clitoris*) occupe la partie supérieure médiane de la vulve, où il forme une légère saillie environnée par un repli de la membrane muqueuse assez semblable au prépuce (1), et ordinairement cachée par les grandes lèvres. L'extrémité libre du clitoris est arrondie et imperforée. La partie supérieure de son corps ne touche pas immédiatement la symphyse des pubis, elle y est fixée par une sorte de ligament celluleux aplati transversalement. Sous cette symphyse il se bifurque, et ses racines très-grêles vont s'implanter à la lèvre interne des branches des pubis et des ischions, couvertes par les muscles ischio-clitoridiens.

Le clitoris est formé par un corps caverneux de même nature que celui du pénis, et il reçoit

(1) Cette enveloppe du clitoris est chez quelques jeunes filles très-longue, et n'offre qu'une ouverture très-étroite. L'humeur sécrétée par ses cryptes s'amasse, devient âcre, s'épaissit alors dans sa cavité, et y produit un prurit vif, dont on peut facilement présumer les effets J'ai rencontré cette disposition plusieurs fois, et entre autres sur une jeune Espagnole âgée de quatre ans, à laquelle j'ai pratiqué, de l'avis et en présence du médecin qui lui donnoit habituellement des soins, l'opération de la circoncision. Cet enfant fut, par ce seul moyen, guéri d'une mauvaise habitude à laquelle elle se livroit presque continuellement, et à laquelle on n'avoit pu jusque-là remédier.

relativement à son volume beaucoup de vaisseaux et de nerfs. Chez les filles nouvellement nées il déborde presque toujours les grandes lèvres. Chez quelques femmes il présente des dimensions bien plus grandes que celles qui lui sont naturelles.

E. *Les petites lèvres, les nymphes* (*nymphæ, alæ, carunculæ cuticulares*) sont deux petites crêtes membraneuses, légèrement érectiles, allongées, aplaties transversalement, plus épaisses à leur partie moyenne qu'à leurs extrémités, qui s'étendent du clitoris auquel elles se fixent jusque sur les parties latérales de l'orifice du vagin où elles se terminent insensiblement. Elles correspondent en dehors à la surface interne des grandes lèvres; en dedans, à l'enfoncement connu sous le nom de vestibule, au méat urinaire, à l'orifice du vagin. Elles sont formées par la muqueuse de la vulve, par une petite quantité de tissu cellulaire et par des vaisseaux nombreux. Elles s'effacent pendant l'accouchement, et contribuent à l'élargissement de la vulve. Elles servent peut-être habituellement à diriger en devant et légèrement en bas le jet de l'urine.

F. Le *vestibule* (*vestibulum*) est l'espace triangulaire légèrement concave que bornent en haut le clitoris, et latéralement les nymphes. On remarque sur sa surface les orifices de plusieurs lacunes muqueuses assez larges.

G. L'*orifice de l'urèthre* (*exitus*, *ostium*, *orificium urethræ*), désigné improprement par quelques auteurs, sous le nom de *méat urinaire*, est situé à la partie inférieure médiane du vestibule, immédiatement au-dessus de l'orifice du vagin. Cette ouverture irrégulièrement arrondie, ordinairement plus étroite que le canal auquel elle appartient, occupe le centre d'une caroncule membraneuse et folliculeuse plus ou moins saillante chez les divers sujets ; elle diminue de volume ou s'efface dans la période de la grossesse pendant laquelle le col de l'utérus remonte.

L'urèthre n'a guère que dix à douze lignes de longueur, et il est plus large et susceptible d'une bien plus grande dilatation que celui de l'homme. Depuis son origine supérieure, où il offre un évasement considérable, jusqu'à sa terminaison, il est légèrement oblique en bas et en devant, et il présente en outre une légère courbure dont la concavité est tournée en haut. Ses parties latérales et sa partie inférieure sont en quelque sorte embrassées par la paroi supérieure du vagin. Sa paroi supérieure avoisine le corps du clitoris et lui est unie par du tissu cellulaire très-extensible. La membrane muqueuse qui le revêt intérieurement est rougeâtre ; elle forme plusieurs replis longitudinaux parallèles, et on trouve dans son épaisseur un grand nombre de lacunes muqueuses ; les plus larges sont voisines de l'orifice extérieur du canal.

Cette membrane est entourée par une couche mince de tissu spongieux, à l'extérieur de laquelle il n'existe qu'une tunique celluleuse assez dense, sans aucun vestige de ce corps glanduleux que De Graaf prétend avoir toujours trouvé, et qu'il désigne sous le nom de *Prostate*.

H. Le contour de l'orifice du vagin est occupé par l'hymen ou par les caroncules myrtiformes.

L'hymen est un repli semi-lunaire, parabolique ou circulaire de la muqueuse de la vulve. Sa largeur et son épaisseur sont très-variables; lorsqu'il forme un cercle complet il n'existe ordinairement à son centre qu'une ouverture étroite mais suffisante pour l'écoulement du sang menstruel; quelquefois il est imperforé. Cette disposition très-rare n'occasione d'incommodité que lorsque les règles s'établissent.

L'hymen existe, plus ou moins apparent, chez toutes les femmes encore vierges, à moins qu'il n'ait été détruit par quelque cause accidentelle; mais il est aussi très-certain que quand il a peu de largeur ou qu'il est très-extensible, il peut rester intact jusqu'au moment de l'accouchement, et même apporter un obstacle à l'issue du fœtus.

On trouve quelques vaisseaux dans l'épaisseur de cette duplicature membraneuse: leur nombre et leur volume sont très-variables.

Les caroncules myrtiformes ou vaginales sont

de petits tubercules rougeâtres, arrondis ou aplatis; elles doivent être distinguées en supérieures et en inférieures : le nombre des unes et des autres n'est pas constant. Les inférieures sont formées par les lambeaux de l'hymen cicatrisés isolément, tandis que les supérieures le sont par la membrane interne du vagin, autour des orifices de ses principales lacunes muqueuses.

I. La *fosse naviculaire* (*vallecula navicularis*) a environ un pouce de largeur; elle est à peu près parabolique, et s'étend depuis l'orifice du vagin jusqu'à la commissure des grandes lèvres. On y trouve plusieurs lacunes muqueuses.

J. *La fourchette* ou *la commissure des grandes lèvres* (*frenulum vulvæ*) sépare la vulve du périnée. Sa largeur et son épaisseur varient; souvent elle se déchire pendant l'accouchement.

Les vaisseaux sanguins de la vulve sont très-nombreux, mais d'un petit calibre; ils proviennent des hypogastriques et des fémoraux. La plupart de ses lymphatiques se rendent dans les plexus des aines. Ses nerfs sont fournis par la deuxième paire lombaire, les petits sciatiques, et surtout par les nerfs honteux ou sous-pelviens.

Préparation. On pratiquera une incision profonde depuis la partie supérieure du pénil jusque vers le clitoris, et on la prolongera le long du bord libre de l'une des grandes lèvres. La peau sera renversée en dehors, et il faudra disséquer la muqueuse jusque vers l'orifice du vagin. Cette préparation étant exécutée, on verra l'une des moitiés latérales du sphincter de ce canal et du plexus rétiforme, l'une des racines du corps caverneux, le corps du clitoris, son ligament, l'un des muscles ischio-caverneux et une portion de l'urèthre.

Du côté opposé on pourra étudier la forme et les rapports des parties conservées intactes ; après s'en être occupé on fendra la symphyse pour mettre à découvert l'urèthre dans toute sa longueur, et on ouvrira ce canal par sa paroi supérieure (1).

---

(1) Auteurs principaux à consulter :

De Graaf : *de Mulierum organis.*

Swammerdam : *Miraculum naturæ*, seu *Uteri muliebris fabrica.*

Santorini : *Tabulæ.*

Rœderer : *Icones uteri humani.* = *Ars obstetrica.*

Morgagni : *Adversaria anatomica.*

Boœhmer : *Situs uteri gravidi*, *etc.* = *Fasciculi.*

Hunter : *de Utero gravido.*

Haller : *Elementa physiologiæ.*

Cuvier : *Anatomie comparée.*

Du Fœtus et de ses dépendances.

On désigne collectivement par les expressions de *secondines, d'arrière-faix, de dépendances du fœtus,* les diverses membranes qui l'enveloppent, les liquides qu'elles contiennent, le placenta et le cordon ombilical. Je vais indiquer succinctement la disposition de ces parties, en les décrivant dans l'ordre où elles se présentent.

Des membranes de l'Œuf.

Ces membranes sont au nombre de trois ; la plus extérieure est l'*épichorion ;* la moyenne porte le nom de *chorion ,* et l'interne celui d'*amnios.* Entre ces deux dernières on trouve, à une certaine époque de la grossesse, la *vésicule ombilicale.*

De l'Épichorion : Chaussier (1).

Les rudimens de cette membrane existent déjà sur les parois de la cavité de l'utérus avant que l'ovule n'y soit parvenu, et on l'y a trouvée dans

(1) Le chorion de quelques anatomistes ; = le chorion spongiosum, tomentosum, fungosum, filamentosum, reticulatum, d'autres auteurs ; = le chorion velouté de Ruysch ; l'involucrum membranaceum d'Albinus ; = la membrane extérieure de l'œuf, et le chorion proprement dit de Haller ; = la membrane caduque ou décidue de G. Hunter.

les grossesses tubaires ; c'est donc une véritable production de cet organe. Lorsqu'on commence à distinguer l'épichorion il se présente sous l'aspect d'une couche couenneuse, blanchâtre, albumineuse, très-molle, inorganique. Il paroît formé par de la lymphe concressible, versée par les exhalans de la matrice à la suite de l'excitation particulière qu'ils ont éprouvée dans l'instant de l'imprégnation, et qui paroît se soutenir à un haut degré pendant plusieurs jours.

L'épichorion ne tarde pas à s'organiser et à recevoir de nombreux prolongemens des vaisseaux utérins qui se ramifient dans son épaisseur et pénètrent dans les membranes propres au fœtus.

Jusque dans le courant du deuxième mois de la grossesse, l'épichorion n'est composé que d'un seul feuillet, mais à cette époque il se réfléchit sur l'œuf en abandonnant la portion de l'utérus où se forme le placenta ; il offre alors deux lames bien distinctes ; l'interne est la *caduque réfléchie* de Hunter ; elle est beaucoup plus mince que celle qui adhère à l'utérus, et vers la fin du quatrième mois elle disparoît en se confondant entièrement avec elle. On ne doit pas la considérer comme une membrane particulière.

Hunter décrit dans la caduque utérine trois ouvertures correspondantes aux orifices des trompes et au col de l'utérus. Le professeur Chaussier et le docteur Lobstein ne les ont jamais rencontrées, mais ils ne nient point la possibilité de leur existence dans les premiers temps de la grossesse.

L'épichorion perd successivement de son épaisseur jusqu'à la fin de la gestation. Il sert à fixer l'œuf dans l'utérus ; il paroît aussi remplir des usages importans, relatifs à la nutrition du fœtus. Il se sépare de la matrice et reste presque en entier adhérant au chorion dans l'instant de l'accouchement.

Du Chorion.

Le chorion (1), la plus extérieure des membranes propres au fœtus, correspond par l'une de ses surfaces à l'épichorion, à la face fœtale du placenta et aux vaisseaux du cordon. Par sa surface opposée, il est en rapport avec l'amnios, et dans une très-petite partie de son étendue avec la vésicule ombilicale.

Le chorion séparé de la membrane de Hunter et examiné à l'époque de l'accouchement, paroît très-mince et transparent, mais il n'offre pas la même disposition dans toutes les périodes de la grossesse ; pendant le deuxième mois il est opaque et épais. On remarque sur toute sa surface utérine

(1) *Membrane moyenne* de Rouhault et de Haller.

des flocons vasculaires, blanchâtres, longs d'une ligne environ qui, dans le troisième mois, continuant à augmenter de longueur, se ramassent pour la plupart sur une portion de la surface de l'œuf pour y former le placenta. Ceux qui ne concourent pas à sa formation s'oblitèrent ou se perdent dans l'épichorion.

Haller, Blumenbach, Mayer, n'admettent point de vaisseaux sanguins dans le chorion. Wrisberg y en a remarqué provenant des artères et des veines du placenta. Sandifort assure qu'il reçoit des ramifications de ceux de la membrane caduque. M. Lobstein adopte cette opinion, que partage aussi le professeur Chaussier.

On n'est point encore parvenu à s'assurer s'il donne naissance à des vaisseaux lymphatiques, mais il est certain qu'il est entièrement dépourvu de nerfs. Lorsqu'il existe plusieurs fœtus, on trouve un chorion pour chacun d'eux.

Les usages du chorion sont de servir à l'union de l'œuf avec l'utérus, de contribuer à la formation du placenta, de fournir des gaînes à ses vaisseaux, de soutenir l'amnios et de transmettre à cette membrane les vaisseaux déliés et incolores qui versent dans sa cavité le liquide qui baigne le fœtus.

De l'Amnios.

L'*amnios* est une membrane diaphane, perspirable, un peu plus épaisse et plus forte que le chorion, insensible, pourvue d'un très-grand nombre de vaisseaux excessivement déliés, incolores, que l'on n'est point encore parvenu à injecter, et qui proviennent de ceux de l'épichorion et du placenta.

L'amnios a un peu moins de largeur que le chorion; il lui est uni faiblement par des filamens vasculaires et celluleux. Leur adhérence est plus intime vis-à-vis le placenta que partout ailleurs. Suivant Hunter, on trouve entre ces deux membranes, dans les premiers mois de la grossesse, un espace rempli d'eau. M. Lobstein n'a pas observé cet écartement sur deux ovules, au deuxième et au troisième mois de la grossesse; mais il l'a trouvé aux termes de quatre et de cinq mois. L'humeur qui occupoit cet espace étoit transparente et infiltrée. Il ne pense pas qu'on doive la trouver chez tous les sujets.

La surface interne de l'amnios est parfaitement lisse, et en contact avec le liquide qu'elle exhale.

Les membranes de l'œuf jouissent de la vie tant qu'elles conservent leurs connexions avec l'utérus, quel que soit d'ailleurs l'état du fœtus. M. Lobstein a eu occasion d'en acquérir la preuve, et il fait remarquer qu'il ne doit pas en être de même dans les quadrupèdes, parce que les membranes reçoivent des vaisseaux ombilicaux les ramifications qui les pénètrent.

De l'Eau de l'amnios.

L'eau de l'amnios environne l'embryon dès les premiers instans de son existence. Sa quantité relative diminue à mesure que la grossesse s'avance, quoique sa quantité absolue continue à augmenter jusqu'à l'époque de l'accouchement. Elle est d'ailleurs très-variable : chez certaines femmes, elle n'est que de cinq à six onces; chez d'autres elle s'élève jusqu'à deux livres. Sa pesanteur spécifique est à celle de l'eau comme 1004 est à 1000. Ce liquide est ordinairement limpide et jaunâtre, quelquefois lactescent. Dans les premiers mois de la grossesse il est très-albumineux et facilement coagulable. D'après une analyse faite par MM. Vauquelin et Buniva, il contient de l'eau en très-grande quantité, de l'albumine, du muriate de soude, du phosphate de chaux, une substance alkaline, et peut-être un acide particulier. On convient généralement qu'il est exhalé en totalité par les vaisseaux de l'amnios, qu'il facilite la dilatation de l'utérus, qu'il contribue à entretenir l'intégrité de cet organe et celle du fœtus ; et la plupart des physiologistes pensent également qu'il sert à sa nutrition par la voie de l'absorption cutanée, pendant un certain temps de la grossesse.

De la Vésicule ombilicale (1), *et des Vaisseaux omphalo-mésentériques.*

C'est entre l'amnios et le chorion que se trouve placée la vésicule ombilicale, soit dans l'épaisseur du cordon, soit vis-à-vis la surface fœtale du placenta.

On ne s'accorde point encore sur l'époque précise à laquelle on peut s'assurer de l'existence de cette vésicule. Suivant le professeur Chaussier, on la rencontre dès que l'on peut distinguer le produit muqueux et encore informe de la conception ; cette opinion paroît être aussi celle de M. Lobstein, tandis que d'autres anatomistes pensent qu'elle ne devient apparente que pendant le cours du deuxième mois de la gestation.

Cette vésicule est arrondie, ovoïde ou pyriforme, et à peu près du volume d'un gros pois lorsqu'elle a pris tout son développement. Ses parois sont d'abord minces, pellucides, et le liquide qu'elle contient transparent ; mais dans

---

(1) Alantoïdes de quelques auteurs; = processus infundibuliformis amnii : Sandifort ; = hydatide du cordon : Ruysch.

le cours du troisième mois elle devient opaque, se resserre sur elle-même, et finit par disparoître complètement.

Il paroît, d'après les recherches de M. Lobstein, que la vésicule ombilicale tient immédiatement à l'ombilic, lorsque l'on peut commencer à l'apercevoir, et qu'elle s'en éloigne ensuite successivement jusqu'à ce qu'elle cesse d'exister. On ne l'a pas encore trouvée au-delà du disque du placenta.

On distingue sur cette vésicule les ramifications de deux vaisseaux très-déliés auxquels Haller a donné le nom d'*artère* et de *veine omphalo-mésentériques*. L'une et l'autre, accollées immédiatement, traversent l'ombilic, et derrière cette ouverture elles se séparent; la première se rend dans l'artère mésentérique supérieure; la seconde dans le tronc ou dans l'une des branches de la veine du même nom.

Les vaisseaux omphalo-mésentériques s'oblitèrent à mesure que la vésicule ombilicale revient sur elle-même, et ils finissent par disparoître entièrement comme elle. Il paroît que l'usage de ces parties est relatif à la nutrition de l'embryon.

Du Placenta.

Le placenta, considéré dans les derniers mois de la grossesse, est un organe vasculaire, celluleux, pesant, aplati, ordinairement circulaire, épais de douze à quinze lignes à sa partie moyenne, plus mince à sa circonférence, et large de six à huit pouces.

Une de ses faces, que l'on nomme *utérine*, est plus ou moins convexe, et adhère à l'utérus, tantôt vers le fond ou vers les régions moyennes de cet organe, d'autres fois, près de son orifice, ou même directement au-dessus de cette ouverture. On y remarque une membrane celluleuse et vasculaire qui paroît être de même nature que l'épichorion; elle est très-adhérente au parenchyme de l'organe, et s'enfonce dans la plupart des sillons qui séparent ses lobes. Dans quelques parties de son étendue elle passe d'un bord d'un sillon sur son bord opposé, et le convertit ainsi en un véritable canal ou sinus que revêt intérieurement la tunique interne d'une veine. Souvent on trouve un de ces sinus veineux de forme circulaire, près de la circonférence du placenta. Wrisberg, et le docteur Lobstein, pensent que cette membrane ne se forme que long-temps après la caduque à laquelle elle n'est que très-foiblement unie; et d'après les observations de ce dernier, il paroît qu'on ne l'observe qu'après le cinquième mois de la grossesse (1). Ses vaisseaux

(1) Le professeur Chaussier ne partage pas cette opinion : suivant lui, cette membrane est une continuation de l'épi-

sont très-nombreux, et proviennent de ceux de l'utérus.

La face opposée est nommée *fœtale*; elle est légèrement concave et revêtue immédiatement par le chorion qui y adhère très-intimement par l'intermède d'une multitude de gaînes qu'il fournit à toutes les ramifications des veines et de l'artère ombilicales.

On remarque sur cette face, et ordinairement vers son centre, l'insertion du cordon ombilical; quelquefois elle a lieu près de sa circonférence. On y voit aussi, à travers l'amnios et le chorion, les branches des vaisseaux ombilicaux qui se divisent de telle manière que l'on ne rencontre qu'une veine pour une artère, tandis que dans le cordon il existe une disposition différente.

Le placenta est formé de plusieurs lobes ou cotylédons faciles à distinguer les uns des autres sur sa surface utérine; plus près de sa surface fœtale, ils sont réunis en une seule masse; cependant les vaisseaux de chacun d'eux n'ont, ainsi que l'a démontré Wrisberg, aucune communication avec ceux des lobes voisins.

Le parenchyme de cet organe est facile à dé-

---

chorion; elle se forme dans l'acte de la conception, et dans tous les temps de la grossesse elle est le moyen qui unit et attache à l'utérus le chorion et le placenta. *Bulletins de la Faculté de Médecine de Paris*, N° I, 1814.

chirer; sa couleur est rouge foncée et persistante; on le trouve toujours pénétré d'une quantité plus ou moins considérable de sang.

Les parties qui entrent dans sa composition, sont des vaisseaux sanguins, du tissu cellulaire, et des filamens blanchâtres, denses, résistans, qui ne sont, suivant M. Lobstein, que des ramifications vasculaires oblitérées. Ces filamens sont d'autant plus nombreux que la grossesse est plus avancée. On n'y a encore rigoureusement démontré ni nerfs ni vaisseaux lymphatiques.

Ses vaisseaux sanguins offrent la disposition suivante : les branches principales des artères et de la veine ombilicale, recouvertes par le chorion auquel elles sont très-adhérentes, se répandent d'abord sur toute l'étendue de la surface fœtale du placenta, et chacun de ses lobes reçoit au moins deux de ces vaisseaux, l'un artériel, l'autre veineux. Quelques-unes de leurs ramifications se distribuent aux membranes, mais leurs rameaux pénètrent dans les cotylédons, et y éprouvent un grand nombre de divisions successives, une veine restant toujours accollée à une artère, et se subdivisant comme elle.

Les injections prouvent, et l'on pense généralement qu'il existe des anatosmoses nombreuses entre les artères d'un même lobe, ainsi qu'entre ses veines, sans que ces deux ordres de vaisseaux communiquent entre eux dans leur trajet.

On est beaucoup moins d'accord sur leur mode de terminaison. Quelques auteurs prétendent qu'il existe une communication immédiate de ces vaisseaux avec ceux de l'utérus dans tous les temps de la grossesse : cette opinion est presqu'entièrement abandonnée. D'autres n'admettent point l'existence de cette anastomose, et pensent que les artères de la mère s'ouvrent dans les sinus de l'utérus, et que le sang qu'elles y versent est absorbé par les radicules de la veine ombilicale, tandis que le sang du fœtus est ramené par les artères du cordon dans les sinus du placenta, d'où il passe dans les veines utérines.

Suivant M. Roux, « les artères et les veines » utérines plus ou moins dilatées, traversent la » membrane caduque, et ont leurs orifices béans » dans les interstices lobulaires de la surface » correspondante du placenta. Les premières y » déposent le sang de la mère qu'absorbent les » radicules multipliées de la veine ombilicale. » Les veines utérines puisent dans les mêmes » interstices lobulaires, le sang qui, après avoir » circulé dans le fœtus, est ramené par les artères » ombilicales ».

M. Lobstein, et plusieurs autres anatomistes, ont constaté par de nombreuses expériences que les injections faites par l'artère ombilicale refluent facilement, et sans qu'il y ait aucune rupture, par les veines du cordon, et réciproquement. Ils ont aussi constaté que ces injections ne parviennent jamais, sans qu'il y ait quelque épanchement, jusque dans les vaisseaux de l'utérus, et que l'épanchement a également lieu lorsqu'on veut introduire quelque liquide ou du mercure par les vaisseaux de la mère, jusque dans ceux du fœtus; et il conclut de là, que dans les derniers temps de la grossesse les radicules des artères et des veines du cordon s'abouchent immédiatement, et que la circulation du fœtus est absolument indépendante de celle de la mère. Il convient d'ailleurs de l'existence d'un certain nombre d'artères qui passent de l'utérus dans le placenta, et qu'il nomme *utero-placentales;* mais il pense que leurs usages sont relatifs à la nutrition de ce dernier organe, et que le sang qu'elles versent dans les sinus utérins, peut agir à travers les parois des vaisseaux propres au placenta, sur le liquide qu'ils contiennent, et lui communiquer des qualités particulières.

Le placenta n'offre pas la disposition que je viens d'indiquer pendant toute la durée de la grossesse. Ce n'est que vers la fin du deuxième mois qu'il commence à se former; on voit alors se développer, s'accroître, se réunir sur une partie de la surface de l'œuf, ceux des flocons vasculaires du chorion qui doivent entrer dans sa composition; les autres disparoissent. Le placenta est alors très-large, relativement au volume de l'œuf, mais il est très-mince. Ses vaisseaux lâchement unis traversent l'épichorion qui cesse d'exister dans le lieu de leur implantation, et vont s'insérer dans les sinuosités de l'utérus. Peu à peu il prend plus d'épaisseur, et proportionnellement moins de largeur; son tissu devient plus serré; enfin, vers la fin du quatrième mois, sa surface utérine devient lisse et se couvre de la membrane celluleuse que j'ai indiquée; son mode d'union avec l'utérus devient tel qu'il doit être jusqu'à la fin de la gestation.

M. Lobstein pense que dans les premiers temps de la grossesse, les radicules de la veine ombilicale absorbent dans les sinus de l'utérus les fluides qui doivent servir à la nutrition du fœtus; que les artères ombilicales ne se forment que plus tardivement; que lorsqu'elles sont assez développées pour que leurs extrémités puissent s'aboucher avec les radicules de la veine, le placenta a acquis toute sa perfection, et que c'est seulement alors que la circulation du fœtus devient indépendante.

Les recherches faites par M. Chaussier sur les vaisseaux du placenta, lui ont fourni les résultats suivans : 1°. toutes les fois qu'il a poussé l'injection par les artères ombilicales, elle s'est toujours bornée au placenta, et n'est jamais parvenue dans les vaisseaux de l'utérus; au contraire, toutes les fois qu'il a injecté du mercure dans la veine ombilicale, il a toujours vu ce métal passer en plus ou moins grande quantité dans les veines utérines, mais il ne s'y introduit qu'après s'être insinué, s'être épanché en quelque sorte dans la membrane qui revêt la surface utérine du placenta. Il sembleroit donc, d'après ces expériences et l'existence des loupes ou crêtes vasculaires, que l'on trouve sur la surface interne de l'utérus, quelques jours après l'accouchement, que c'est principalement des extrémités des veines de cet organe que le fœtus tire les matériaux qui doivent servir à sa nutrition. M. Chaussier convient que cette opinion, absolument contraire à celle qui est généralement admise, a besoin d'autres preuves plus positives; il est loin d'ailleurs de penser que le sang apporté par les artères ombilicales du fœtus, serve uniquement au développement, à la nutrition du placenta; qu'il n'en passe point du tout dans les vaisseaux utérins, ni dans les radicules de la veine ombilicale, et qu'il y ait une anastomose immédiate de cette veine avec celles de l'utérus (1).

Le nombre des placenta est toujours égal à celui des fœtus; quand il en existe plusieurs, ils

(1) Bulletins de la Faculté de Médecine de Paris, N° I. ann. 1814.

ne sont ordinairement que contigus; mais il paroît d'après quelques observations, qu'il arrive quelquefois que leurs vaisseaux s'anastomosent. Il n'est pas très-rare de trouver dans cet organe un grand nombre de vésicules transparentes, hydatiformes, probablement formées par les veines amincies, dilatées.

Du Cordon ombilical (*funiculus umbilicalis*).

Le cordon ombilical est un faisceau vasculaire, qui s'étend du placenta jusqu'à l'ombilic du fœtus. Dans les premiers mois de la grossesse il est très-court, et formé par les vaisseaux omphalo-mésentériques, par les artères et la veine ombilicales, et plus tard par ces trois derniers vaisseaux seulement. Sa longueur ordinaire, à la fin de la gestation, est de dix-huit à vingt-quatre pouces; mais il n'est pas très-rare de le trouver beaucoup moins ou beaucoup plus long. C'est dans ce dernier cas qu'il peut se nouer dans une ou dans plusieurs parties de son étendue. Son excès ou son défaut de longueur peuvent devenir la cause d'accidens graves pour l'enfant et pour la mère.

Ce cordon n'est pas parfaitement cylindrique; sa surface est plus ou moins noueuse, bosselée; les renflemens qu'elle présente sont formés par les anses de la veine ombilicale, les spirales des artères, et la sérosité contenue dans son tissu cellulaire.

Les parties qui entrent dans la composition du cordon sont, avec les vaisseaux dont j'ai parlé, un prolongement de l'amnios et du chorion, du tissu cellulaire et un fluide particulier.

Le chorion adhère très-intimement au tissu cellulaire et aux vaisseaux jusqu'à deux pouces environ de l'ombilic; il s'en sépare à cette distance, et offre jusqu'à la peau une dilatation infundibuliforme.

Le prolongement de l'amnios est adhérant à celui du chorion dans la plus grande partie de sa longueur.

Les artères et les veines ombilicales parcourent le cordon sans flexuosités pendant les premiers mois de la grossesse; mais plus tard les artères décrivent des spirales plus ou moins allongées autour de la veine, et celle-ci s'infléchit sur elle-même, en formant des anses plus ou moins nombreuses, et plus ou moins étendues. Quelquefois c'est la veine qui entoure de ses spirales les deux vaisseaux artériels. Ceux-ci communiquent entre eux par plusieurs branches qui paroissent être assez volumineuses; mais ils n'ont aucune communication avec la veine dans toute la longueur du cordon.

Le calibre de la veine est à peu près égal à

celui des deux artères réunies ; ses parois sont minces et s'affaissent quand elles ont été coupées en travers.

Le tissu cellulaire du cordon est jaunâtre ou blanchâtre, assez dense, plus ou moins abondant, très-adhérent, et comme continu au chorion. On trouve toujours dans ses aréoles un liquide légèrement visqueux, albumineux, incolore ou jaunâtre, dont la quantité est très-variable.

Après avoir franchi l'ombilic, les vaisseaux du cordon se comportent de la manière suivante. La veine placée entre les deux feuillets du grand ligament falciforme du foie remonte à droite vers le sillon antéro-postérieur de cet organe. Lorsqu'elle y est parvenue, elle se dilate, donne quelques rameaux au lobe droit, en fournit un bien plus grand nombre au lobe gauche, et se divise en deux branches au niveau du sillon transversal : l'une, plus courte, s'anastomose avec la veine-porte qu'elle surpasse en grosseur ; l'autre, connue sous le nom de *canal veineux*, continue à remonter vers le diaphragme, et s'ouvre dans la veine-cave, ou bien, ce qui est très rare, dans l'une des veines hépatiques.

Les artères, soutenues par les petits ligamens falciformes du péritoine, ainsi que l'ouraque, en dehors duquel elles sont situées, se dirigent vers les parties latérales supérieures de la vessie, et vont s'ouvrir dans le tronc pelvi-crural, dont on doit les considérer comme la continuation.

Ce sont elles qui fournissent l'artère crurale et les branches que donnera par la suite l'hypogastrique. Après la naissance, la veine-ombilicale s'oblitère dans toute sa longueur, si ce n'est dans sa portion qui occupe le sillon transversal du foie, et qui devient alors une des branches du tronc de la veine-porte. Les artères ombilicales s'oblitèrent aussi depuis l'ombilic jusque sur les parties latérales de la vessie.

Du Fœtus.

Je me propose d'indiquer dans cet article les changemens successifs qu'éprouve le fœtus dans sa forme, ses dimensions, sa situation, et ses organes principaux pendant les diverses périodes de la gestation.

A. *Forme et dimensions.* Le produit de la conception est si mou, si pulpeux et si petit dans les trois premières semaines de son existence, qu'il est absolument impossible d'assigner quelle peut être sa forme; et pendant ce temps on le désigne sous le nom d'*embryon*. Vers la fin du premier mois, on peut déjà distinguer plusieurs de ses parties, et le nom de fœtus commence à lui être applicable. Il ressemble alors à deux bulles d'inégale grosseur accollées l'une à l'autre, ou à un ver étranglé à sa partie moyenne, et recourbé sur lui-même.

Sœmmering pense que pendant le deuxième mois son développement se rallentit; qu'il devient plus actif pendant le troisième; qu'il l'est moins au commencement du quatrième; que du milieu de ce mois jusqu'au sixième il reprend une nouvelle activité, et qu'il suit jusqu'à la fin du neuvième une marche progressive toujours plus lente.

Les observations de M. Chaussier (1) diffèrent sous quelques rapports de celles de Sœmmering. Voici les termes moyens qu'il a obtenus dans ses nombreuses recherches.

A la fin du premier mois le fœtus a environ sept lignes de longueur; = à la fin du deuxième, deux pouces et demi; = à la fin du troisième, trois pouces dix à onze lignes; = à la fin du quatrième, six pouces; = à la fin du cinquième, neuf pouces et demi; = à la fin du sixième, douze pouces; = à la fin du septième, quatorze; = à la fin du huitième, seize; = à la fin du neuvième, dix-huit. Mais il faut remarquer que quelques enfans en naissant ont de vingt-deux à vingt-quatre pouces; quelques autres n'ont guère que le tiers de cette hauteur, et sont cependant viables. A la même époque le fœtus pèse ordinairement huit à neuf livres; on en a plusieurs fois trouvé du poids de quatorze à quinze,

(1) Leçons orales, an XI.

mais on en a aussi vu n'en pesant que cinq à six, quoiqu'ils fussent aptes à vivre.

A la fin du même mois, l'ombilic partage la hauteur totale du corps en deux moitiés à peu près égales, tandis qu'auparavant il est d'autant plus éloigné du sommet de sa tête que la gestation est moins avancée.

Situation : Le fœtus, très-petit, et plongé dans une très-grande quantité d'eau pendant les premiers mois de la grossesse, ne peut avoir de situation fixe dans l'utérus; mais sa tête, plus pesante, est ordinairement tournée en bas. Vers la fin du cinquième mois, ou dans le courant du sixième, étant devenu plus volumineux, et l'amnios contenant une quantité relative beaucoup moins considérable de liquide, il prend une situation permanente, et la conserve jusqu'au moment de l'accouchement.

Le développement de toutes les parties du fœtus n'est pas uniforme. La tête est d'abord remarquable par son extrême grosseur; chez l'embryon elle est plus volumineuse que le tronc; pendant le deuxième mois, leur grosseur est à peu près le même, et plus tard le tronc continue à devenir relativement plus gros; de sorte que vers le cinquième mois il ne reste plus de disproportion difforme entre ces deux parties.

La face est d'autant plus petite relativement au crâne, que le fœtus est plus jeune. Le col est si court et si gros dans les deux premiers mois de la gestation, qu'il semble ne pas exister ; et par suite de ces dispositions, et du renversement de la tête sur la poitrine, on ne peut guère le distinguer qu'à trois mois. Les membres sont aussi d'autant plus courts que le fœtus est moins avancé en âge. Ils paroissent d'abord sous la forme de tubercules hémisphériques très-petits, ou de petits bourgeons qui ont quelque ressemblance avec ceux des plantes. Pendant le deuxième mois, les supérieurs s'allongent en bras et en main, et ensuite les inférieurs en pied et en jambe ; puis les avant-bras deviennent visibles, et on voit se former à la main des petites papilles qui représentent les doigts. A peu près en même temps les cuisses se forment, les jambes et les pieds deviennent plus longs, mais il n'existe point encore d'orteils ; on ne les trouve guère qu'au bout de huit semaines. Pendant les trois premiers mois les membres thoraciques sont plus volumineux que les abdominaux ; à quatre mois leurs dimensions sont à peu près semblables ; à cinq mois, les thoraciques sont plus petits. La tubérosité coccygienne est très-saillante pendant les deux premiers mois, mais elle disparoît insensiblement pendant le troisième, à mesure que les membres inférieurs s'allongent.

Les yeux sont parmi les organes des sensations ceux dont le développement est plus précoce.

Ils sont même d'autant plus grands, que l'embryon est plus jeune. Ils se présentent sous la forme d'un petit cercle très-noir chez les embryons les plus petits. Avant la fin du second mois, les paupières sont écartées ou elles sont si minces que l'on distingue les yeux à travers leur épaisseur. Après la dixième semaine, les paupières sont toujours très-rapprochées, et la fente qui les sépare a un peu moins de longueur que le diamètre de l'œil. La pupille est fermée jusque dans le sixième mois par une membrane opaque.

A la place du pavillon de l'oreille on ne voit d'abord qu'un petit trou. Les diverses parties de ce pavillon se forment successivement, et ce n'est qu'à cinq mois qu'elles existent toutes.

Le nez est d'abord représenté par deux petits trous très-petits; vers la septième semaine il commence à proéminer, et au bout de peu de temps on voit assez distinctement son dos, ses aîles et ensuite la cloison.

La bouche de l'embryon est d'abord très-grande; les lèvres ne sont bien formées que vers la dixième semaine; et au bout du troisième mois on trouve toujours la bouche exactement fermée.

Les parties génitales extérieures, dès le commencement du troisième mois, sont déjà très-développées. Le pénis est très-grand, le scrotum très-petit et vide. Tantôt il est ramassé sur lui-même ; d'autres fois il paroît distendu par de l'eau.

La fente de la vulve est apparente à deux mois ; à trois, le clitoris est très-long et dirigé en devant comme le pénis. Plus tard il se dirige en bas, et à cinq mois il offre encore beaucoup de longueur.

La peau est une des parties dont le développement est le plus précoce. Elle est d'abord mince, pellucide ; un peu plus tard elle est épaisse, molle, d'un rouge obscur ; dans les derniers mois de la gestation, elle prend une couleur moins foncée, perd de son épaisseur, et se couvre d'un enduit blanchâtre, épais, que l'on considère généralement comme le produit d'une sécrétion qui a lieu dans cette membrane. Les ongles n'existent pas ordinairement avant la fin du quatrième mois, et quelquefois ils ne se forment que plus tard.

Le tissu cellulaire sous-cutané a d'abord l'aspect d'une gelée rougeâtre, molle; mais cependant on y découvre de très-bonne heure des vaisseaux lymphatiques qui paroissent provenir de la peau.

Les viscères offrent la disposition suivante. Le cerveau se forme de très-bonne heure, mais dans les quatre ou cinq premiers mois de la grossesse il est extrêmement mou, presque muqueux.

La moelle épinière est aussi remarquable par son développement précoce, et dès le cinquième ou sixième mois elle est déjà très-dense.

Le cœur se fait remarquer au milieu des parties transparentes qui l'environnent sous la forme d'un point rouge, d'où partent des lignes opaques formées par les troncs principaux des vaisseaux sanguins. Suivant M. Lobstein la cloison inter-auriculaire n'existe pas dans les premiers mois de la grossesse, et le sang apporté par les deux veines-caves se mélange, et peut passer dans les deux ventricules. Suivant les autres anatomistes, cette cloison existe constamment et présente une ouverture (le trou de Botal), qui se rétrécit à mesure que l'on se rapproche du terme de la grossesse.

Le tronc de l'artère pulmonaire est très-gros; ses branches destinées pour les poumons sont d'abord très-petites; sa continuation (*le canal artériel*) est alors très-large; mais à mesure qu'il se rétrécit les artères pulmonaires deviennent plus volumineuses.

Les poumons sont d'abord très-petits et très-mous, puis ils deviennent plus denses; leur développement est très-tardif, et ce n'est que lorsqu'ils ont acquis un certain volume, et que le canal artériel s'est déjà beaucoup rétréci, que l'enfant peut être considéré comme viable.

On ne trouve pas de vestige du thymus

avant le troisième mois. Sa longueur n'est guère que d'une ligne dans ce mois et le suivant. Elle est de dix-huit lignes au septième, et d'environ deux pouces et demi à la fin du neuvième.

Le foie s'accroît très-rapidement pendant les quatre premiers mois ; son développement est ensuite moins actif ; à la fin du cinquième mois il est encore très-mou, n'offre pas de granulations, et ne sécrète que peu ou point encore de bile. La vésicule biliaire est très-petite, vide, ou ne contient qu'une petite quantité de fluide muqueux ; l'enfant n'est pas encore viable.

On trouve de très-bonne heure dans l'estomac et l'intestin un fluide muqueux blanchâtre : vers le cinquième mois, on rencontre aussi dans l'intestin grêle un fluide plus épais, d'une couleur jaune plus ou moins foncée ; c'est le méconium. Dans les mois suivans il pénètre dans le gros intestin, qui commence seulement alors à prendre la forme qui lui est particulière.

J'ai indiqué, en exposant la structure de chaque viscère considéré en particulier, et notamment en traitant des poumons, des capsules surrénales, des organes urinaires et génitaux, plusieurs dispositions particulières au fœtus : je crois devoir renvoyer à ces articles, pour éviter des répétitions inutiles (1).

(1) Auteurs à consulter :

Diémerbroeck : *Opera omnia*.

Du Système cutané (1).

Préparation. Le système cutané présente à l'observation les tégumens, les organes générateurs des poils, le fluide sébacé, le fluide colorant et les ongles.

Ruysch : *Epistol. anat.* = *Thesaur. anat.*

Albinus : *Annotat. academic.*

Sandifort : *Obs. anatom. patholog.* = *Thesaur. dissertat.*

Haller : *Element. physiolog.* = *Générat. du poulet.* = *Disput. anatomic.*

Hunter : *de Utero gravido.*

Spallanzani : *Expér. sur la Génération.*

Sœmmering : *Icones embryonum hum.*

Wrisberg : *Observ. anat. obstetr. de structur. or. et secund.* = *Descript. anatom. embryonis.*

Reuss : *Observ. nov. circ. sturt. vasor. in placent. hum.*

Rœderer : *de Utero gravido.* = *De Vi imaginat. in fœtum.*

Silloge oper. minor. præstant. ad artem obstet. spect. edit. Schlegel.

Cowper : *de Abortionibus.*

Schreger : *de Function. placent. uter.*

Autenrieth et Schütz : *Dissertatio sisteas experimenta circ. calor. fœtus et sanguin. ips. instit.*

Lobstein : *Essai sur la nutrition du fœtus.* Cet ouvrage très-court, est extrêmement précieux par le grand nombre de faits qu'il renferme.

(1) Tout cet article m'a été communiqué par M. Gaultier, médecin très-recommandable par ses connoissances, et qui s'est occupé long-temps de recherches spéciales sur l'organisation de la peau.

Les parties de ce système sont susceptibles d'un très-grand nombre de modifications, suivant l'âge, le sexe, les climats, les maladies, et les divers animaux; l'examen de ces modifications pourra être utile dans quelques circonstances.

ARTICLE PREMIER.

Des Tégumens.

Les médecins de l'antiquité ont reconnu deux parties principales dans les tégumens : le derme et l'épiderme. Malpighi a divisé l'épiderme en corps muqueux-réticulaire et en cuticule.

Du derme. Le derme repose sur le tissu cellulaire sous-cutané avec lequel il est intimement uni. On sépare facilement ces deux parties par le seul secours du scalpel. Le derme présente à sa surface externe des aspérités extrêmement nombreuses, qui sont en général plus apparentes sur les Nègres. Les aspérités de la plante des pieds et de la paume des mains, sont dans toutes les variétés de l'espèce humaine, divisées assez régulièrement par des lignes droites, en cercle, ou en spirale. On peut se convaincre de l'existence des aspérités dans toutes les parties du corps en séparant, par la macération, le derme des parties qui le recouvrent.

Du corps muqueux réticulaire. Il est bon de commencer l'étude de cette partie de l'organe cutané par la plante des pieds des Nègres, où on reconnoît que le corps réticulaire est composé de quatre parties superposées dans l'ordre suivant : 1°. de bourgeons sanguins placés sur les aspérités du derme; 2°. d'une couche qui a été appelée *albide profonde* à cause de sa blancheur constante et de sa situation ; 3°. de petits corps, très-bruns chez le Nègre, désignés provisoirement sous le nom de *gemmules ;* ils recouvrent la couche précédemment indiquée ; 4°. d'une couche albide superficielle qui recouvre la couche des *gemmules*, et qui est elle-même recouverte par la cuticule.

On reconnoît ordinairement sur la peau des Nègres les quatre parties dans l'ordre indiqué, en la coupant verticalement depuis la partie postérieure du tendon d'Achille jusqu'aux orteils, c'est-à-dire à angle droit des sillons. Si par l'effet de quelque maladie le corps muqueux étoit entièrement affaissé, il faudroit laisser cette peau dans une solution de chaux, de potasse, ou de baryte pendant deux, trois ou quatre jours, et à peu près le même nombre de jours dans une forte solution de muriate suroxigéné de mercure.

La peau du blanc, privée presque entièrement de matière colorante, est plus difficile à étudier; néanmoins presque toujours le sang est apparent dans les bourgeons sur la peau des individus pléthoriques, ou morts d'une apoplexie sanguine. La macération dont on a parlé a l'inconvénient de s'emparer de la partie cruorique du sang des bourgeons ; mais si on a eu soin de reconnoître auparavant leur existence, on n'a pas de doute sur leur situation dont on voit les traces lorsqu'on les examine avec quelque attention. Cette macération a l'avantage de dilater les couches du corps muqueux ; mais on ne peut les reconnoître que sur une lanière mince comme une feuille de papier, et que l'on enlève avec un rasoir sur la tranche de peau déjà soumise à la macération. Ce moyen réussit presque constamment.

Si on veut se borner à reconnoître la forme tuberculeuse des bourgeons, on coupe, avec un rasoir, et en dédolant, la cuticule, et une partie du corps muqueux-réticulaire.

On pourra se convaincre de l'existence des quatre parties du corps muqueux-réticulaire sur les autres parties du corps, par l'observation pathologique. En effet, l'épispastique attire localement des fluides, ils s'infiltrent dans le corps muqueux et s'épanchent en partie entre ses couches, pour former la vésicule, souvent très-épaisse, surtout dans les personnes grasses. Cette vésicule obtenue sur les Nègres et analysée, offre très-souvent les mêmes quatre parties dans l'ordre de superposition précédemment indiqué.

La cuticule très-mince recouvre ces parties;

elle est probablement elle-même formée par la superposition de plusieurs couches analogues à celles du prétendu corps muqueux, mais ses rapports plus intimes avec les corps extérieurs modifient sa structure et ses propriétés.

ARTICLE II.

Des Organes générateurs des Poils.

Pour connoître la structure des organes générateurs des poils, il faut avoir recours à l'anatomie comparée. En examinant les organes générateurs des moustaches des chats, des chevaux, des bœufs, des cabiais, etc., on reconnoît qu'ils sont formés d'une capsule extérieure, fibreuse, ovoïde, et d'une gaîne. Celle-ci entoure immédiatement la racine du poil, et elle est composée de plusieurs couches concentriques, comme on peut le voir avec une forte loupe sur les plus grands de ces animaux, en coupant perpendiculairement à son axe, la capsule des moustaches noires. Le sang pénètre dans la capsule, non par son fond, mais par son col près de la surface du derme, comme on peut encore le voir à l'œil nu sur les chevaux et les bœufs, etc., ou même sur l'homme d'un tempérament sanguin, en se servant d'une forte loupe pour examiner les poils de la barbe.

Les poils sont percés à leur racine par un canal creux qui loge un corps pulpeux. Ce fait peut être observé sur les moustaches des chats, des chevaux, etc.

ARTICLE III.

Des Organes sébacés.

Les organes sébacés sont dans toutes les régions de la peau associées à l'organe pilifère. L'anatomie comparée conduit à ce principe.

Les follicules sont placés dans l'intérieur du col des capsules, dont on vient de parler; ils y sont disposés circulairement. On peut s'assurer de ce fait sur les moustaches des bœufs, des chevaux, etc., en coupant, en dédolant une lame très-mince de peau autour de ces moustaches. On peut encore s'assurer de l'association des poils et de la matière sébacée, sur le reste du corps de ces animaux, en coupant la peau, en dédolant, ou transversalement.

Ces organes sont moins apparens chez l'homme; néanmoins lorsqu'on détache la peau du conduit auditif externe, et qu'on la presse après y avoir fait un pli, on voit le fluide sébacé sortir à l'état vermiforme par tous les orifices du derme qui donnent passage aux poils. On fait souvent cette recherche avec succès, sur la peau des ailes du nez et des joues.

Si on examine la peau dans divers états pathologiques, comme dans celui d'irritation ou de phlogose *spontanée* des follicules, dans les diverses parties du corps, on fait sortir facilement le fluide sébacé, et son issue est commune à celle des poils.

Si enfin la phlogose des follicules est *provoquée* comme par l'application d'un épispastique, la sécrétion se fait, en plus grande quantité, et à l'état fluide, et sort sous la forme du pus. Pour reconnoître ce fait on détache la peau et le tissu cellulaire, on fait un pli, on presse, et le fluide a encore une issue commune à celle des poils. Les différens moyens de recherches conduisent donc l'observateur au même résultat.

ARTICLE IV.

De la Matière colorante.

Origine. On n'avoit pas encore assigné l'origine de la matière qui colore les tégumens; l'anatomie pathologique l'a fait connoître : en effet, en observant la plaie d'un vésicatoire sur les Nègres, deux ou trois jours après qu'on a cessé l'irritation épispastique, on voit la matière colorante revenir par autant de points qu'il y a d'orifices sur le derme qui donnent passage aux poils ; elle s'irradie, et enfin en peu de jours elle recouvre toute la plaie faite par le vésicatoire.

Siége. Pour reconnoître le siége de la matière colorante, dans le corps muqueux-réticulaire, on n'a qu'à observer la peau dans la coupe verticale précédemment indiquée.

ARTICLE V.

Des Ongles.

On considère dans les ongles leur forme et leur structure. Pour connoître leur forme, on peut les arracher avec violence, ou bien faire macérer la peau; alors ils se détachent du derme en même temps que la cuticule avec laquelle ils sont unis; ce moyen est préférable, leur structure est plus facile à étudier. L'auteur a consigné quelques recherches sur ce sujet dans sa dissertation inaugurale.

(1) Auteurs à consulter :

Gaultier : *Recherches sur le Système cutané de l'homme. Paris*, 1811.

Malpighi : *Opera omnia. = Bibl. de Manget.*

Lecat : *Traité des Sensations.*

Cuvier : *Anatom. comp.*

Bichat : *Anatomie générale.*

Chaussier et Adelon : *Dict. des Scienc. méd.*

TABLE
DES MATIÈRES.

FIN DE LA TABLE.

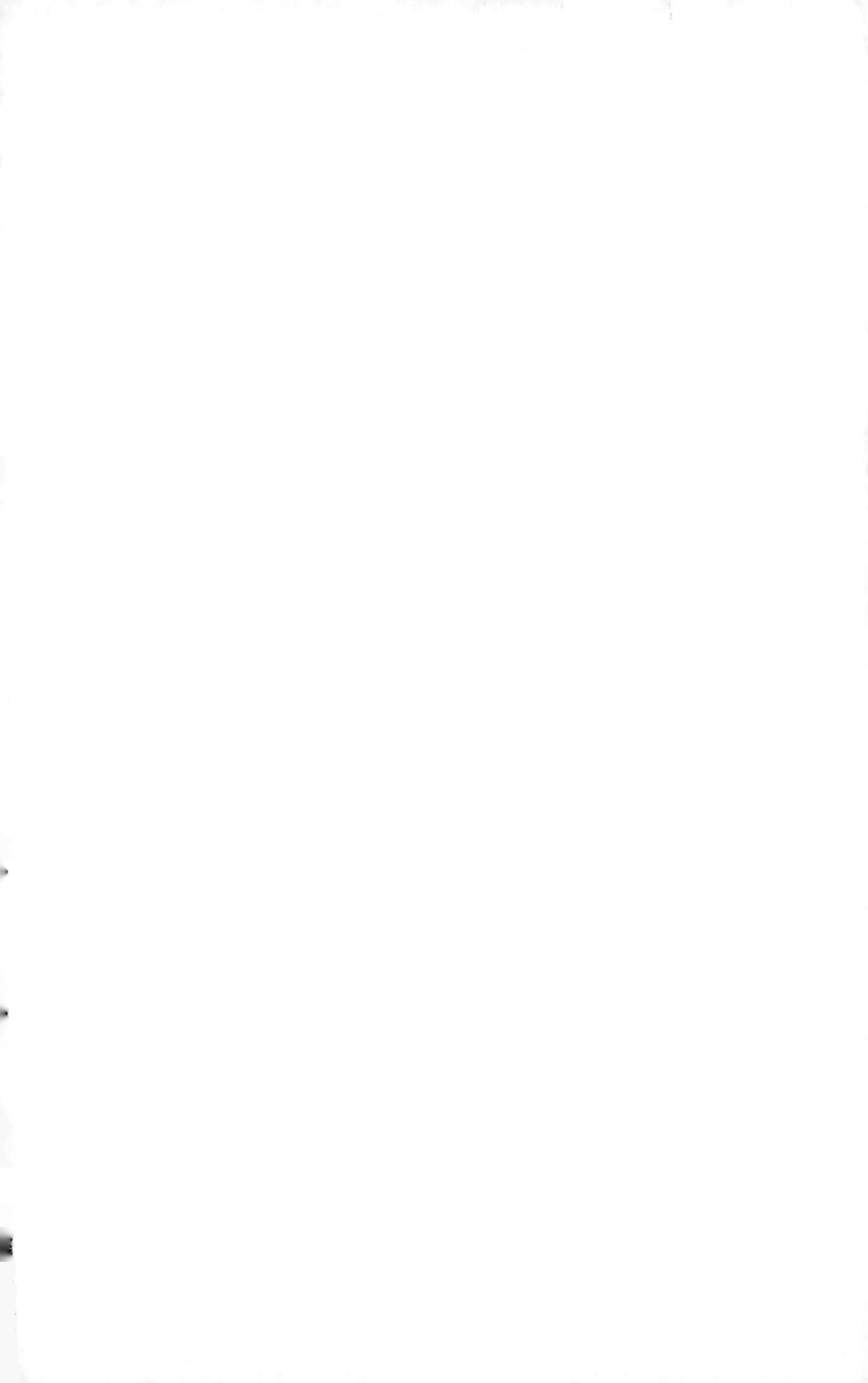

www.ingramcontent.com/pod-product-compliance
Lightning Source LLC
LaVergne TN
LVHW010118230826
846091LV00001BA/79

9782329326689